中国临床案例
ZHONGGUO LINCHUANG ANLI

临床实践与教学丛书

内分泌病例精解丛书

总主编 母义明

甲状腺疾病病例精解

主 编 赵家军 单忠艳 叶 蕾

上海科学技术文献出版社
Shanghai Scientific and Technological Literature Press

图书在版编目（CIP）数据

甲状腺疾病病例精解 / 赵家军，单忠艳，叶蕾主编 .
上海：上海科学技术文献出版社，2024. -- （中国临床
案例）. -- ISBN 978-7-5439-9178-1

Ⅰ . R581

中国国家版本馆 CIP 数据核字第 2024WF8471 号

策划编辑：张　树
责任编辑：应丽春
封面设计：李　楠

甲状腺疾病病例精解

JIAZHUANGXIAN JIBING BINGLI JINGJIE

主　　编：赵家军　单忠艳　叶　蕾
出版发行：上海科学技术文献出版社
地　　址：上海市淮海中路 1329 号 4 楼
邮政编码：200031
经　　销：全国新华书店
印　　刷：河北朗祥印刷有限公司
开　　本：787mm×1092mm　1/16
印　　张：22
版　　次：2024 年 7 月第 1 版　2024 年 7 月第 1 次印刷
书　　号：ISBN 978-7-5439-9178-1
定　　价：158.00 元

http : //www. sstlp. com

《甲状腺疾病病例精解》
编委会

总主编
母义明　中国人民解放军总医院第一医学中心

主　编
赵家军　山东第一医科大学附属省立医院
单忠艳　中国医科大学附属第一医院
叶　蕾　上海交通大学医学院附属瑞金医院

副主编
（按姓氏拼音排序）

陈　刚　福州大学附属省立医院
李玉姝　中国医科大学附属第一医院
刘　超　江苏省中西医结合医院
吕朝晖　中国人民解放军总医院第一医学中心
史晓光　中国医科大学附属盛京医院
王　曙　上海交通大学医学院附属瑞金医院
张海清　山东第一医科大学附属省立医院
张俊清　北京大学第一医院

编　委
（按姓氏拼音排序）

程　愈　中国人民解放军总医院第一医学中心
冯晓云　上海交通大学医学院附属第一人民医院
高　莹　北京大学第一医院

郭　丰　郑州大学第一附属医院

郭庆玲　山东第一医科大学附属省立医院

李　静　中国医科大学附属第一医院

李乃适　中国医学科学院北京协和医院

林岩松　中国医学科学院北京协和医院

陆颖理　上海交通大学医学院附属第九人民医院

沈力韵　上海交通大学医学院附属瑞金医院

宋怀东　上海交通大学医学院附属第九人民医院

孙洪平　江苏省中西医结合医院

孙　莹　中国医科大学附属盛京医院

滕晓春　中国医科大学附属第一医院

王　斐　青岛大学附属医院

王海宁　北京大学第三医院

温俊平　福州大学附属省立医院

吴木潮　中山大学孙逸仙纪念医院

肖　扬　中南大学湘雅二医院

徐明彤　中山大学孙逸仙纪念医院

张馨月　四川大学华西医院

张　鑫　中国医学科学院北京协和医院

张　杨　北京大学第一医院

编写人员
（按姓氏拼音排序）

陈　林　福州大学附属省立医院

陈　旻　北京大学第一医院

方迎昕　天津医科大学总医院

高洪伟　北京大学第三医院

韩　兵　上海交通大学医学院附属第九人民医院

黄　铖　中山大学孙逸仙纪念医院

李　娇　青岛大学附属医院

李　琴　上海交通大学医学院附属第九人民医院

李嘉姝　中国医科大学附属第一医院

李筱慧　中山大学孙逸仙纪念医院

李亚楠　青海省人民医院

李志臻　郑州大学第一附属医院

刘　赫　中国医学科学院北京协和医院

刘　露　中国医科大学附属第一医院

刘雪芹　北京大学第一医院

路　然　北京大学第三医院

牛佳鹏　青岛大学附属医院

彭永德　上海交通大学医学院附属第一人民医院

童南伟　四川大学华西医院

万家平　上海交通大学医学院附属第九人民医院

吴枫瑶　上海交通大学医学院附属第九人民医院

吴红花　北京大学第一医院

武凌鸽　首都医科大学附属北京积水潭医院

谢绍锋　江苏省中西医结合医院

徐文瑞　北京大学第一医院

严悦溶　中山大学孙逸仙纪念医院

姚红新　北京大学第一医院

于晓会　中国医科大学附属第一医院

张　舫　四川大学华西医院

张秀娟　山东第一医科大学附属省立医院

张英杰　山东第一医科大学附属肿瘤医院

赵晨旭　北京大学第一医院

赵双霞　上海交通大学医学院附属第九人民医院

赵宇航　青岛大学附属医院

曾清雅　福州大学附属省立医院

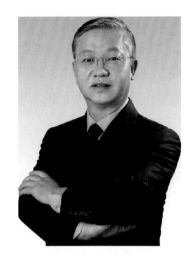

母义明，中国人民解放军总医院第一医学中心内分泌科主任医师，教授，博士生导师。兼任中国医师协会内分泌代谢科分会会长，中华医学会内分泌学分会第十届委员会主任委员，解放军医学会内分泌专业委员会主任委员，中国老年学和老年医学学会数字医疗分会主任委员等。

担任Chronic Diseases and Translational Medicine、《中华内科杂志》《中华内分泌代谢杂志》《实用内科杂志》《解放军医学杂志》副主编。

发表SCI论文490余篇，包括以通讯和（或）第一作者在JAMA、BMJ，Lancet Diabetes & Endocrinology，Stem Cell等期刊发表论文。

2012年和2018年被中华医学会授予杰出贡献奖。2018年被人民网评为"国之名医·卓越建树"。2023年被《医师报》评为"推动行业前行力量"十大医学贡献专家。

第一主编简介

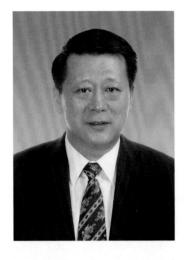

赵家军，山东第一医科大学附属省立医院院长，山东第一医科大学副校长，全国政协常务委员，享受国务院政府特殊津贴，全国卫生系统先进工作者，全国优秀科技工作者，卫生部突出贡献中青年专家，山东省"泰山学者攀登计划"特聘专家。

兼任中华医学会内分泌学专业委员会主任委员，中国医师协会内分泌代谢科医师分会副会长，中国中西医结合内分泌专业委员会副主任委员，中国抗衰老促进会交叉学科专业委员会副主任委员。《中华内分泌代谢杂志》副总编，《中华糖尿病杂志》编委，AOTA理事，*Lancet*（中文版）、*Nat Rev Endocrinol*（中文版）、*JCEM*（中文版）副主编、*APS*编委。国家科学技术奖评审专家，国家自然科学基金委医学部内分泌组评审专家，中华中医药学会科学技术奖励评审专家。

获国家科技进步二等奖2项，何梁何利基金科学与技术奖，全国创新争先奖，第18届吴杨奖（临床医学领域），山东省科学技术最高奖1项，山东省自然科学奖一等奖1项，山东省科技进步一等奖3项、二等奖3项。获得国家专利4项，全部实现转化，其中研制的治疗甲状腺功能亢进症的药物"五岳抗甲丸"获2003年山东省专利发明奖。主持科技部"十一五"国家科技支撑计划1项，国家重点研发计划项目1项，国家自然基金重点项目2项，国家自然科学基金5项，其他省部级课题20余项。发表论文600余篇，被SCI收录300余篇［其中以通讯（共同）作者发表中英文论文263篇］。代表性论文发表在*Nat Metab*、*Cell Metab*、*J Hepatol*、*Cell Res*等，其中3篇被F1000推荐。组织和参与编写诊疗指南和专家共识60余部。培养博士后、硕博士研究生140余名。

从事内分泌代谢性疾病临床诊治和基础转化研究工作40余年，以内分泌和代谢性疾病为研究重点，进行了系统研究。突破传统理论束缚，率先提出"干预脂毒性防治糖尿病"和"血脂异常筛查甲状腺功能"，对2型糖尿病和甲状腺功能减退症等慢病的早期防治取得了有效成果；并完善了相关诊疗指南，为临床防治甲状腺疾病和糖尿病提供了新的策略。

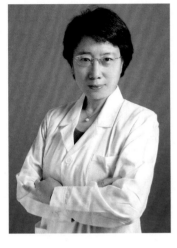

单忠艳，二级教授，博/硕士研究生导师，国家新世纪百千万人才工程国家级人选，国家卫生计生突出贡献中青年专家，享受国务院政府特殊津贴。毕业于中国医科大学，曾在美国斯坦福大学医学院做博士后研究。现任中国医科大学附属第一医院内分泌代谢病科主任，国家卫生健康委共建甲状腺疾病诊治重点实验室主任。兼任中华医学会内分泌学分会副主任委员、甲状腺学组组长，中国内分泌代谢病医师协会副会长，辽宁省医学会内分泌分会主任委员。

主要研究方向：甲状腺疾病、代谢综合征。主持课题20余项，包括国家科技支撑计划课题、国家自然科学基金联合基金重点项目和面上项目等。在国内外杂志发表论文300余篇，包括*NEJM*、*BMJ*、*Thyroid*等。获国家科技进步二等奖2次。主编《甲状腺学》，参编全国高等学校教材《内科学》（供8年制及7年制临床医学等专业用），牵头组织多学科甲状腺专家制定了数部中国甲状腺疾病相关指南。

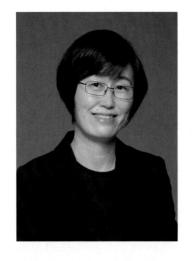

　　叶蕾，上海交通大学医学院附属瑞金医院主任医师，博士生导师。毕业于上海交通大学医学院，曾在美国安德森肿瘤医学中心做博士后研究。现任国家代谢性疾病临床医学研究中心、国家卫健委内分泌肿瘤重点实验室、上海市内分泌代谢病研究所课题组组长、党支部书记。兼任中华医学会内分泌学分会青年委员会副主任委员，上海市医学会内分泌专科分会委员兼秘书。

　　主要研究方向：内分泌肿瘤与甲状腺疾病。发表SCI收录论文60余篇，其中第一与通讯作者30余篇。作为第一负责人承担国自然重大研究计划等国家级课题7项，2次获国家科技进步奖二等奖。

随着我国经济的发展、生活水平的提高及人民寿命的延长，内分泌与代谢性疾病患病率逐年上升，诸如肥胖、糖尿病、高血压、骨质疏松症和高尿酸血症等已成为普遍存在的慢性疾病。内分泌是一个遍布全身的体液调节系统，它从生理到病理影响着全身各个脏器的功能改变，不仅疾病谱广而且危害大，与多种人类致死与致残的重大疾病密切相关。随着对内分泌与代谢性疾病病理生理认识的不断提高，越来越多的内分泌与代谢性疾病被发现和细化，我国内分泌与代谢性疾病的诊疗水平也有了大幅提升。

诊治内分泌与代谢性疾病的医生群体分布在各级医疗机构，对内分泌与代谢性疾病的诊疗有多层次和广泛的需求。为让广大医生能够身临其境地"参与"到内分泌与代谢性疾病的病例分析中来，并提高疾病的诊疗规范与水平，我们组织全国100余名大型医院的知名内分泌专家共同挑选病例并编写了《中国临床案例·内分泌病例精解丛书》。该丛书共包括7个分册，即《糖尿病病例精解》《甲状腺疾病病例精解》《下丘脑垂体疾病病例精解》《肾上腺疾病病例精解》《性腺疾病病例精解》《骨质疏松及骨矿盐疾病病例精解》和《神经内分泌肿瘤病例精解》。该丛书共纳入200多例病例，既包括内分泌与代谢性疾病的常见和经典病例，也覆盖罕见和疑难病例，可满足不同层次医生的需求。

丛书中每个病例均从病历摘要、诊疗经过、病例讨论及病例点评四方面深入浅出地对病例进行了详尽地分析，图文并茂，便于读者阅读。通过对这些病例诊疗流程的完整展示和深入探讨，可以让读者更具体、更客观地了解日常工作中对内分泌与代谢性疾病的诊治原则和个体化诊治的把握，给广大医生的临床工作提供有效参考。

现代医学发展和对疾病的认识日新月异，尽管我们仔细对书稿进行校正，但仍有不足之处，甚至存在不当之处，恳请广大读者提出宝贵的批评和建议。

本丛书的全体编写人员均付出了巨大的努力，在此感谢各位专家的辛勤付出和指导。

2024年6月

　　我国甲状腺疾病患病率高、疾病谱广，目前是内分泌系统常见病之一，严重影响我国人民群众的健康，带来沉重的卫生经济负担。过去的几十年里，在中华医学会等学术组织的带领下，学界专家紧密结合人口健康国情、把握国际研究热点，结合相关诊疗技术的进展，编写出版了一系列甲状腺疾病诊治指南和专家共识，大幅提升了我国甲状腺疾病的诊治水平。

　　然而，我国甲状腺临床诊疗实践中仍存在很多问题，如：基层医院疾病诊治流程和方案不够规范，临床医生对疑难/少见病例了解不够，甲状腺疾病临床表现、检测指标判定的复杂性导致疾病的误诊误治等。所以我们组织了来自全国18家大型医院的甲状腺专家编写此书，全文共40个病例，内容涵盖甲状腺功能亢进症、甲状腺功能减退症、自身免疫性甲状腺疾病、甲状腺结节和甲状腺癌等病种，包括经典病例和疑难/少见病例。

　　本书主要面向的读者群体是广大内科、内分泌及全科领域的临床工作者，书中每个病例包含病历摘要、诊疗经过、病例讨论和病例点评四部分内容，旨在让读者更具体、更客观地了解日常工作中对甲状腺疾病的诊治原则和个性化把握，了解甲状腺疑难病例的临床表现和诊断思路，给广大医生的临床工作提供有效参考，切实提高我国甲状腺疾病诊疗水平，促进甲状腺事业的稳步发展。

编　者

目 录

一、病历摘要

（一）病史简介

患者男性，28岁，以"心慌、3个月体重下降5kg"为主诉就诊。

现病史：患者近3个月出现心慌、怕热、多汗，情绪易激动，睡眠差。食欲较前增加，便次增多，3~4次/天，近3个月体重下降5kg。无气短胸闷、无发作性四肢无力。

既往史：健康。否认童年期辐射暴露史。

个人及家族史：无烟酒嗜好。否认家族类似病史及相关遗传病史。

（二）体格检查

体温36.5℃，脉搏102次/分，呼吸17次/分，血压130/86mmHg，BMI 23.5。神清语明，查体合作，皮肤潮湿，无黄染。眼部：双眼突出度均16mm，无眼睑挛缩，无眼睑充血、水肿，无结膜充血、水肿，无泪阜水肿，瞳孔等大正圆，角膜无溃疡，眼球活动未受限，无眼球后疼痛，凝视或眼球活动时无疼痛，无复视力。颈部：甲状腺Ⅱ度肿大，左叶明显，质地软，无触痛，随吞咽上下移动，未触及结节。可闻及血管杂音。心肺部：呼吸音清，无心界增大；心率102次/分，心律齐。无杵状指。双下肢无水肿，未见胫前黏液水肿。四肢肌力Ⅴ级。

（三）辅助检查

甲状腺功能及自身抗体：游离甲状腺素（FT_4）28.79pmol/L↑，游离三碘甲状腺原氨酸（FT_3）10.32pmol/L↑，促甲状腺激素（TSH）0.0006mIU/L↓，甲状腺过氧化物酶抗体（TPOAb）0.38U/ml，甲状腺球蛋白抗体（TgAb）2.43U/ml。促甲状腺素受体抗体（TRAb）4.17U/L↑。

血常规：白细胞计数3.7×10^9/L，中性粒细胞计数2.04×10^9/L，血小板计数196×10^9/L，血红蛋白120g/L↓。

血电解质：钾3.8mmol/L，钠137.2mmol/L。

肝功能：谷草转氨酶23U/L，谷丙转氨酶16U/L，碱性磷酸酶112U/L，谷氨酰转肽酶20U/L，总胆红素6.7μmol/L，直接胆红素4.9μmol/L。

心电图：窦性心率，正常范围心电图。

心脏彩超：心内结构及血流未见异常，静息状态下左室整体收缩功能正常。

甲状腺彩超：甲状腺双叶回声欠均匀、血流量增加，甲状腺左叶增生结节（0.5cm×0.6cm）伴液化钙化（TI-RADS 3级），双颈部淋巴结肿大，超声结构正常（病例1图1）。

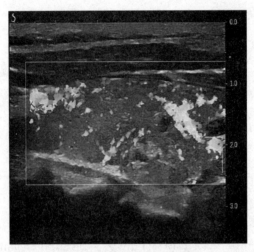

病例1图1　甲状腺超声

甲状腺静态扫描（ECT）：甲状腺双叶形态增大变形，摄取功能增强，结节部位未见核素缺失（病例1图2）。

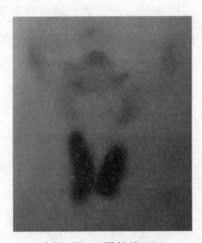

病例1图2　甲状腺ECT

二、诊疗经过

结合患者症状、体征、辅助检查，诊断考虑为甲状腺毒症。进一步结合

TRAb、甲状腺ECT、甲状腺超声，诊断为：甲状腺功能亢进症（Graves病，简称"甲亢"），甲状腺结节。给予甲巯咪唑（MMI）20mg，每日1次口服，1个月后复查FT$_4$ 20.4pmol/L，FT$_3$ 9.03pmol/L，TSH 0.005mIU/L，改为甲巯咪唑15mg，每日1次口服。第2个月复查FT$_4$降至15.22pmol/L，FT$_3$ 6.04pmol/L，TSH 0.005mIU/L，甲巯咪唑逐步减量至5mg，每日1次口服（病例1表1）。治疗过程中白细胞、粒细胞、肝功能在正常范围内，皮肤未见皮疹。

病例1表1 甲状腺功能和TRAb改变

日期	FT$_4$ （9.01 ~ 19.05pmol/L）	FT$_3$ （2.63 ~ 5.7pmol/L）	TSH （0.35 ~ 4.94mIU/L）	TPOAb （0 ~ 5.61U/ml）	TgAb （0 ~ 4.11U/ml）	TRAb （0 ~ 1.75U/L）	MMI
2022年8月17日	28.79	10.32	0.0006	0.38	2.43	4.57	20mg
2022年9月12日	20.4	9.03	0.005	—	—	—	15mg
2022年10月8日	15.22	6.04	0.005	—	—	—	10mg
2022年11月10日	10.31	5.51	0.01	—	—	—	7.5mg
2022年12月5日	9.82	3.14	0.13	—	—	—	7.5mg
2023年1月12日	9.61	3.1	1.01	—	—	3.83	5mg

三、病例讨论

甲状腺毒症是各种原因导致循环中甲状腺激素（T$_3$或T$_4$）水平升高，引起以神经、循环、消化等系统兴奋性增高和代谢亢进为主要表现的综合征。该患者出现怕热、消瘦、易激动、便次增多等甲状腺毒症的症状，血清FT$_3$和FT$_4$均升高，证明了存在甲状腺毒症，因为TSH水平很低，提示甲状腺毒症原发于甲状腺。

我们需要进一步明确甲状腺毒症的病因。甲状腺毒症的病因可分为甲状腺功能亢进症（简称"甲亢"）和非甲亢两大类。甲亢的病因包括弥漫性毒性甲状腺肿（Graves' disease，GD）、毒性多结节性甲状腺肿（TMNG）、毒性甲状腺腺瘤（TA）、碘致甲亢、自身免疫性新生儿甲亢、家族性非自身免疫性甲亢、散发性非自身免疫性甲亢、功能性甲状腺癌转移、分泌TSH的垂体肿瘤、甲状腺激素抵抗、人绒毛膜促性腺激素相关性甲亢、卵巢甲状腺肿。其中最常见的病因是GD。

GD是由于人体产生了针对TSH受体的抗体（TRAb或TSI），结合并刺激TSH受体（TSHR），导致甲状腺激素（T_3和T_4）过量合成和分泌。非甲亢所致甲状腺毒症的病因主要包括有亚急性甲状腺炎、桥本甲状腺炎、产后甲状腺炎、无痛性甲状腺炎、急性甲状腺炎、人为甲状腺毒症如服用过多的甲状腺激素药物或进食过多的含有甲状腺的食物。

如何鉴别甲状腺毒症的病因？根据我国指南建议，甲状腺毒症的患者，如果有GD典型的临床表现，例如眼睑退缩等特征性的眼部表现，或者皮肤黏液性病变如胫前黏液性水肿或指端粗厚，则可以直接诊断GD。如果没有GD特征性的临床表现，可以检测TRAb，用第三代方法检测出TRAb阳性，诊断GD的敏感性和特异性均达90%以上。如果TRAb阴性或低滴度阳性时，可行甲状腺ECT显像或超声检测甲状腺内动脉峰血流速度，辅助诊断GD。GD时ECT显像表现为甲状腺核素摄取能力弥漫性增强。ECT显像还可以鉴别甲状腺结节的功能。甲状腺结节可分为热结节（高功能）、温结节（功能正常）和冷或凉结节（无功能）。如果为毒性甲状腺腺瘤，甲状腺ECT可表现为单个"热结节"伴正常甲状腺组织不同程度的显像剂摄取减低，或孤立的"热结节"伴周围正常甲状腺组织核素摄取能力完全被抑制。破坏性甲状腺毒症时甲状腺核素摄取能力明显减弱。

本例患者TRAb升高，支持GD所致甲亢。同时患者甲状腺ECT提示甲状腺双叶形态增大变形，核素摄取能力增强，未见热结节。提示甲状腺毒症并非由于甲状腺破坏所致，亦不支持毒性甲状腺腺瘤的诊断。

抗甲状腺药物（ATD）一直是治疗GD的主要方法之一。ATD包括硫脲类和咪唑类两类，硫脲类包括丙硫氧嘧啶（PTU）和甲硫氧嘧啶，咪唑类包括甲巯咪唑（MMI）和卡比马唑。在我国常用的ATD为MMI和PTU。ATD可用于初发的GD甲亢患者、甲亢手术前、[131]I治疗前和治疗后阶段。甲亢病情较轻、甲状腺肿大不明显、TRAb阴性或滴度轻度升高的GD患者优先选择ATD，甲亢缓解可能性较高。老年或因其他疾病身体状况较差不能耐受手术，或预期生存时间较短者；手术后复发或既往有颈部手术史又不宜行[131]I治疗者；需要在短期内迅速控制甲状腺功能者优先采用ATD治疗。采用ATD治疗时一般首选MMI，因为MMI半衰期长，临床实际效果强于PTU。优先考虑使用PTU的情况包括妊娠早期；治疗甲状腺危象时；对MMI反应差又不愿意接受[131]I和手术治疗者。

[131]I治疗GD适用于ATD疗效差或多次复发；ATD过敏或出现其他治疗不良反应；有手术禁忌证或手术风险高；有颈部手术或外照射史；病程较长；合并心血管疾病（特别是老年患者）；合并肝肾功能损伤；合并白细胞或血小板减少；合并骨骼肌

周期性瘫痪；合并心房颤动；计划半年后妊娠的患者。妊娠和哺乳期妇女为^{131}I治疗禁忌证。

手术并非GD首选的治疗方式。仅适用于伴有压迫症状、胸骨后甲状腺肿、中度以上的原发性甲亢经内科规范治疗效果不佳者；对ATDs产生严重不良反应、不愿或不宜行^{131}I治疗或^{131}I治疗效果不佳者；合并甲状腺恶性肿瘤或原发性甲状旁腺功能亢进症者；伴中重度GO，内科治疗效果不佳者；ATD治疗效果不佳或者过敏的妊娠患者，手术需在T_2期（4~6个月）施行；患者有主观愿望要求手术以缩短疗程而迅速改善甲亢症状者。

本例患者为初发甲亢，病情较轻，心、肝、肾等脏器功能正常，，不存在白细胞或血小板减少，首选的治疗方法是ATD治疗。我国指南推荐ATDs初治期一般初始剂量MMI为10~30mg/d，PTU为100~300mg/d。美国指南建议可根据FT_4选择MMI治疗剂量，FT_4在正常上限的1~1.5倍时MMI初始剂量为5~10mg，1.5~2倍时MMI初始剂量为10~20mg，2~3倍时MMI初始剂量为30~40mg。经过与本例患者交流，告知GD甲亢三种治疗方法的利与弊，决定采取ATD治疗，予选用MMI。本例患者FT_4是正常上限的1.51倍，结合临床经验，给予患者MMI 20mg，每日1次口服。在初始治疗1个月检测甲状腺功能。如果FT_3、FT_4下降至接近或达到正常范围进入减量期，MMI可减少5~10mg/d，或PTU可减少50~100mg/d；如果FT_3、FT_4下降不明显再延长原剂量服药；如果FT_3、FT_4不降反升高，则需适当增加ATD剂量，1个月后复查再调整剂量。本例患者1个月后，FT_3、FT_4较前下降，所以将MMI的剂量从每日20mg，减少为15mg，每日1次。第2个月门诊复查时FT_4降至正常，再次调整MMI剂量，经过5个月的调整，TSH恢复正常，MMI每日5mg。

甲亢的患者需要在门诊定期随访。当TSH、FT_3、FT_4正常，MMI减量至5mg/d，或PTU至50~100mg/d时随访时间可适当延长，甲状腺功能维持正常ATD再减量，并以保持TSH正常的最小剂量维持治疗。关于治疗的疗程，ATD疗程一般为18~24个月，持续低剂量MMI治疗能够提高甲亢缓解率。高滴度TRAb者建议适当延长疗程。疗程足够、TRAb阴性、小剂量ATD维持TSH正常可考虑停药。

应用抗甲状腺药物期间，需要注意观察患者是否存在皮肤的不良反应，如皮疹、荨麻疹；严重的ANCA性血管炎及药物性狼疮。定期监测血白细胞、中性粒细胞计数和肝功能。绝大多数患者发生粒细胞缺乏症在ATDs治疗的前3个月。监测中如血白细胞计数$<3.0\times10^9$/L或中性粒细胞绝对计数$<1.5\times10^9$/L应立刻终止用药。建议口头和书面告知患者应用抗甲状腺药物治疗期间一旦出现发热、咽痛、口腔溃疡等症状，需停用，并立即检测血常规。绝大多数肝损伤病例在治疗的前120天发

生，所以在治疗的前6个月内需密切监测肝功能。如果转氨酶水平达到正常上限的5倍以上，或者进行抗甲状腺药物治疗后进一步显著升高，应停用。停药后应监测肝功能直至好转。如果无明显好转，建议转入专科查找病因并相应治疗。

四、病例点评

本例患者结合最新的甲亢指南梳理了GD的诊治流程。对于GD的诊断，首先根据病史、临床表现结合FT$_4$、FT$_3$和TSH水平确定是否存在甲状腺毒症。之后进一步明确甲状腺毒症的病因。对于GD的诊断，可以先根据GD特征性表现直接诊断，例如眼睑退缩和其他提示GO的眼征；皮肤黏液性病变如胫前黏液性水肿或指端粗厚。如果患者没有上述表现，第三代方法检测的TRAb阳性是诊断GD的主要依据。

甲状腺ECT显像有助于鉴别是否存在自主功能性甲状腺结节。如存在禁忌证，如妊娠期及哺乳期不能进行核素检查，可以应用超声检测甲状腺上/下动脉峰血流速度协助GD的诊断，如存在甲状腺上、下动脉扩张，收缩期峰血流速度加快可协助GD的诊断。

GD是内分泌系统的常见病，在临床工作中经常与一些疾病相混淆，如亚急性甲状腺炎、桥本甲状腺炎。从该病例中，可以看出强化正确的诊断流程的重要性，避免误诊及漏诊（病例1表2）。

目前GD甲亢三种主要的治疗方法各有利弊，对于初诊甲亢，没有禁忌证，ATD是首选的治疗方法。在我国，98%的医生首选药物治疗甲亢。药物治疗需要关注两点：第一，ATD的不良反应，所以要提醒患者关注发热、咽痛、尿色深、巩膜黄等表现，用药前、后要定期复查血白细胞总分数、肝功能。第二，要足疗程规范用药，满足停药条件方可停药。

病例1表2 引起甲状腺毒症的主要疾病的鉴别

疾病状态	甲状腺疼痛	ESR	T$_3$或T$_4$	TSH	TRAb	TPOAb/TgAb	^{131}I摄取率	甲状腺ECT	甲状腺超声
GD	—	↔	↑或↔	↓	+	+	↑或↔	弥漫性增强	甲状腺动脉峰血流速度增快
无痛性甲状腺炎	—	↔	↑或↔	↓		+	↓	弥漫或局灶性下降	片状或虫蚀样低回声
亚急性甲状腺炎	—	↑	↑或↔	↓			↓	弥漫或局灶性下降	片状或虫蚀样低回声

续表

疾病状态	甲状腺疼痛	ESR	T_3 或 T_4	TSH	TRAb	TPOAb/TgAb	^{131}I 摄取率	甲状腺 ECT	甲状腺超声
毒性多结节甲状腺肿	—	↔	↑ 或 ↔	↓	—	—	↑ 或 ↔	单个或多个热结节和温、冷结节	多结节甲状腺肿
毒性甲状腺腺瘤	—	↔	↑ 或 ↔	↓	—	—	↑ 或 ↔	单个热结节	甲状腺结节或腺瘤
不适当 TSH 分泌综合征	—	↔	↑	↑ /—	—	—	↑ 或 ↔	正常或单个或多个温、冷结节	正常或多结节甲状腺肿
外源摄入甲状腺激素	—	↔	↑	↓	—	—	↓	弥漫性下降	正常

（病例提供者：李嘉姝　中国医科大学附属第一医院）

（点评专家：单忠艳　中国医科大学附属第一医院）

参考文献

[1]中华医学会内分泌学分会，中国医师协会内分泌代谢科医师分会，中华医学会核医学分会，等.中国甲状腺功能亢进症和其他原因所致甲状腺毒症诊治指南[J].国际内分泌代谢杂志，2022，（05）：401-450.

[2]Ross DS，Burch HB，Cooper DS，et al.2016 American Thyroid Association Guidelines for Diagnosis and Management of Hyperthyroidism and Other Causes of Thyrotoxicosis[J]. Thyroid，2016，26（10）：1343-1421.

[3]滕卫平，单忠艳.甲状腺学[M].沈阳：辽宁科学技术出版社，2021.

02

病例2 Graves病合并骨髓抑制

一、病历摘要

（一）病史简介

患者女性，24岁，应届大学毕业生，近半年来因毕业和找工作频繁奔波。因"心悸、怕热多汗、多食易饥3个月，发热2天"入院。

现病史：患者于2011年6月份出现心悸、怕热多汗、多食易饥，同时伴有易怒，睡眠减少，精力充沛，及轻度胸闷、活动后气促，症状呈进行性加重。2011年9月19日因活动后胸闷气促加重遂就诊我院，查心电图提示"窦性心动过速"，查甲状腺功能提示血FT$_3$ 30.58pmol/L，FT$_4$ 74.18pmol/L，TSH 0.01μIU/ml，TRAb 15.06U/L，确诊为"甲亢，Graves病"。当时查血常规示：白细胞计数2.4×10^9/L，中性粒细胞计数1.01×10^9/L；予以普萘洛尔10mg 3次/日口服，利血生10mg 3次/日口服，鲨肝醇20mg 3次/日口服治疗。2011年9月23日复查血白细胞计数3.1×10^9/L，中性粒细胞计数1.54×10^9/L；肝功能提示谷丙转氨酶89U/L，谷草转氨酶42U/L。予以甲巯咪唑10mg 2次/日口服、益肝灵70mg 3次/日保肝治疗，同时继续服用普萘洛尔、利血生、鲨肝醇。2011年10月4日复查血常规白细胞计数3.7×10^9/L，中性粒细胞计数2.26×10^9/L，此后未再监测血常规。经上述治疗后患者自觉症状逐渐好转。2011年10月26日复查甲状腺功能：FT$_3$ 8.4pmol/ml，FT$_4$ 21.38pmol/ml，sTSH 0.02μIU/ml；血常规：白细胞计数2.1×10^9/L，中性粒细胞计数0.92×10^9/L，嘱停服甲巯咪唑，予重组人粒细胞刺激因子75μg皮下注射升白细胞治疗，并嘱患者每日复查血常规。2011年10月28日血常规白细胞计数2.0×10^9/L，中性粒细胞计数0.89×10^9/L，再次予重组人粒细胞刺激因子75μg皮下注射1次。2011年10月29日患者受凉后出现畏寒、发热伴咽痛，体温达39.5℃，复查血常规白细胞计数0.91×10^9/L，因细胞太少，无法分类。遂就诊我院急诊予以复方氨基比林退热，头孢哌酮抗感染及重组人粒细胞刺激因子升白细胞治疗。2011年10月30日最高体温40℃，查血白细胞计数0.51×10^9/L，血小板计数89×10^9/L，用药6小时后复查白细胞计数0.46×10^9/L，中性粒细胞计数0.01×10^9/L，体温无下降。由急诊收住病房进一步治疗。病程中患者无咳嗽、咳痰及胸痛喘憋，无腹痛、恶心、呕吐及腹泻，无意识障碍。胃纳亢进，大便次数增多，每日2次解稀软便，尿量无改变，体重减轻约4kg。

既往史：平素体健。自述有白细胞减少病史，有慢性荨麻疹史。无放射性或化学物接触史。

家族史：否认家族中甲状腺疾病史，否认其他遗传性疾病史。

（二）体格检查

体温40℃，脉搏116次/分，呼吸26次/分，血压110/60mmHg，身高163cm，体重50kg，BMI 18.8。神志清，精神萎靡，消瘦体型，甲亢面容，呼吸浅快。皮肤潮湿多汗，皮肤巩膜无黄染、无色素沉着。双手细颤（＋）。眼球无突出，结膜无充血水肿，眼球活动度正常。咽部充血，扁桃体Ⅰ度肿大，未见脓苔。甲状腺Ⅱ度肿大，质略韧，无压痛，未触及结节，甲状腺区未及血管杂音及震颤。双肺呼吸音粗，未闻及干湿啰音，心率116次/分，律齐，各瓣膜听诊区未闻及杂音。腹软，无压痛、反跳痛。双下肢无水肿，无胫前黏液性水肿。四肢肌力Ⅴ级，肌张力正常。

（三）辅助检查

入院前血常规见病例2表1。

病例2表1　入院前血常规

时间	白细胞计数 （×10⁹/L）	中性粒细胞计数 （×10⁹/L）	血红蛋白 （g/L）	血小板计数 （×10⁹/L）
甲巯咪唑治疗前	3.10	1.54	109	237
甲巯咪唑治疗12天	3.70	2.26	100	166
甲巯咪唑治疗1个月	2.10	0.92	107	164（嘱停甲巯咪唑）
停药后第3天（2011 年10月29日）	0.91	无法分类	110	100

血常规（2011年10月30日）：白细胞计数$0.42×10^9$/L，红细胞计数$3.12×10^{12}$/L，血红蛋白90g/L，血小板计数$81×10^9$/L。

入院后每日监测血常规见病例2图1。

病原体微生物：高敏C-反应蛋白145.12mg/L↑；红细胞沉降率57mm/h↑；降钙素原23.89ng/ml↑；鲎试验（－）；βD-1，3葡聚糖（真菌）（－）。

抗风疹病毒IgG 66.00U/ml；抗巨细胞病毒IgG 6.90U/ml；EB病毒EBVIgM＜10.00；抗单纯疱疹病毒Ⅰ型IgG阳性（＋）↑；RPR（－）；HIV（－）；HBVsAg（－），HBVsAb（＋），HBVeAg（－），HBVeAb（－），HBVcAb IgM（－）；HCV（－）。

微生物培养：咽拭子细菌，真菌培养未生长，清洁中段尿细菌培养2天未生长，高热血培养5天细菌真菌厌氧菌未生长。咽部分泌物培养：近平滑假丝酵母菌，咽部分泌物涂片未找见细菌、真菌。

肿瘤、免疫系统：糖类抗原125 13.20U/ml，糖类抗原199 5.00U/ml，癌胚抗原0.87ng/ml，甲胎蛋白1.95ng/ml，神经元特异性烯醇化酶11.40ng/ml，免疫球蛋白IgG 1020mg/dl，免疫球蛋白IgA 155mg/dl，免疫球蛋白IgE 226U/ml↑，补体C3 99mg/dl，补体C4 21mg/dl，补体50 27.8U/ml，循环免疫复合物0.009↓，免疫球蛋白IgM 66mg/dl，P-ANCA（-），ANCA-PR3（-），ANCA-MPO（-），C-ANCA（-），抗心磷脂IgG 1.6GPL/ml，抗心磷脂IgM 0.7MPL/ml，抗双链DNA IgG 4.0U/ml，狼疮抗凝物（-），ENA-SM（+），ENA-RNP/SM（+），ANA-颗粒型1∶160（+）。

出凝血时间：活化部分凝血活酶时间40.1秒，凝血酶原时间17.4秒↑，INR 1.48，TT 18.6秒，Fg 4.2g/L↑，纤维蛋白（原）降解产物3.5μg/ml。

溶贫系列：HbA 94.9%，HbA_2 2.0%，HbF 3.1% 红细胞PK活性31.7。

红细胞包涵体检查（-），网织红细胞计数0.8%，结合珠蛋白224mg/dl↑，乳酸脱氢酶82U/L↓，红细胞G6PD活性5.50，Coombs试验（-），Coombs-IgG（-），Coombs-C3d（-），异丙醇试验（-），Hams试验（-），血涂片红细胞形态未见明显异常改变。

甲状腺功能：见病例2表2。

骨髓穿刺涂片及活检：骨髓涂片：增生低下骨髓象。描述：粒系增生极度低下。中幼粒细胞0.5%，AKP积分：无法计数；红系增生低下，偶见核分叶幼红，成熟红细胞大小不一，中幼红细胞4.5%，晚幼红细胞11.5%；巨系尚增生，以颗粒巨为主，血小板少见；淋巴细胞比例相对增高占82.5%；髓片中浆细胞、网状细胞等造血细胞成分易见。

骨髓活检：红系、粒细造血细胞再生低下。

心电图：窦性心动过速。

甲状腺吸碘率（入院后第24天）：3小时73.26%，6小时80.03%，24小时吸碘67.94%。

甲状腺B超：甲状腺弥漫性病变。

胸部HRCT：左下肺纤维灶，两侧胸膜增厚。

腹部及盆腔CT平扫：肝内钙化灶；脾大，双肾微小结石，盆腔少量积液。

二、诊疗经过

1. 入院初治疗　①立即停用甲巯咪唑。注意消毒隔离及口腔、皮肤黏膜护理；②升白细胞药物：单用口服药往往效果不佳，予以利血生20mg 3次/日、鲨肝醇20mg 3次/日口服联合粒细胞集落刺激因子（G-CSF）300μg 1次/日，粒-单核细胞集落刺激因子（GM-CSF），重组人粒细胞巨噬细胞刺激因子150μg 1次/日，重组人白介素-11 1.5mg 1次/日皮下注射；③抗感染治疗：亚胺培南1.0 1次/12小时、左氧氟沙星0.5 1次/日，联合万古霉素0.5 1次/8小时静脉点滴。全身抗生素使用同时给予复方甲硝唑漱口液漱口；④自身免疫调节药物：丙种球蛋白5g/d，连续使用5天；⑤改善甲亢症状：β-肾上腺能阻断剂普萘洛尔10mg 3次/日，降低周围组织对甲状腺激素的反应，抑制甲状腺激素交感作用，降低交感神经末梢中T_4转变为T_3的速度；⑥营养支持：维生素、人体白蛋白、氨基酸等补液支持治疗。

患者入院后立即行骨髓涂片及活检，多次行体液病原菌培养（血、咽拭、痰、中段尿）。骨髓活检结果显示：红系、粒细造血细胞再生低下。尽管两次血培养均阴性，其他体液中未得出明确致病菌培养阳性结果，但降钙素原23.89ng/ml，高敏C-反应蛋白145.12mg/L，两者均显著升高，提示患者不仅存在局部的上呼吸道感染，而且存在全身性的严重细菌感染。

2. 病情演变（病例2图1）

第1周：持续高热伴咽痛、高代谢症状极为明显。入院后立即给予上述①～⑥治疗。每日监测血常规，但最初一周内白细胞计数（0.20～0.94）×10^9/L。每日体温高峰波动于38.8～40.2℃，高峰无下降趋势，心率持续加快至100～130次/分。将普萘洛尔加量为20mg 4次/日防止感染诱发甲亢危象。第4天起在上述①～⑥基础上，加用静脉泼尼松龙40mg/d，第7天起白细胞有上升趋势。

第2周：第8天起体温高峰下降到37.7℃，白细胞计数0.98×10^9/L。第9天白细胞计数上升至2.49×10^9/L，至第10天连续3天体温高峰在38℃以下，遂将静脉泼尼松龙减量至20mg 1次/日，并将G-CSF减量至200μg 1次/日皮下注射，停用重组人粒细胞巨噬细胞刺激因子、重组人白介素-11。第12天将静脉泼尼松龙改为口服泼尼松龙20mg 1次/日，此后隔日将剂量减半。第2周白细胞计数（0.98～6.38）×10^9/L，上升趋势明显。最高体温波动于37.2～38℃，较第1周明显下降。心率较前下降至80～95次/分。根据本单位细菌耐药监测经验，为防止重复院内感染，抗生素调整为头孢他啶2.0 1次/12小时，联合万古霉素0.5 1次/12小时，左氧氟沙星0.5 1次/日静脉点滴。并于第12天起停用万古霉素。复查降钙素原、CRP均恢复正常。

第3周：咽痛明显好转，体温完全恢复正常，停用所有静脉治疗。白细胞计数维持在（2.54～7.64）×10⁹/L。口服利血生、鲨肝醇升白细胞。第16天起G-CSF减为100μg 1次/隔日，皮下注射，第18天停用口服泼尼松龙。每周复查βD-1，3葡聚糖均为阴性，临床上亦不支持真菌感染。入院后一直停用抗甲状腺药物（ATD），动态监测甲状腺功能，FT_3呈上升趋势，甲状腺毒症临床表现趋明显，有胃纳亢进但3周内体重下降5kg，为控制该患者的甲亢症状，首先考虑同位素治疗。第24天查24小时摄碘率为67.94%，同位素科会诊后给予^{131}I 5mCi治疗。出院后嘱继续监测血常规，G-CSF 100μg 1次/日，皮下注射。

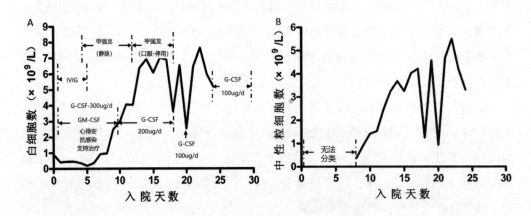

病例2图1　住院期间白细胞计数（A）及中性粒细胞计数（B）数量变化监测

^{131}I治疗后2周，患者再次入院监测血常规（病例2图2）及复查骨髓象。

复查骨髓涂片：骨髓增生明显活跃，粒红巨三系均增生活跃，AKP积分升高，血小板散在或成簇可见。

骨髓活检示：骨髓活跃增生象。

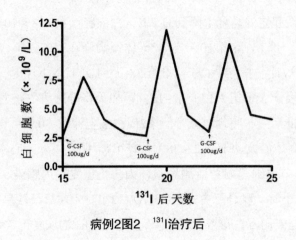

病例2图2　^{131}I治疗后

病例2表2　甲状腺功能变化

	总 T_3 （pmol/L）	总 T_4 （pmol/L）	FT_3 （pmol/L）	FT_4 （pmol/L）	sTSH （μIU/ml）	TRAb
参考值	0.89 ~ 2.44	62.67 ~ 150.84	2.62 ~ 6.49	9.01 ~ 19.04	0.35 ~ 4.94	< 1.75U/L
MMI 治疗前	5.38	239.05	30.58	74.18	0.01	15.06
MMI 治疗1个月	1.96	116.99	8.40	21.38	0.02	
入院第3天	3.09	228.88	10.00	42.62	< 0.0025	19.98
入院第5天			10.23	44.56	0.0037	
入院第20天	5.73	204.25	20.19	38.87	0.0045	
同位素治疗后16天	2.07	141.33	5.36	20.39	0.0040	12.08

临床诊断：甲状腺功能亢进症（Graves病），粒细胞缺乏症。

三、病例讨论

甲状腺功能亢进症抗甲状腺药物（ATD）治疗所引起白细胞减少是临床治疗中不容忽视的药物不良反应。ATD中甲巯咪唑（MMI）引起的粒细胞缺乏占临床治疗病例的0.1% ~ 0.3%。急性扁桃体炎的咽痛可作为首发症状出现在此类患者中。粒细胞缺乏可发生在任何年龄或治疗中的任何时间，且更易发生在使用较大剂量时。尽管美国甲状腺协会（ATA）指南对定期监测白细胞计数的必要性并未达成共识。临床中ATD引起的粒细胞缺乏症会突然发生，个别病例甚至在用药后期发生，但大多出现于用药后的2周至3个月，掌握白细胞的动态变化对多数患者可起到早期发现、早期治疗的目的。

本例患者有明显的甲亢症状及典型体征，甲状腺功能示原发性甲状腺功能亢进症；同时伴有白细胞计数$< 2 \times 10^9$/L，中性粒细胞计数$< 0.5 \times 10^9$/L，有确切的抗甲状腺药物（ATD）使用史，无毒物服用或放射接触史，诊断为"甲亢（Graves病），粒细胞缺乏症"。由ATD引起的粒细胞缺乏病情严重，极易合并严重感染。本例患者骨髓粒细增生极度低下，处理上应积极。综合以上情况首选同位素治疗控制甲亢症状。

甲亢伴粒细胞减少的病因分析：一般而言，在ATD的初治期，我们建议患者须每周检查白细胞计数及分类1次，在维持量治疗阶段，每个月复查1次血常规。

甲亢本身因素：甲亢治疗前患者已经出现白细胞减少。甲亢是一种自身免疫性疾病，属于抑制性T淋巴细胞功能缺陷所致的一种器官特异性自身免疫病。但甲亢可影响全身多个系统，如血液系统。甲亢患者体内存在针对白细胞的抗体、抗中性粒细胞胞浆抗体（ANCA）导致白细胞的破坏。

此外，患者体内大量甲状腺素抑制骨髓正常的粒细胞成熟功能，并可导致白细胞的分布异常，造成外周血白细胞减少。

非甲亢因素：如放疗辐射、化学毒物以及药物（ATD中以MTU最多见，MMI次之，PTU最少）。本例患者无放化疗史，粒细胞缺乏的原因仍考虑系MMI呈剂量依赖性的不良反应引起。药物直接损伤造血干细胞或干扰粒细胞增生周期。粒细胞缺乏的突发性往往是由于对ATD的过敏反应，即药物作为半抗原进入机体与粒细胞膜蛋白质或附着的蛋白质结合形成完全抗原，由免疫介导白细胞杀伤。另外，鉴于甲亢患者往往合并其他自身免疫性疾病（如SLE等），或合并脾功能亢进及败血症等均可造成粒细胞生存时间明显缩短，白细胞破坏或消耗超过骨髓代偿能力。该患ANA颗粒型1：160阳性，但缺乏皮疹、光过敏、脱发、口腔溃疡、关节痛等临床症状，因此不符合SLE诊断。

本例患者在MMI治疗后曾一度出现白细胞上升至3.7×10^9/L。提示治疗前的白细胞减少系甲亢本身因素所导致，伴随ATD治疗后甲状腺激素水平下降而好转。但随后出现白细胞的突然下降，考虑药物性免疫性粒细胞缺乏。

四、病例点评

1. ATD是Graves病甲亢治疗的首选　临床上常使用的PTH或MMI虽然存在处理上较棘手的不良反应，但实际发生率极低。建议初治前进行全血细胞和分类检测，以及包括转氨酶和胆红素在内的肝功能检测。白细胞计数$>4 \times 10^9$/L适用于首选ATD治疗。白细胞计数$(3 \sim 4) \times 10^9$/L，在口服升白细胞药（利血生、鲨肝醇等）和（或）口服小剂量泼尼松15~20mg/d同时使用ATD。随着甲亢病情的控制，患者的白细胞会逐渐升至正常。此外，患者必须对抗甲状腺药物的粒细胞缺乏症或肝损伤不良反应症状有一定了解，如发热或咽炎、皮疹、皮肤瘙痒或黄疸、尿色深黄、关节痛、腹痛、恶心、疲劳等，以便及时与医生沟通接受甲亢治疗方案指导。抗甲状腺药物致中性粒细胞缺乏的患者，我们不主张换用另一种ATD治疗。因为ATD药物之间导致中性粒细胞缺乏的交叉性很强烈。因此，采用同位素治疗是此时明智的选择。

2. 一旦ATD致粒细胞缺乏症，此类患者住院时间较长。在原有社区获得性感染的基础上极易合并院内感染。经验性使用抗生素宜广谱、足量足疗程。应避免药物剂量不足诱导相关抗生素的耐药性，以及应避免未及时覆盖本单位院内感染常见病原菌的延迟治疗。在多次体液送检病原菌培养和药敏的指导下可调整给药方案。但同时也需要结合患者有无相关高危因素（如老年、慢性疾病、免疫缺陷、白细胞是否恢复等），参考细菌定量培养结果及临床症状演变判断，避免滥用或疗程过长。在使用广谱抗生素7天后仍持续中性粒细胞缺乏发热的患者，可开始抗真菌治疗。氟康唑可作为经验用药。本例患者经G-CSF、泼尼松龙治疗后，体温及白细胞均有恢复。在严密观察症状演变的同时，我们及时地将抗生素进行降阶梯治疗及激素减量直至停用，对防止双重感染的意义重大。

3. 粒细胞集落刺激因子（G-CSF）　可缩短粒细胞缺乏患者恢复时间。G-CSF作用于造血干细胞、髓系多向祖细胞、粒-巨噬细胞系祖细胞、成熟中性粒细胞和巨核细胞等，使中性粒细胞数量增多，并且还能诱导分化成熟，增强细胞功能，促进中性粒细胞氧化物产生增多，增进对细菌的吞噬作用。

该患者在中性粒细胞缺乏纠正后还出现了数次反复，在G-CSF减量的过程中仍有粒细胞下降，无法停用，但无再次发热反跳等临床表现。但相对第1周对G-CSF的反应，小剂量G-CSF皮下注射即能将白细胞维持在正常范围内。因此我们认为尽管G-CSF的应用可能使外周血中的粒细胞计数提前恢复，但极度抑制的骨髓象的恢复需要更长的时间，在骨髓完全恢复之前，粒细胞的再度下降是完全可能的，小剂量的G-CSF应用对缩短抗生素的使用，减少总体医疗费用，避免真菌感染，防止病情反复都是有意义的。

患者在第二次入院后的血常规监测中仍发现在不使用G-CSF支持的情况下，白细胞有下降趋势，但G-CSF注射间隔时间比第一次入院明显延长。

4. 糖皮质激素　降低自身免疫性抗体水平，促进骨髓造血功能的恢复，可使中性粒细胞增多，抑制感染性和非感染性炎症，减轻充血，降低毛细血管通透性，抑制炎症细胞，提高机体对有害刺激的耐受性和应激能力。GD是一种自身免疫性疾病，白细胞减少为ATD促进血液系统的自身免疫损伤，静脉糖皮质激素可在足量抗生素使用下短期应用，以7~9天适宜。本例患者静脉应用8天。

5. 少量多次静注丙种球蛋白　可提高体液免疫，加快炎症的吸收，对感染有较好的辅助性治疗和预防作用。单纯和（或）同时合并感染的白细胞减少的患者其用量为5~10g/d。如合并急性再生障碍性贫血者则可增加到0.4g/（kg·d），同时起到抗体封闭的作用。本例患者自诉曾有白细胞减少、慢性荨麻疹病史，且腹部CT提示脾大，ENA-SM（+）、ANA（+），入院初我们曾疑该患合并引起中性粒细胞缺乏的其他疾病如SLE、脾功能亢进或再生障碍性贫血。但通过询问病史，患者并不符合SLE的诊断，血常规分析中红细胞、血小板并无进行性下降，无溶血性贫血、破碎红细胞的证据，胸部CT未见SLE活动期常伴的肺间质性病变，因此选择短期使用丙种球蛋白（5g/d）。监护和治疗上严密观察有无发生全血细胞减少的可能。

（病例提供者：沈力韵　上海交通大学医学院附属瑞金医院）

（点评专家：王　曙　上海交通大学医学院附属瑞金医院）

参考文献

[1]Cooper DS.Antithyroid drugs[J].N Engl J Med，2005，352（9）：905-917.

[2]Akamizu T，Ozaki S，Hiratani H，et al.Drug-induced neutropenia associated with anti-neutrophil cytoplasmic antibodies（ANCA）：possible involvement of complement in granulocyte cytotoxicity[J].Clin Exp Immunol，2002，127（1）：92-98.

[3]Fibbe WE，Claas FH，Van der Star-Dijkstra W，et al.Agranulocytosis induced by propylthiouracil：evidence of a drug dependent antibody reacting with granulocytes，monocytes and haematopoietic progenitor cells[J].Br J Haematol，1986，64（2）：363-373.

[4]Douer D，Eisenstein Z.Methimazole-induced agranulocytosis：growth inhibition of myeloid progenitor cells by the patient's serum[J].Eur J Haematol，1988，40（1）：91-94.

[5]Andre`s E，Kurtz JE，Perrin AE，et al. Haematopoietic growth factor in antithyroid-drug-induced agranulocytosis[J].QJM，2001，94（8）：423-428.

[6]Mezquita P，Luna V，Muñoz-Torres M，et al.Methimazole-induced aplastic anemia in third exposure：successful treatment with recombinant human granulocyte colony-stimulating factor[J].Thyroid，1998，8（9）：791-794.

[7]Lópz-Karpovitch X，Ulloa-Aguirre A，von Eiff C，et al.Treatment of methimazole-induced severe aplastic anemia with recombinant human granulocyte-monocyte colony-stimulating factor and glucocorticosteroids[J].Acta Haematol，1992，87（3）：148-150.

[8]Moreb J，Shemesh O，Shilo S，et al.Transient methimazole-induced bone marrow aplasia：in vitro evidence for a humoral mechanism of bone marrow suppression[J].Acta

Haematol，1983，69（2）：127-131.

[9]Jakucs J，Pocsay G.Successful treatment of methimazole-induced severe aplastic anemia with recombinant human granulocyte colony-stimulating factor and high-dosage steroids[J].J Endocrinol Invest，2006，29（1）：74-77.

03

病例3 甲亢性肝损害

一、病历摘要

（一）病史简介

患者女性，31岁，因"心悸、恶心10天"入院。

现病史：患者10天前无明显诱因出现心悸、头痛、恶心，伴大便次数增多及食欲下降。无胸闷、气短，无心前区疼痛，无呕吐，无怕热多汗、烦躁易怒、乏力、手抖、失眠及体重下降。2021年10月19日门诊就诊，查甲状腺功能：FT_3 ＞30.72pmol/L↑，FT_4 46.06pmol/L↑，TSH＜0.0083μIU/ml↓，TgAb 1.36U/L↑，TPOAb＞600.00U/ml↑，TRAb 6.44U/L；肝功能示：谷丙转氨酶255U/L↑，谷草转氨酶120U/L↑，谷氨酰转肽酶86U/L↑，碱性磷酸酶77U/L↑，总胆红素23.31μmol/L，白蛋白35.4g/L↓。以"甲状腺功能亢进症，肝损害"收入院。自发病以来，食欲欠佳，精神、睡眠尚可，小便正常，大便每日4～5次，软便，颜色正常，近期体重无明显变化。

既往史：否认高血压、冠状动脉粥样硬化性心脏病病史，否认肝炎、结核病史。无长期用药史。无其他自身免疫性疾病史。

（二）体格检查

体温36.1℃，脉搏109次/分，呼吸23次/分，血压104/61mmHg，身高155cm，体重44kg，BMI 18.3。青年女性，发育正常，营养良好，神志清，精神可，自主体位，查体合作。全身皮肤黏膜未见黄染、皮疹、蜘蛛痣、出血点。双侧眼睑轻度水肿，无充血，结膜无充血水肿，巩膜无黄染，眼球无突出，眼球各向运动正常，双眼视力正常。舌颤（－）。颈软，气管居中，甲状腺Ⅱ度肿大，质韧，无压痛，未触及震颤，未触及结节，未闻及血管杂音。双肺呼吸音清，未闻及干湿性啰音及胸膜摩擦音。心前区无隆起，心界不大，心率109次/分，心律齐，各瓣膜听诊区未闻及病理性杂音。腹部平坦，触软，无压痛，无反跳痛，肝脾肋下未触及，未触及包块，移动性浊音阴性，肠鸣音正常。四肢肌力、肌张力正常。双手震颤（－）。双下肢无水肿，双侧膝腱反射正常，病理征（－）。

（三）辅助检查

1. 实验室检查

2021年10月21日血常规：白细胞4.22×10⁹/L［（3.5～9.5）×10⁹/L］，血红蛋白128g/L（115～150g/L），血小板200×10⁹/L［（125～350）×10⁹/L］，中性粒细胞绝对值2.33×10⁹/L［（1.8～6.3）×10⁹/L］。

2021年10月21日尿常规：尿胆原，胆红素均阴性。

2021年10月22日凝血七项：抗凝血酶-III 81.00%↓（83%～128%），D-二聚体0.18mg/L（0～0.5mg/L），纤维蛋白原降解产物0.83μg/ml（0～2.01μg/ml），凝血酶原时间11.30秒（9.4～12.5秒），活化部分凝血活酶时间27.70秒（25.1～36.5秒），凝血酶时间16.00秒（10.3～16.6秒），纤维蛋白原2.13g/L（2.00～4.00g/L）。

2021年10月22日病毒全项：乙肝表面抗原（−），乙肝表面抗体（＋），乙肝e抗原（−），乙肝e抗体（−），乙肝核心抗体（−），乙肝核心抗体IgM（−），丙肝抗原（−），丙肝抗体（−），甲肝抗体（−），戊肝抗体（−）。

2021年10月22日IgG4：264mg/L（30～1350mg/L），铜蓝蛋白：25.00mg/dl（20～60mg/dl）。

2021年10月22日自免肝抗体谱：抗线粒体-M2抗体阴性，抗M2-3E（BPO）抗体阴性，抗点状蛋白100抗体阴性，抗早幼粒白血病蛋白抗体阴性，抗糖蛋白210抗体阴性，抗肝肾微粒体1抗体阴性，抗肝胞浆1抗体阴性，抗可溶性肝抗原抗体阴性，抗R0-52抗体阴性，抗核抗体＜1∶100阴性，抗平滑肌抗体＜1∶100阴性。

2021年10月22日EB病毒DNA定量＜5000.00copies/ml，巨细胞病毒DNA定量＜500.00copies/ml。

2021年10月19日至2023年2月8日甲状腺功能、TRAb、肝功能结果见病例3表1、病例3表2、病例3图1至病例3图4。

病例3表1　患者甲状腺功能监测结果

时间	FT₃（pmol/L）	FT₄（pmol/L）	TSH（μIU/ml）	TRAb（IU/L）	备注
2021年10月19日	＞30.72↑	46.06↑	＜0.0083↓	6.44↑	入院前
2021年11月1日	27.63↑	44.98↑	＜0.0083↓	/	入院后
2021年11月11日	16.40↑	31.25↑	＜0.0083↓	13.50↑	出院后
2021年11月25日	13.82↑	29.53↑	＜0.0083↓	17.50↑	
2021年12月3日	10.82↑	23.18↑	＜0.0083↓	20.30↑	
2022年1月26日	4.41	9.35	0.0084↓	/	

续表

时间	FT₃（pmol/L）	FT₄（pmol/L）	TSH（μIU/ml）	TRAb（IU/L）	备注
2022 年 2 月 23 日	3.71	7.82 ↓	1.7651	/	
2022 年 3 月 30 日	5.47	14.93	0.0331 ↓	/	
2022 年 5 月 25 日	3.93	11.55	0.2016 ↓	/	
2022 年 7 月 6 日	4.24	11.16	2.8373	2.65 ↑	
2022 年 8 月 17 日	4.16	11.37	2.7284	/	
2022 年 9 月 28 日	4.93	13.1	1.2228	/	
2023 年 2 月 8 日	4.18	11.82	0.6203	1.07	

注：正常值参考范围 FT₃ 3.1 ~ 6.8pmol/L、FT₄ 9.01 ~ 19.05pmol/L、TSH 0.35 ~ 4.94μIU/ml、TRAb 1 ~ 1.22U/L。

病例3表2　患者肝功能监测结果

时间	谷草转氨酶（U/L）	谷丙转氨酶（U/L）	谷氨酰转肽酶（U/L）	白蛋白（g/L）	总胆红素（μmol/L）	备注
2021 年 10 月 20 日	120 ↑	255 ↑	86 ↑	35.4 ↑	23.31	入院前
2021 年 10 月 26 日	135 ↑	81 ↑	109 ↑	32.8 ↑	20.10	入院后
2021 年 11 月 1 日	174 ↑	67 ↑	191 ↑	31.5 ↑	20.80	出院后
2021 年 11 月 11 日	104 ↑	42 ↑	197 ↑	37.7 ↑	20.00	
2021 年 11 月 25 日	58 ↑	29	204 ↑	38.9 ↑	26.30 ↑	
2021 年 12 月 3 日	60 ↑	23	174 ↑	39.5 ↑	16.60	
2021 年 12 月 22 日	30	14	120 ↑	41.8 ↑	19.00	
2022 年 1 月 26 日	33	13	90 ↑	43.4 ↑	9.10	
2022 年 2 月 23 日	37 ↑	18	70 ↑	44.5 ↑	20.80	
2022 年 3 月 30 日	31	14	39	41.8 ↑	19.19	
2022 年 5 月 25 日	22	20	25	40.9 ↑	11.40	
2022 年 7 月 6 日	23	20	24	45.2 ↑	29.00 ↑	
2022 年 8 月 17 日	22	16	19	40.9 ↑	23.60 ↑	
2022 年 9 月 28 日	22	26	45	44.2 ↑	24.40 ↑	
2023 年 2 月 8 日	27	25	24	43.0 ↑	16.82	

注：正常值参考范围：谷草转氨酶 13 ~ 35U/L、谷丙转氨酶 7 ~ 40U/L、谷氨酰转肽酶 7 ~ 45U/L、白蛋白 40 ~ 55g/L、总胆红素 3.5 ~ 23.5μmol/L。

2. 影像学检查

2021年10月20日甲状腺彩超示：甲状腺右叶前后径1.8cm，左叶前后径1.8cm，峡部厚约0.4cm。形态饱满，被膜增厚，实质回声增粗、不均，可见散在的小片状低回声区，边界清晰。CDFI：实质内血流信号增多。

2021年10月23日腹部超声示：肝脏大小、形态正常；边缘规整；肝右叶实质内探及斑块状强回声，大小约0.6cm×0.5cm×0.4cm，后伴声影；余肝实质光点增粗、回声增强；肝内血管纹理尚清晰，肝内、外胆管及门静脉未见扩张。

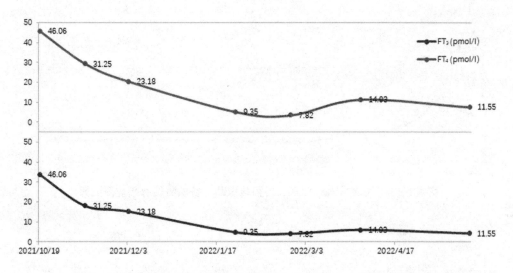

病例3图1 患者游离三碘甲状腺原氨酸FT₃、游离甲状腺激素FT₄监测结果

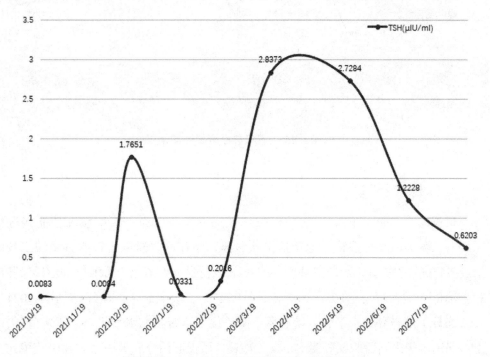

病例3图2 患者促甲状腺激素TSH监测结果

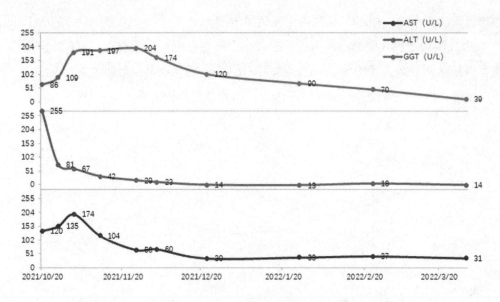

病例3图3　　患者谷草转氨酶、谷丙转氨酶、谷氨酰转肽酶监测结果

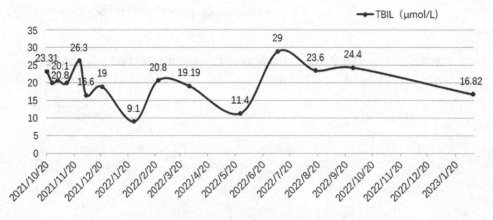

病例3图4　　患者总胆红素监测结果

二、诊疗经过

根据患者症状、体征、辅助检查，入院诊断考虑为：①甲状腺功能亢进症（Graves病）；②肝损害。给予抗甲状腺药物治疗前，暂联合口服甘草酸二铵肠溶胶囊150mg 3次/日，双环醇片50mg 3次/日及静脉滴注谷胱甘肽1.8g 1次/日保肝治疗，辅以盐酸普萘洛尔10mg 3次/日，控制心率、缓解症状。治疗1周后（2021年10月26日）复查肝酶水平较入院有所下降，但谷草转氨酶水平仍高于正常值3倍以上，加用多烯磷脂酰胆碱胶囊456mg 3次/日口服保肝治疗，暂不予药物治疗甲亢。2021年11月1日患者复查肝功能谷草转氨酶仍较高，但均在正常值5倍以内，且谷

丙转氨酶继续好转，开始予以甲巯咪唑乳膏每天5mg外用，出院继续治疗，定期门诊复诊。出院后继续规律服用甘草酸二铵肠溶胶囊100mg 3次/日，双环醇片50mg 3次/日，多烯磷脂酰胆碱胶囊456mg 3次/日保肝治疗，辅以盐酸普萘洛尔对症治疗。同时建议患者择期行同位素[131]I治疗。

2021年11月11日患者门诊复诊，一般情况改善，甲状腺功能及肝功能均有好转，调整甲巯咪唑乳膏用量为10mg外用，余保肝药物及对症治疗同前。2021年11月25日患者肝功能明显好转，要求停用甲巯咪唑乳膏，遂改用甲巯咪唑5mg 3次/日口服，余治疗同前。2021年12月3日甲状腺功能好转，继续沿用当前药物及对症治疗；肝功能好转但仍未完全恢复正常，甘草酸二铵胶囊、双环醇、多烯磷脂酰胆碱胶囊用药同前。2021年12月22日肝功能各项指标基本正常，停用多烯磷脂酰胆碱胶囊，余用药同前。2022年1月26日甲状腺功能明显好转，心率降低，减量为甲巯咪唑10mg顿服，普萘洛尔10mg早晚各1次；双环醇减为50mg早晚各1次，甘草酸二铵肠溶胶囊用药同前。2022年2月23日甲状腺功能恢复正常，继续减量为甲巯咪唑5mg顿服，余用药同前。2022年3月30日因TSH出现下降，考虑甲巯咪唑用量不足，改为甲巯咪唑7.5mg每日1次口服，普萘洛尔用药同前；肝功能正常，停甘草酸二铵肠溶胶囊、双环醇，改为水飞蓟宾胶囊2粒3次/日。2022年5月25日患者TSH水平仍偏低，无心慌等不适，心率70次/分，肝功能稳定，故甲巯咪唑用药同前，普萘洛尔减量为10mg顿服，水飞蓟宾胶囊减为1粒3次/日。后患者甲状腺功能恢复正常，于2022年7月6日甲巯咪唑减为每日5mg，2022年8月17甲巯咪唑减为每日2.5mg，余用药同前。2023年2月8日患者最近一次于我院就诊，甲状腺功能、肝功能均恢复正常，停用水飞蓟宾胶囊，改为甲巯咪唑隔天2.5mg。现患者甲状腺功能、肝功能控制良好，已停用保肝药物，抗甲状腺药物治疗进入维持期。

三、病例讨论

患者系青年女性，因无明显诱因出现心慌、头痛、恶心，伴大便次数增多前来我院就诊。体格检查示甲状腺Ⅱ度肿大，质韧，无压痛，无震颤，未闻及血管杂音。甲状腺功能示FT_3、FT_4明显升高、TSH明显减低。TRAb升高。故判断该患者为Graves病所致甲状腺功能亢进症。

另患者出现恶心、食欲下降等消化系统症状，且腹部查体、既往病史及流行病学史未有异常，辅助检查结果示肝功能损害、但血常规、尿常规、凝血功能、病毒系列、自免肝抗体谱、IgG4、铜蓝蛋白等结果均正常。因此结合其临床表现、体格检查、既往病史、辅助检查等综合分析，考虑其肝损害为甲状腺功能亢进症（以下简称"甲亢")所致，即甲亢性肝损害。但目前尚无统一的甲亢性肝损害的相关诊疗指南或专家共识，通常可以明确的"甲状腺功能亢进"诊断，至少一项的肝功能异常指标，以及排他性诊断包括：①病毒性肝炎：一般有明确的流行病学病史（如病毒性肝炎患者密切接触史），消化系统症状（食欲缺乏、厌食油腻）明显，且于甲亢严重程度无关，辅助检查常示肝炎感染标志物阳性。该患者否认肝炎病史及流行病学接触史，虽有恶心、食欲下降等消化系统症状，但其病毒全项、EB病毒DNA定量及CMV-DNA均示肝炎感染标志物为阴性，故综合判断可排除病毒性肝炎可能；②药物性肝损害：抗甲状腺药物是导致肝损害的常见药物，临床常见甲亢患者用抗甲状腺药物（ATD）之前未检查肝功能，服药以后出现的肝损害，此时难以鉴别是甲亢还是抗甲状腺药物（ATD）所致。药物性肝损害有明确的服药史，且与之有明显相关，通常在未同时使用其他致肝损害药物的情况下，停药后肝功能好转或恢复，重复使用相同的药物可再次引起肝损害。该患者为新发甲亢患者且既往体健，尚未应用ATD治疗，且未服用其他药物，故可排除药物性肝损害；③自身免疫性肝病：主要有原发性胆汁性肝硬化（PBC）和自身免疫性肝病（AIH）。其中PBC主要累及肝内胆管，自身免疫性肝病主要破坏肝细胞。诊断主要依靠自身抗体的监测和病理组织检查。该患者IgG4及自免肝抗体谱检查示抗体均为阴性，故排除自身免疫性肝病可能；④代谢性肝病：主要为慢性非传染性疾病，根据其发病机制不同可分为遗传代谢性肝病（主要为肝豆状核变性）和获得性代谢性肝病，后者又可根据饮酒情况，分为酒精性肝病（ALD）和非酒精性脂肪性肝病（NAFLD）。一般依靠病史及辅助检查可诊断，该患者无长期大量饮酒病史，且铜蓝蛋白等检验结果未见异常，腹部超声未见明显异常，故可排除代谢性肝病可能。

因此，在对甲亢进行干预治疗前，应常规检查肝功能基础水平。治疗甲亢性肝损害的核心是进行抗甲状腺治疗，可为口服药物治疗或行^{131}I治疗。进行ATD治疗的前提为谷丙转氨酶和谷草转氨酶小于3～5倍正常上限（ULN），也有研究认为即使转氨酶高达正常上限5倍时开始使用ATD治疗甲亢，肝功能仍有很大的恢复正常的可能性。但该患者入院前于2021年10月20日测得谷丙转氨酶255U/L＞5ULN，风险较大，宜暂用保肝药物治疗，待肝功能好转后加用ATD治疗。另根据中华医学会肝病学分会药物性肝病学组发布的《药物性肝损伤诊疗指南》由国际医学组织理事会（CIOMS）初步建立、后经修订的肝损伤的判断标准为：①肝细胞损伤型：谷丙转氨酶≥3ULN，且R≥5；②胆汁淤积型：碱性磷酸酶≥2ULN，且R≤2；③混合型：谷丙转氨酶≥3ULN，碱性磷酸酶≥2ULN，且2＜R＜5。若谷丙转氨酶和碱性磷酸酶达不到上述标准，则称为"肝脏生化学检查异常"。R＝（谷丙转氨酶实测值/

ALTULN）/（碱性磷酸酶实测值/ALPULN）。患者以转氨酶升高为突出表现，而胆红素未见异常，提示肝细胞损伤为主，治疗以抗炎、抗氧化、降酶、修复细胞膜损伤为主。故给予双环醇、甘草酸制剂、谷胱甘肽及多烯磷脂酰胆碱治疗。

　　甲亢性肝损害患者的治疗，肝损害的原因是甲亢，应以控制甲亢为主，在肝功能降至安全范围内，应用ATD治疗甲亢，一旦甲状腺功能恢复正常，肝功能可能恢复正常或者较之前有所改善，并且可以预防肝损害的严重不良后果以及肝脏移植事件的发生。但是应注意监测肝功能变化，避免叠加药物性肝损害。而且对于合并肝损害的患者，建议慎用PTU，因其主要导致肝细胞损伤，约25.8%的患者谷丙转氨酶和谷草转氨酶高于2倍正常值上限，偶见致命的暴发性肝细胞损伤和肝衰竭。而MMI肝细胞损伤极为罕见，因此考虑首选甲巯咪唑。外用甲巯咪唑乳膏，颈前部皮肤涂抹给药，经皮吸收可避免肝脏"首过效应"提高药物疗效，降低药物对肝脏的损伤和对血粒细胞的影响，可减少其对肝脏的不良反应。患者开始用药时谷草转氨酶仍然高于正常3倍，单用保肝药物效果不理想，考虑与甲亢有关，需要积极控制甲亢，对因治疗，故选用外用甲巯咪唑软膏，以小剂量（每日5mg）起始对患者进行抗甲状腺药物治疗。后在每2周监测肝功能及甲状腺功能的情况下，可见肝功能、甲状腺功能均逐渐好转，且未见药物性肝损害的出现，故逐渐加用甲巯咪唑乳膏剂量至每日10mg，后改为甲巯咪唑5mg 3次/日治疗。另所有症状的甲亢患者，尤其静息心率超过90次/分或合并心血管疾病的甲亢患者，均可使用β受体阻滞剂，如普萘洛尔。而且在规律治疗6个月后，随着肝功能的逐渐好转，基本恢复正常，遂停用甘草酸二铵肠溶胶囊及双环醇片，改为水飞蓟宾胶囊。患者最近一次于我院就诊日期为2023年2月8日，已进入低剂量MMI维持期，保肝药物已逐渐减量至完全停用，且目前甲状腺功能、肝功能控制良好。

　　此外，有研究表明年龄、GD病程、甲状腺重量、心率、FT_4、TPOAb、TRAb是GD患者的危险因素。如果GD患者年龄在45岁以上，GD病程超过3年，心率大于90次/分，甲状腺重量大于35g（超声结果），FT_3水平>19.5pmol/L、TRAb浓度>15U/L、TPOAb阳性的患者肝功能损伤的风险增加，宜首选[131]I治疗。且[131]I的代谢过程通常不会对肝脏造成辐射损伤。有研究表明77.3%的患者在[131]I治疗后6个月肝功能指标恢复正常。因此若患者有行碘治疗的意愿，亦可尝试进行[131]I治疗。

四、病例点评

　　甲状腺功能亢进症为内分泌系统常见疾病，Graves病是其最常见的病因，可以导致肝损害，通常发生在新发甲亢或未经适当治疗的甲亢患者中，且抗甲状腺药物也可能产生肝脏损伤的不良反应。因此在治疗甲亢前，应常规监测患者肝功能，及时发现甲亢性肝损害，以及避免用药后肝损害的进一步加重。且需要注意与病毒性肝炎、药物性肝损害、自身免疫性肝炎、代谢性肝病等其他原因所致的肝功能异常所鉴别。并且在肝功能严重受损的情况下（谷丙转氨酶或谷草转氨酶＞3～5ULN，或合并胆红素升高），宜暂缓进行抗甲状腺药物治疗，先行保肝治疗，待肝功能好转后，再以小剂量起始加用抗甲状腺药物。规律监测患者甲状腺功能及肝功能，若好转，则小剂量减量；若未见好转，则继续沿用原方案；若出现甲亢复发或者肝功能继续恶化，则应及时调整保肝药及抗甲状腺药物的应用。同时辅以控制心率等对症治疗，以及改善饮食结构等营养支持治疗也有助于提高患者的生活质量。

此外，对于合并肝损害的甲亢患者，^{131}I治疗也是一种推荐的治疗方式。尤其是考虑抗甲状腺药物治疗疗效差或多次复发，出现抗甲状腺药物过敏反应及其他治疗的不良反应，或者半年后有妊娠意愿的患者。

因此，考虑本患者为青年女性，且为新发甲亢，结合患者临床症状及辅助检查，参考其自身意愿，综合分析确定予以保肝药待肝功能好转后，进行ATD治疗Graves病。

（病例提供者：张海清　山东第一医科大学附属省立医院）

（点评专家：赵家军　山东第一医科大学附属省立医院）

参考文献

[1]Scappaticcio L，Longo M，Maiorino MI，et al.Abnormal liver blood tests in patients with hyperthyroidism：systematic review and meta-analysis[J].Thyroid，2021，31（6）：884-894.DOI：10.1089/thy.2020.0715.Epub 2021 Jan 21.PMID：33327837.

[2]中华医学会，中华医学会杂志社，中华医学会消化病学分会，等.药物性肝损伤基层诊疗指南（2019年）[J].中华全科医师杂志，2020，19（10）：868-875.DOI：10.3760/cma.j.cn114798-20200812-00900.

[3]Otsuka F，Noh JY，Chino T，et al.Hepatotoxicity and cutaneous reactions after antithyroid drug administration[J].Clin Endocrinol（Oxf），2012，77（2）：310-315.DOI：10.1111/j.1365-2265.2012.04365.x.

[4]吴萌，邵雪，杨岚岚，等.甲巯咪唑乳膏治疗甲状腺功能亢进症并发肝衰竭患者2例报告及文献复习[J].吉林大学学报（医学版），2019，45（01）：160-162.

DOI：10.13481/j.1671-587x.20190130.

[5]Wang R，Tan J，Zhang G，et al.Risk factors of hepatic dysfunction in patients with Graves'hyperthyroidism and the efficacy of 131iodine treatment[J].Medicine （Baltimore），2017，96（5）：e6035.DOI：10.1097/MD.0000000000006035. PMID：28151911；PMCID：PMC5293474.

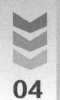

04

病例4 甲亢性心脏病

一、病历摘要

（一）病史简介

患者女性，70岁，以"心悸消瘦4个月"为主诉就诊。

现病史：患者于4个月前无明显诱因出现心悸、多汗、怕热，4个月内体重减轻15kg。在就诊前3周，出现活动后呼吸困难，胸闷，并逐渐加重，室内活动即出现心悸、气短症状，就诊于当地，查甲状腺激素提示FT_3 29.21pmol/L，FT_4 89.55pmol/L，TSH 0.05μIU/ml，诊断"甲状腺毒症"。就诊当天见患者颜面潮红，话语喘息，门诊查随机末梢血糖14.2mmol/L，血酮阴性，心率115次/分，心电图提示"心房颤动"。门诊以"糖尿病，甲状腺毒症"收入内分泌科病房。病程中大便次数增多，夜尿1~2次，近1个月食欲缺乏明显，精神萎靡。

既往史：高血压病史4年，目前氨氯地平、缬沙坦和氢氯噻嗪治疗，平素血压140/80mmHg左右。否认既往糖尿病及其他慢性病史。否认乙肝、结核等传染病史，否认糖尿病、甲状腺及自身免疫性疾病家族史及遗传病史。

（二）体格检查

体温36.5℃，心率120次/分，血压154/87mmHg，呼吸20次/分，指脉氧饱和度97%。身高158.0cm，体重51.0kg，BMI 22.3。甲亢面容，颜面潮红，皮肤温湿，双眼无明显突出，眼球运动无异常；双手细震颤阳性。脉率80次/分，甲状腺弥漫性Ⅱ度肿大，质地柔软，无压痛，未触及见结节，可闻及甲状腺上动脉吹风样杂音。肺部呼吸音清，未闻及啰音。心界向左下方稍大，心尖位于第5肋间锁骨中线上。心率120次/分，节律不齐，第一心音亢进，肺动脉瓣区可闻及Ⅱ~Ⅲ级收缩期杂音，未闻及瓣膜区病理性杂音。腹部平坦，无阳性体征。双下肢轻度水肿。神经系统查体未见明显异常。

（三）辅助检查

患者实验室检查结果：糖化血红蛋白7.3%，血气分析：酸碱度7.44，二氧化碳分压40mmHg，血氧分压122mmHg，碱剩余2.8mmol/L，碳酸氢根27.2mmol/L，糖尿病抗体阴性，肝肾功能正常，血钾3.1mmol/L。心脏彩超结果：左心房内径40mm，左室舒张末内径49mm，左室收缩末内径32mm，室间隔厚度9mm，肺动脉收缩压47mmHg，EF 63%。结论：轻度主动脉瓣反流和轻度肺动脉高压。馒头餐耐量以及胰岛素C肽释放曲线如下病例4表1。

病例4表1　馒头餐耐量以及胰岛素C肽释放曲线

	0分钟	60分钟	120分钟
血糖（mmol/L）	11.44	21.18	23.47
胰岛素（pmol/L）	35.93	143.30	403.25
C肽（pmol/L）	921.5	1607.75	2860

甲状腺激素、抗体及B型钠尿肽（BNP）如病例4表2。

心电图显示心房颤动，心率为每分钟135次。心脏增强磁共振提示：左右心房增大，左室心肌弥散性水肿，左室舒张功能减低，中度肺动脉高压，未见心肌坏死及纤维化改变。甲状腺超声显示甲状腺弥漫性肿大，血流量增加。腹部超声：未见异常。

二、诊疗经过

结合患者症状、体征、辅助检查，入院诊断考虑为：①GRAVES病，甲亢性心脏病（心房纤颤）；心功能3级；②2型糖尿病；③高血压病3级（很高危）。在营养支持、补液纠正电解质紊乱等一般治疗基础上，给予抗甲状腺药物甲巯咪唑10mg 3次/日目的尽快控制甲状腺毒症，同时给予普萘洛尔20mg 4次/日口服，根据心室率调整剂量，目标值为90次/分，最终剂量40mg 4次/日。患者心室率逐渐控制在90~100rpm，并恢复窦性心率。为以基础胰岛素睡前注射、达格列净、西格列汀控制血糖，同时以奥美沙坦氨氯地平控制血压、安体舒通20mg 2次/日改善心功能。住院第3天，患者出现恶心、呕吐1次，伴心悸气喘，随机测血糖6.8mmol/L，血酮体1.6mmol/L↑，血气酸碱度7.34，碱剩余−3.2mmol/L心电图再次提示心房颤动和心房扑动。考虑与达格列净造成的血糖正常酮症有关，立即停用达格列净，调整胰岛素剂量以稳定血糖水平，同时给予小剂量胰岛素持续滴注以改善酮症。心房颤动CHADS评分2分，给予抗凝治疗。2天后患者酮症消失，血糖维持在稳定水平，B型钠尿肽水平虽呈下降趋势，但在此期间曾有上升。食欲及一般状态纠正。复查甲状腺功能有所改善，患者的症状明显缓解，下肢水肿消失。血糖和甲状腺功能稳定且心功能改善后出院，但患者心房颤动仍存在，心室率90次/分左右。患者甲亢性心脏病（房颤）属于重症甲亢，且合并糖尿病、高血压等多种代谢性疾病，心房颤动在甲状腺激素控制后仍未复律，符合同位素治疗甲亢指征，在ATD预治疗后拟行同位素治疗。在院外完成甲巯咪唑停药3天后行摄碘率检查，于第20天接受[131]I治疗。1个月后随访，各项指标稳定，B型钠尿肽水平降至正常范围。甲状腺激素及B型钠尿肽随访数据如病例4表2。

病例4表2　实验室指标及心室率随访数据

时间	TT$_3$（1.23~2.93 nmol/L）	TT$_4$（66.35~167.26 nmol/L）	TSH（0.3~4.2μIU/ml）	FT$_3$（3.1~6.5pmol/L）	FT$_4$（10.2~22.5 pmol/L）	rT$_3$（0.54~1.46 pmol/L）	TRAb（0.3~1.75U/L）	TSAb（<0.55U/L）	BNP（0~100pg/ml）	心室率（次/分）
治疗前	6.56	309.12	0.04	25.63	90.08	3.75	15.4	8.91	347.7	120
治疗1周			0.11	14.97	55.46				376.2	100
治疗2周			0.19	5.51	21.37					86
同位素治疗后1个月			0.43	4.12	18.28		9.77		61.1	82
同位素治疗后2个月			0.02	4.35	12.77		>40		38	76

三、病例讨论

甲亢性心脏病（hyperthyroid cardiopathy，HC，简称甲亢心）是甲亢严重的并发症，是导致甲亢患者死亡的主要原因，早期甲亢性心脏病以心脏每搏输出量和总输出量增加为临床表现，构成高排低阻型血流动力学改变。随着甲状腺激素持续作用，逐渐出现心肌重构、肺动脉高压和舒张功能障碍，心脏结构、节律异常和心功能下降。心房颤动（房颤）和心力衰竭（心衰）是甲亢心最重要的类型，其中心房颤动是与甲亢关系最为确定的心脏病，10%~25%的甲亢患者心房颤动；即便是初发甲亢亦可见1.7%的发生率；8.3% GD患者在诊断甲亢后的30天内被确定患有心房颤动或心房扑动。心衰是甲亢性心脏病最严重的表现，死亡率比非甲亢引起的心力衰竭增加60%。目前甲亢心诊断依然遵照1994年纽约心脏病协会提出的临床诊断标准：在甲亢的基础上合并有房性心律失常、心脏增大、心力衰竭，且同时要排除心脏基础疾病，方法是在甲状腺功能恢复正常后相应的心脏病情缓解，虽未见消失但随访未发现其他类型心脏病。甲亢性心衰的诊断标准常因甲亢高代谢综合征和B型钠尿肽升高被过度诊断，B型钠尿肽并不是甲亢性心衰的诊断标志物，因为临床型甲亢患者B型钠尿肽水平是正常人的5倍，即便在亚临床甲亢患者B型钠尿肽也超过正常人。

甲亢性心脏病对甲亢的控制是首位任务，以尽快解除甲状腺毒症对心血管系统以及全身的影响。甲亢得到控制后，心脏的功能和结构变化通常会恢复。对甲亢的控制可以选择RAI或ATDs。抗甲状腺药物控制甲状腺毒症的速度最快，从长期甲亢的治愈率上考量，RAI治疗具有一定优势，尤其适用于伴发心血管疾病的老年GD患者，以改善长期预后。

甲亢性心衰属于射血分数保留型心衰，病情未得到良好控制的患者可出现射血分数下降。在《射血分数保留的心力衰竭诊断与治疗中国专家共识》中建议了该类型心衰的治疗策略，包括利尿剂、RASS系统拮抗剂、SGLT2i，对于β受体阻滞剂的推荐相对保守，但结合此例患者以及既往对于甲亢性心脏病的回顾性临床观察，我们发现在甲亢性心脏病中无论是房颤还是心衰，有效的控制心室率是改善心功能状态至关重要的。β受体阻滞剂是治疗甲亢重要的辅助药物，通过有效控制心室率、减少心肌耗氧从而改善症状。尽管普萘洛尔是非选择性β受体阻滞剂，但其对外周组织T_4向T_3转化的抑制作用以及拮抗全身震颤的作用，在甲亢治疗有重要意义，然而在传统观念中，在临床应用于心衰患者时常较为谨慎。在我院回顾性研究观察的甲亢性心脏病包括房颤63例和心衰34例，普萘洛尔应用剂量在两组无差别，提示普萘洛尔在甲亢性心衰中相对安全。另外利尿剂、RASS系统拮抗剂在本例患者中也有应用，对改善心衰、调节容量起到积极作用。至于SGLT2i抑制剂地位，在本例患者应用中诱发了酮症，加重了心脏病的病情，后患者房颤再次出现，既往有文献报告：当甲亢合并糖尿病酮症酸中毒时可使心肌病变进一步加重，但未见加重房颤出现的病例报告。对于甲亢引起的房颤在控制甲状腺毒症的基础上，以较大剂量的β受体阻滞剂控制心室率，未为抗甲状腺药物起效争取时间。对于普萘洛尔应用的推荐剂量目前尚无定论。

四、病例点评

本例患者同时合并GRAVES病、甲亢性心脏病房颤和2型糖尿病，处理过程分三步，第一快速控制甲状腺毒症，选择起效最快的甲巯咪唑，且效果良好，如患者用药后出现肝损伤或粒细胞缺乏等药物不良反应，治疗问题将更复杂，必要时可考虑血浆置换。第二步控制心室率，无论是房颤和心衰，非选择性β受体阻滞剂普萘洛尔均为甲亢控制心室率首选；第三心衰控制包括使用利尿和醛固酮受体拮抗剂。对于RASS抑制剂在甲亢性心脏病治疗中的地位尚无明确结论，对于SGLT2抑制剂，在本例患者治疗中诱发酮症，并恶化了原本纠正的房颤，是需要提醒我们注意的。在本院病例检索中共检索到20例2型糖尿病合并甲亢住院患者，治疗方案中存在达格列净，其中2例出现血糖正常的酮症，但未伴酸中毒，相比其他18例未发生酮症患者，此2例患者共同特点：①均为初诊初治甲亢患者，甲状腺激素水平较高；②在治疗方案中加用达格列净后出现酮症且发生快房颤；③方案调整前血糖均未达标。总结2例患者诊疗经过，提示在甲状腺毒症较明显且伴发甲亢心患者血流动力学及能量代谢均未平衡，尽管SGLT2抑制剂已进入心衰指南，但对于甲亢性心脏病还需慎重使用。

（病例提供者：冯晓云　上海交通大学医学院附属第一人民医院）

（点评专家：彭永德　上海交通大学医学院附属第一人民医院）

参考文献

[1]Martinez F.Thyroid hormones and heart failure[J].Heart Fail Rev，2016，21（4）：361-364.doi：10.1007/s10741-016-9556-5.

[2]DS R，HB B，DS C，et al.American Thyroid Association Guidelines for Diagnosis and Management of Hyperthyroidism and Other Causes of Thyrotoxicosis[J].Thyroid：official journal of the American Thyroid Association，2016，26（10）：1343-1421.DOI：10.1089/thy.2016.0229.

[3]Osuna PM，Udovcic M，Sharma MD.Hyperthyroidism and the Heart[J].Methodist Debakey Cardiovasc J，2017，13（2）：60-63.

[4]Grais IM，Sowers JR.Thyroid and the heart[J].Am J Med，2014，127（8）：691-698.

[5]Biondi B，Kahaly GJ.Cardiovascular involvement in patients with different causes of hyperthyroidism[J].Nat Rev Endocrinol，2010，6（8）：431-443.

[6]DOLGIN M.Nomenclature and Criteria for Diagnosis of Diseases of the Heart and Great Vessels.The Criteria Committee of the New York Heart Association，9th ed，1994.

[7]Ertugrul DT，Gursoy A，Sahin M，et al.Evaluation of brain natriuretic peptide levels in hyperthyroidism and hypothyroidism[J].J Natl Med Assoc，2008，100（4）：401-405.

[8]Zhang H，Li X，Zhang N，et al.Effect of thyroid dysfunction on N-terminal pro-B-type natriuretic peptide levels：A systematic review and meta-analysis[J].Front Endocrinol（Lausanne），2023，14：1083171.

[9]Ertek S，Cicero AF.Hyperthyroidism and cardiovascular complications：a narrative review on the basis of pathophysiology[J].Archives of medical science：AMS，2013，9（5）：944-952.DOI：10.5114/aoms.2013.38685.

[10]中华医学会内分泌学分会，中国医师协会内分泌代谢科医师分会，中华医学会核医学分会，等.中国甲状腺功能亢进症和其他原因所致甲状腺毒症诊治指南[J].中华内分泌代谢杂志，2022，38（08）：700-748.DOI：10.3760/cma.j.cn311282-20220624-00404.

[11]射血分数保留的心力衰竭诊断与治疗中国专家共识制定工作组.射血分数保留的心力衰竭诊断与治疗中国专家共识2023[J].中国循环杂志，2023，38（04）：375-393.DOI：10.3969/j.issn.1000-3614.2023.04.001.

[12]UM S O，DD A.Thyroid hormone and heart failure[J].Current heart failure reports，2006，3（3）：114-119.DOI：10.1007/s11897-006-0010-1.

[13]Meregildo Rodriguez ED，Gordillo Velásquez LI，Alvarado Moreno JG.Diabetic etoacidosis Associated with Thyroxine（T_4）Toxicosis and Thyrotoxic Cardiomyopathy[J].Medicina（Kaunas），2018，54（6）：93.DOI：10.3390/medicina54060093.

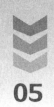

05

病例5　肌酶升高的甲状腺功能亢进症

一、病历摘要

（一）病史简介

患者女性，25岁，主因"怕热、心悸、手抖1个月"于2015年10月28日就诊于我院门诊。

现病史：患者1个月前无明显诱因出现怕热、心悸、手抖症状，亲属发现患者"颈部肿大"和"突眼"，自觉易乏力，运动耐量下降（平素喜长跑锻炼，近期停止，日常活动不受限），不伴畏光、流泪，无明显多食、腹泻、消瘦，不伴发热、肌肉酸痛、四肢软瘫等症状，遂就诊于我院门诊，行甲状腺功能检查FT_3 15pg/ml（2.3～4.2pg/ml），FT_4 4.5ng/dl（0.89～1.80ng/dl），TSH＜0.008μIU/ml↓（0.55～4.78μIU/ml）；甲状腺自身抗体TRAb 3.55U/L↑、TgAb和TMAb未见升高，甲状腺超声示"甲状腺实质弥漫性病变，符合甲亢特点"，血常规、心肌酶谱、肝肾功能未见异常。发病以来，睡眠精神可，饮食量无明显变化，二便如常，体重无明显变化。

既往史：否认高血压、糖尿病、冠心病病史，否认外伤、手术、输血史。

个人史：生于北京，久居当地，爱好长跑，否认烟酒嗜好。

月经及婚育史：16岁初潮，5/31～32天，末次月经2015年10月18日，未婚未育。

家族史：否认甲状腺疾病、自身免疫疾病家族史，否认其他家族遗传病史。

（二）体格检查

体温37.0℃，脉搏100次/分，呼吸14次/分，血压110/70mmHg，BMI 19.81。神志清楚，甲亢面容，浅表淋巴结未及肿大。心律齐，各瓣膜听诊区未及杂音，心音有力，脉搏有力；未及明显水冲脉，毛细血管搏动征阴性。双肺呼吸音清，未及干湿啰音。腹软，无压痛。双下肢无水肿。

专科查体：双侧甲状腺Ⅱ度肿大，未及压痛、包块，未及血管杂音和震颤，突眼度左侧15mm，右侧15mm，眼睑和结膜无充血、水肿，Stellwag征阴性，上睑挛缩阴性，Von Graefe征阴性，Joffory征阴性，Mobius征阴性。

（三）辅助检查

首诊门诊化验检查（2015年10月28日）：

甲状腺功能：FT_3 15pg/ml（2.3~4.2pg/ml），FT_4 4.5ng/dl（0.89~1.80 ng/dl），TSH＜0.008μIU/ml↓（0.55~4.78μIU/ml）；甲状腺抗体：TRAb 3.55U/L↑（＜1.75U/L）、TgAb和TMAb阴性。

甲状腺超声示：甲状腺实质弥漫性病变，血流丰富，呈火海征，符合甲亢特点。

二、诊疗经过

1. 口服抗甲状腺药物治疗　结合病史，症状、体征和辅助检查，患者诊断为甲状腺功能亢进症（Graves病），予甲巯咪唑（MMI）20mg 1次/日、倍他乐克（酒石酸美托洛尔）25mg 2次/日治疗（2015年10月28日起），两周后将MMI增加至30mg 1次/日。治疗开始约2个月后（2015年12月24日），患者出现颈肩部、四肢、腰部肌肉酸痛，翻身、上楼时明显加重（期间未参加体育运动），不伴尿色、尿量改变，复查血常规未见异常，门诊化验结果：

结合患者肌痛症状和治疗经过，因不除外抗甲状腺药物所致的肌肉损害，遂停用MMI。停药一周后，患者肌肉疼痛症状明显好转，复查CK恢复正常（2016年1月20日）。

抗甲状腺药物治疗期间重要的化验检查结果：

2016年1月10日，甲状腺功能：FT_3 3.9pg/ml，FT_4 1.28ng/dl，TSH＜0.02μIU/ml↓；TRAb 3.23U/L（＜1.75U/L）。

2016年1月10日，生化：肌酸激酶（CK）1094U/L↑（26~140U/L），CK-MB 23U/L（7~25U/L）。

2016年1月10日，肝肾功能、电解质、肌钙蛋白T、凝血功能、抗核抗体谱、抗双链DNA抗体、血沉、C-反应蛋白均未见异常。

停甲巯咪唑1周，复查甲状腺功能和CK。2016年1月20日甲状腺功能：FT_3 13.37pg/ml↑，FT_4 3.70ng/dl↑，TSH＜0.01μIU/mL↓，CK 64U/L。

2. 放射碘治疗　考虑患者对MMI不耐受，建议患者采用放射碘治疗。患者分别于2016年1月26日接受5mCi的放射碘治疗，治疗后甲状腺功能未恢复正常，期间肌肉疼痛未再发作。再次于2016年5月10日接受3.5mCi的放射碘治疗。第二次[131]I治疗后近1个月，患者再次出现肌肉酸痛，性质和部位大致同前，化验显示肌酶再次升高。此时，因无药物暴露，也无风湿免疫性疾病的相关证据，结合患者甲状腺功能变化情况，考虑患者肌酶升高不除外甲状腺功能下降过快所致可能性大，加用左旋甲状腺激素50μg 1次/日治疗（2016年6月21日），用药4天后肌肉酸痛明显缓解，CK明显降低。后维持左旋甲状腺激素25μg 1次/日治疗，甲状腺激素水平维持正常范围内，肌肉酸痛症状未再出现，监测甲状腺功能维持正常，CK逐渐恢复正常。上述临床过程总结于病例5图1。

第一次放射碘治疗后随访：

2016年2月24日，甲状腺功能：FT$_3$ 12.05pg/ml↑，FT$_4$ 4.24ng/dl↑，TSH＜0.01μIU/ml↓。

2016年3月23日，甲状腺功能：FT$_3$ 12.62pg/ml↑，FT$_4$ 3.63ng/dl↑，TSH＜0.008μIU/ml↓。

2016年4月29日，甲状腺功能：FT$_3$ 13.97pg/ml↑，FT$_4$ 3.61ng/dl↑，TSH＜0.008μIU/ml↓。

2016年5月9日，甲状腺功能：FT$_3$ 11.25pg/ml↑，FT$_4$ 3.3ng/dl↑，TSH＜0.008μIU/ml↓。

第二次放射碘治疗：2016年5月10日，治疗后化验：

2016年6月6日，甲状腺功能：FT$_3$ 3.21pg/ml，FT$_4$ 1.20ng/dl，TSH 0.01μIU/ml↓，CK 1890U/L↑，肝肾功能、电解质正常。

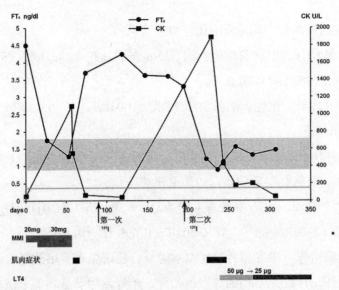

病例5图1　临床症状、甲亢治疗与肌酶、甲状腺激素水平的动态变化

图中显示了患者肌肉酸痛症状、肌酶水平、甲状腺激素水平和相关治疗情况。CK：肌酸激酶；FT$_4$：游离甲状腺激素；MMI：甲巯咪唑；^{131}I：放射碘治疗。

补充左甲状腺素片50μg/d 3周，复查：

2016年6月27日，甲状腺功能：FT_3 3.54pg/ml，FT_4 1.13ng/dl，TSH<0.008μIU/ml↓，CK 428U/L。

调整左甲状腺素片25μg/d。

2016年8月2日，甲状腺功能：FT_3 3.05pg/ml，FT_4 1.47ng/dl，TSH 1.12μIU/ml，CK 59U/L。

三、病例讨论

肌肉损伤在甲亢和甲减患者中均很常见。在甲亢患者中，肌肉无力和震颤较为常见，其主要机制为高代谢状态下的肌纤维消耗增加，这种甲状腺毒症所致的肌病常表现为缓慢进展的肌力下降，但通常不伴随肌痛和CK升高，因肾小球滤过率增加等因素CK甚至有下降趋势。甲亢伴周期性瘫痪在亚洲男性较为常见，表现为发作性四肢和盆带肌对称迟缓性麻痹，通常也不伴随肌痛和CK升高。但是当严重低血钾反复发作，也可伴发横纹肌溶解。而单纯甲亢诱发的横纹肌溶解的病例颇为罕见，目前仅有四例相关个案报道。与甲亢相反，甲减患者常出现肌肉和关节疼痛，有时甚至伴随膝关节和小关节的渗出性病变；甲减还可造成肌纤维病理改变和肌酶升高，严重者可造成横纹肌溶解。此外，在诊断甲状腺相关肌肉损伤时，尚需除外其他自身免疫系统疾病所致的肌肉损伤，如炎症性肌病、干燥综合征、系统性硬化症等情况，这些自身免疫性疾病常伴有近端肌无力症状，并有全身系统性肌肉关节和皮肤症状，实验室检查可见自身抗体阳性。患者抗核抗体谱等自身抗体均阴性，无其他关节皮肤症状，不支持上述疾病诊断。

早在20年前，Suzuki等人就提出了"相对甲减可导致肌肉损伤"的假设。在Suzuki等人所报道的病案系列中，四名成年Graves'甲亢患者在应用MMI治疗过程中出现了CK升高，其中部分患者伴随肌痛或肌肉痉挛。肌肉损伤出现在MMI治疗开始后的2~8周，且化验均无明确甲减的证据，并且只要补充左甲状腺激素，无论是否减量MMI剂量上述肌肉症状均可缓解。其中更有一个较为特殊的病例，患者在出现肌肉损伤后继续接受原剂量的MMI治疗，仅补充左旋甲状腺激素后CK水平便迅速恢复正常，而将该患者所应用的甲状腺激素剂量减半时CK再次升高。上述情况说明，甲状腺激素水平迅速下降可能是造成肌肉损伤的真正原因，但由于Suzuki等人所汇报的病例均为接受MMI治疗的患者，作者亦不能除外肌肉损伤为药物的少见不良反应所致。近年来，更多的文献报道支持了"相对甲减导致肌肉损伤"的观点。如上所述，目前所有常用的治疗甲亢的方式（包括ATDs、甲状腺全切和放射碘治疗）

均可导致相对甲减和肌肉损害。在多数报道中，肌肉损伤出现在起始抗甲状腺治疗后的4~8周，CK水平的升高伴随着甲状腺激素水平的快速下降，减量ATDs剂量或补充甲状腺激素可缓解症状。查阅文献，已经报道17例此类病例，部分患者出现肌肉症状时甲状腺激素水平较正常值下限轻度减低，而TSH水平仍为明显被抑制的状态，相较于大多数甲减患者出现肌肉损伤时TSH均值升高至53mU/L的情况明显不同。其中有一个较特殊的患者，在甲状腺全切后和核素清甲治疗前停用L-T3替代治疗仅2周即出现了横纹肌溶解，提示甲状腺激素快速下降所致的甲减肌肉损伤要重于缓慢进展的甲状腺功能减退。

然而，在大多数早期发表的病例报道中，甲亢治疗过程中新发肌肉损伤的原因常被归咎于患者当时所接受的治疗方式，如MMI、卡比咪唑（CMZ）、丙基硫脲嘧啶（PTU）、手术或^{131}I疗法。这种观点在接受ATDS治疗的患者中最为常见，因为不少学者认为肌肉损伤为ATDs类药物的少见不良反应。由于大多数患者只接受了一种抗甲状腺治疗，因此很难证明肌肉损伤是治疗方式的不良反应还是相对甲减所致。

此病例的独特之处在于，患者先后接受了ATDs和放射碘治疗，在每种治疗后均出现类似的肌肉症状，且两次CK水平升高均伴随着甲状腺激素水平快速下降，同时CK水平下降均伴随着甲状腺激素水平回升。由于患者的血清钾、抗核抗体谱、血沉、C-反应蛋白均在正常范围内，且在随访期间肌肉症状未再出现，故能除外甲亢伴周期性瘫痪、炎症性肌病和重症肌无力等情况。重要的是，无论ATDs还是放射碘治疗后的肌肉损伤均为个案报道，发生率都很低，故而难以认定此患者在两种治疗后出现的肌肉症状是两个独立存在的事件，所以更加支持相对甲减导致肌损伤的观念。目前报道的病例中，仅Shaheen D等人的报道与我们的报道相似，该患者在先后接受ATDs和甲状腺全切两种治疗后均出现肌肉损伤伴CK升高，补充甲状腺激素后症状缓解。总之，我们和Shaheen D等人的病例，更能支持相对甲减导致肌损伤的观点。

甲状腺激素快速下降导致肌肉损伤的具体机制尚不清楚。如同Salvatore等人所总结的，甲状腺激素在肌肉细胞中发挥多种重要作用，包括调节肌细胞能量代谢、产热，调控细胞生长和损伤修复等过程。细胞内的三碘甲状原氨酸（T_3）有两个来源，部分来源于对血浆T_3的直接摄取，其余通过细胞内的2型脱碘酶（DIO-2）将T_4转换为T_3，而细胞内DIO-2的活性具有组织特异性且受甲状腺功能状态调节。研究发现，啮齿动物在甲减状态下骨骼肌内DIO-2的活性升高，推测为适应性改变，遗憾的是在人体并未证实存在类似情况。但我们有理由推测，在甲亢状态下，骨骼肌细胞可能会出现适应性调整，如通过下调DIO-2的表达或活性，促进T_3的代谢，减弱T_3的下游效应等方式，减轻细胞内T_3过剩所致的不良后果，在此状态下若出现甲状腺激素水平的迅速下降，则可能出现类似甲减的肌肉损伤。总之，对于在甲亢治疗过程中新发肌肉症状伴CK升高的患者，我们需考虑相对甲减导致肌肉损伤的可能性。若非危及生命的甲状腺毒症，纠正甲亢的速度不宜过快。

四、病例点评

甲亢患者神经肌肉症状常见，详细问病史与查体后应综合分析。甲亢性肌病尽管有肌无力症状，但肌酶通常正常。甲亢并低钾性周期性瘫痪，亚裔男性多见，肌无力症状重，仅个别重症患者有肌酶升高，通常肌酶也正常。甲亢合并肌酶升高，还需要鉴别自身免疫性肌病，患者除存在近端肌无力症状，常伴有全身系统性肌肉关节和皮肤症状，实验室检查可见自身抗体阳性。在甲亢治疗过程中，关于"患者新发肌肉无力和肌痛症状伴肌肉损伤标志物升高"的病例时有报道，但多数文献将新发肌肉损伤的原因归咎于相应的治疗手段，尤其是抗甲状腺药物或放射碘治疗。然而，甲状腺激素快速下降（或相对甲减）可能是造成肌肉损伤的真正原因。尽管数个学者指出甲亢治疗过程中的相对甲减状态可能造成肌肉损伤，但是该假设较难被证实，原因是多数相关病案报道的患者仅接受了抗甲状腺药物（ATDs）这一种治疗方式，故而很难除外"ATDs不良反应所致的肌肉损伤"这一可能性。

本病例报道的独特之处在于，同一甲亢患者先后接受了ATDs和放射碘两种治疗方式，并且在接受两种治疗后出现类似的肌痛和肌无力症状，伴肌肉损伤标志物显著升高，两次肌肉损伤症状均出现在甲状腺激素水平快速下降过程中（且甲状腺激素并未降低至甲减水平），经减量抗甲状腺药物或补充左甲状腺激素后症状均可迅速缓解。该病例提示在治疗甲亢过程中甲状腺激素水平快速下降可诱发肌肉损伤，目前类似的报道较为少见。在甲亢治疗过程中，甲状腺激素水平快速下降可导致肌肉损伤，这种"相对甲减"所致的肌肉损伤与治疗方式无关，在临床中容易被忽视，降低ATDs剂量或补充甲状腺激素常能够使症状迅速改善。对于非危及性命的甲亢患者治疗，应关注甲状腺激素水平快速下降诱发相关肌肉损伤。

（病例提供者：路　然　王海宁　北京大学第三医院）

（点评专家：高洪伟　北京大学第三医院）

参考文献

[1]Cakir M，Samanci N，Balci N，et al.Musculoskeletal manifestations in patients with thyroid disease[J].Clin Endocrinol（Oxf），2003，59（2）：162-167.doi：10.1046/j.1365-2265.2003.01786.x.

[2]Lichtstein DM，Arteaga RB.Rhabdomyolysis associated with hyperthyroidism[J].Am J Med Sci，2006，332（2）：103-105.doi：10.1097/00000441-200608000-00012.

[3]Madariaga MG.Polymyositis-like syndrome in hypothyroidism：review of cases reported over the past twenty-five years[J].Thyroid，2002，12（4）：331-336.doi：10.1089/10507250252949478.

[4]Suzuki S，Ichikawa K，Nagai M，et al.Elevation of serum creatine kinase during treatment with antithyroid drugs in patients with hyperthyroidism due to Graves disease[J].A novel side effect of antithyroid drugs.Arch Intern Med，1997，157（6）：693-696.

[5]Lu R，Wang H，Hong T，et al.Myopathy after rapid correction of hyperthyroidism：A case report and review of literature[J].Medicine（Baltimore），2020，99（3）：e18878.doi：10.1097/MD.0000000000018878.

[6]Shaheen D，Kim CS.Myositis associated with the decline of thyroid hormone levels in thyrotoxicosis：a syndrome？[J].Thyroid，2009，19（12）：1413-1417.doi：10.1089/thy.2009.0014.

06

病例6 丙硫氧嘧啶致ANCA相关小血管炎

一、病历摘要

（一）病史简介

患者女性，20岁，因"心悸、颈部肿大2年余、间断咯血2个月"于2002年12月13日入院。

现病史：患者2年余前因心悸、颈部肿大，于外院诊为甲状腺功能亢进症，予甲巯咪唑口服治疗4个月（具体剂量不详），甲状腺功能控制不满意，遂于当地换为丙硫氧嘧啶治疗，最大剂量每日300mg，维持量每日100mg。5个月余前，患者感心悸、突眼加重，查T_3、FT_3增高、TSH降低，遂将丙硫氧嘧啶加量至每日300mg。4个月前，患者无明显诱因出现头晕、活动耐力下降，于外院诊为"贫血"，查血红蛋白最低35g/L，予补铁治疗，疗效不佳，于外院查白细胞正常，胸片示"双肺渗出性病变"，诊为"肺炎"，予抗炎、间断输血治疗，"肺炎"无好转。2个月前始，患者无诱因出现痰中带血丝、血块，每日咯2~3口，色鲜红；尿液呈酱油色，尿量无减少，不伴腰痛，查尿常规异常（具体不详）。同时出现游走性关节痛，累及双膝、肘、肩、髋关节及双手指间关节，伴有局部肿胀、发热。上述关节附近间断出现散在的红色皮疹，呈结节状高出皮面，压之褪色，消退后不留痕迹。无脱发及口腔溃疡。一周前查尿常规，发现蛋白（+），镜检红细胞20个/HP，血肌酐50μmol/L，尿素氮4.7mmol/L，FT_3增高、TSH降低，为进一步诊治收入院。患者自发病以来精神及进食差，大便2天1次，颜色正常，小便如前述，体重下降2kg。

既往史：否认高血压、糖尿病、肝脏疾病及胃肠疾病史。否认肝炎、结核等传染病史，否认外伤手术史及药物、食物过敏史。

（二）体格检查

体温36.6℃，脉搏96次/分，呼吸16次/分，血压115/65mmHg。发育正常，贫血貌，神清语利，全身皮肤黏膜苍白，无皮疹、黄染、出血点、蜘蛛痣、发绀及水肿。全身浅表淋巴结未及肿大。眼睑无水肿，双眼球突出，结膜苍白，Graefe征（－）、Stellwag征（－）、Mobius征（－）、Joffroy征（－）。颈无抵抗，未见颈静脉怒张和颈动脉异常搏动。气管居中，甲状腺Ⅱ度弥漫性肿大，质软，无压痛，未及结节，无震颤，听诊可闻及血管杂音。双侧胸廓无畸形，胸骨无压痛，双侧呼吸运动一致，双肺叩诊清音，双肺呼吸音粗，右下肺可闻及少许湿啰音，未闻及胸膜摩擦音。心前区无隆起，心尖冲动位于左锁骨中线第5肋间内0.5cm，叩诊心界不大，心率96次/分，律齐，各瓣膜区未闻及病理性杂音和附加音，无心包摩擦音。周围血管征（－）。腹平坦，无压痛及反跳痛，未及包块，肝脾肋下未及，未见杵状指。

（三）辅助检查

血常规：白细胞计数8.8×10^9/L，红细胞计数3.72×10^{12}/L，血红蛋白90g/L，血小板计数393×10^9/L。

血沉：5mm/第1小时末。

尿常规：比重1.010，酸碱度7.0，尿蛋白75mg/dl，镜检：红细胞多数/HPF。

尿RBC位相：RBC满视野，大小不等，形态：面包圈、花环、荷叶、玫瑰花。

尿酸化功能：酸碱度6.58，重碳酸盐20.1mmol/L，可滴定酸6.43mmol/L↓，铵离子31.09mmol/L。

24小时肌酐清除率：84.84ml/min，24小时尿蛋白定量1.86g/24小时，尿量2000ml。

生化：谷丙转氨酶21U/L，谷草转氨酶23U/L，总蛋白52.7g/L，白蛋白30.3g/L，肌酐38.8μmol/L，尿素氮7.22mmol/L，葡萄糖7.05mmol/L，钠136mmol/L，钾4.33mmol/L，氯99.4mmol/L。

凝血酶原时间11.8秒，凝血酶原活动度115%，纤维蛋白原44.8g/L，活化部分凝血活酶时间32.1秒，D-二聚体0.8mg/L，纤维蛋白（原）降解产物20mg/L。

血气分析：酸碱度7.488，血氧分压73mmHg，二氧化碳分压39.1mmHg，氧饱和度96%，碳酸氢根30mmol/L。

免疫指标：ASO 37.20U/ml，RF＜20U/ml，CRP 3.86mg/L，IgG 10.2g/L，IgA 1.43g/L，IgM 1.92g/L，C3 0.48g/L↓。ANCA阳性，P型，抗PR3-ELISA阴性，抗MPO-ELISA 141%↑。抗GBM抗体阴性。抗核抗体谱阴性。

甲状腺功能：T_3 1.70nmol/L，T_4 135.22nmol/L，FT_3 5.35pmol/L，FT_4 32.35pmol/L↑，TSH 0.05mIU/L。TG-Ab＜20U/ml，TPO-Ab 34U/ml，TRAb 1U/L。

乙肝五项：HBsAg（－），抗-HBs（＋），HBeAg（－），抗-HBe（－），抗-HBc（＋）。

胸片：双肺纹理增多，弥漫斑点及结节影（病例6图1）。

CT：双肺弥漫性斑片影（病例6图2）。

超声心动图：轻度二尖瓣关闭不全，LVEF 63%。

腹部B超：双肾体积增大，左肾12.8cm×5.1cm×4.0cm，实质厚1.8cm，右肾12.5cm×5.0cm×4.0cm，实质厚1.8cm，双肾轮廓欠清，被膜光，实质回声偏强，内部结构不清晰。

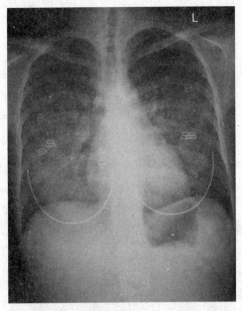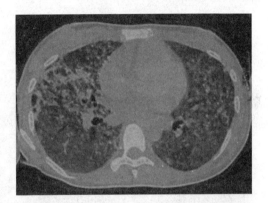

病例6图1　本次就诊时第一次的床旁胸片　　　病例6图2　胸部CT：双肺弥漫性斑片状影

二、诊疗经过

结合患者症状、体征、辅助检查，其存在多系统损害，P-ANCA阳性，MPO-ANCA升高，小血管炎诊断明确，病史中有应用丙硫氧嘧啶（PTU）病史，并于发病前加量，考虑PTU导致的ANCA相关血管炎（AAV）可能性大。治疗上，停用PTU，予心得安（普萘洛尔）控制交感神经兴奋症状，予甲泼尼松龙冲击，剂量为400mg、500mg、500mg；并先后于2002年12月13日及2002年12月18日行2次血浆置换，每次2000ml。经治疗后患者咯血好转，胸片渗出病变减少、消失（病例6图2、病例6图3）。

患者一般状况好转后，于2002年12月23日行肾穿刺活检，病理示：免疫荧光：IgG++，IgA++，IgM++，C3++，C1q+，FRA+，Alb-，HBsAg+，HBcAg-，颗粒样毛细血管壁沉积。光镜（病例6图4）：28个肾小球，1个节段性纤维素样坏死，1个细胞性、3个小型细胞性新月体形成，其余肾小球基底膜空泡变性，上皮下嗜复红蛋白沉积，肾小管上皮空泡及颗粒变性，灶状萎缩，肾间质灶状淋巴及单核细胞浸润。小动脉管壁增厚，内膜增生，管腔狭窄。符合：I期膜性肾病伴ANCA相关坏死性肾小球病及乙肝病毒抗体沉积。电镜报告：系膜组织轻度增生，系膜区及上皮下小块状电子致密物沉积，上皮细胞足突阶段性融合，符合乙肝相关性肾小球肾炎。于2002年12月24～26日再次予甲泼尼松龙静脉冲击，剂量为500mg/次×3次，并予每日口服泼尼松50mg及环磷酰胺100mg治疗。病情稳定后，予口服复方碘液5滴3次/日准备2周，后于2003年1月23日在外科颈丛麻醉下行右甲状腺全切，左甲状腺大部切除术，术后恢复好。甲状腺病理：部分甲状腺上皮有乳头增生，符合甲亢改变。患者术后恢复良好，于2003年1月27日出院，出院时每日口服泼尼松40mg、环磷酰胺100mg。

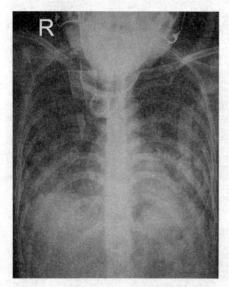

病例6图3 甲泼尼松龙冲击3天后复查胸片

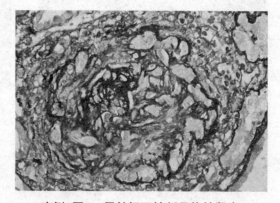

病例6图4 局灶坏死性新月体性肾炎

三、病例讨论

患者年轻女性，出现全身多系统损害，表现为关节炎、皮疹、肺、肾受累，结合ANCA检测结果及肾穿刺病理结果，考虑AAV。AAV分为原发性和继发性，原发性多见于老年患者，本例患者年龄轻，较特殊，需要首先考虑继发性血管炎。进一步检测患者其他与系统性自身免疫疾病相关的抗体均为阴性，结合患者甲亢，长时间应用PTU后出现AAV，依据时相关系，考虑PTU导致的AAV可能性大。

文献报道，服用抗甲状腺药物（ATD）的甲亢患者，ANCA阳性的发生率为4%～46%，应用PTU的患者中15%～60%可检测到ANCA；而接受PTU治疗且出现ANCA阳性的患者中，可约有30%发展出现AAV相关的临床表现。已报道的AAV中，

75%～90%与PTU相关，甲巯咪唑（MMI）也有少量病例报道。服用ATD的患者中3%可能发生临床血管炎。Noh等进行的流行病学研究表明，PTU所致AAV年发生率为（0.53～0.79）/10万，该发生率是MMI的39.2倍，但该研究样本较小，其结果缺乏足够代表性。

该病可能亚洲人群更易感。年轻和ATD应用的时长是导致ANCA出现的主要原因。与通常在ATD治疗早期发生的其他不良反应不同，ATD导致AAV的发生风险可能随着治疗持续时间延长而增加。有文献报道出现血管炎临床表现者的服药时间平均为48个月，而无血管炎临床表现者平均为24个月。一项回顾性研究纳入16例中国患者，发现其发生PTU所致ANCA相关血管炎的中位时间为36个月（范围为1～193个月）。目前尚无明确的PTU致病的剂量阈值。该病的发病机制，认为可能在遗传易感性的基础上，PTU选择性在中性粒细胞内积聚并与髓过氧化物酶（MPO）结合，改变MPO结构并降低其氧化活性；在致炎性反应因子的激活下，中性粒细胞脱颗粒释放MPO，将PTU转化为有细胞毒性的代谢产物。这种体内代谢产物可作为半抗原与中性粒细胞内多种胞质抗原和核抗原结合，被T细胞识别后进一步激活B细胞产生自身抗体。药物的毒性代谢产物、ANCA和中性粒细胞的脱颗粒反应释放的活性氧及颗粒酶均可造成邻近小血管的损伤，导致血管炎。已报道的针对的ANCA的靶抗原主要为MPO，其他多种胞浆中的靶抗原也可检测到，如乳铁蛋白、弹力蛋白酶等。

PTU-AAVs的症状与原发性血管炎类似，临床表现轻重不一，但总体上，各个器官系统受累的程度较轻。PTU-AAV轻者仅有非特异表现，如发热、皮疹、关节痛、肌肉痛等，眼部征象（如葡萄膜炎和巩膜炎）；疼痛的坏死性紫癜性皮损，通常累及双耳和鼻部；严重者可出现脏器受累，如咯血、呼吸衰竭，甚至肾衰竭以及中枢神经系统受累。本例患者表现为关节痛、皮疹、血尿、蛋白尿和咯血，既有非特异症状，又有肺、肾脏器受累。

当疑诊为ATD导致的AAV，在检测ANCA后，有条件可行受累皮肤、肾脏的组织活检，既能明确诊断，又能明确疾病受累的严重程度。ATD导致的AAV的诊断，在诊断了AAV后，应符合以下条件：①有明确的用药史，且药物应用和血管炎的出现有明确的时相关系；②排除肿瘤、感染等其他疾病；③ANCA检测阳性。因此排除感染等因素，及其他药物的影响非常重要。ATD导致的ANCA可识别多种靶抗原，这是区别于原发性血管炎的重要鉴别点。

治疗上，首先需要停用导致血管炎的ATD。有病例报道，在诊断PTU-AAV后，虽然应用了糖皮质激素及免疫抑制治疗，但未停用PTU，患者的AAV仍然进展。是否换用其他ATD治疗甲亢，需谨慎评估风险。PTU和MMI结构相似，有一定交叉反应，且两种药物均有引起AAV的报道。并且文献中有PTU导致的AAV，换用MMI后出现血管炎再次加重的个案报道。因此如患者仍要求换为MMI治疗，需密切监测血管炎的临床表现。^{131}I治疗可能触发或加重血管炎，这可能与碘增加中性粒细胞向炎症区域的迁移有关。本例患者因甲亢多年，在应用糖皮质激素和血浆置换治疗后，患者甲状腺功能恢复正常，因而进一步选择了手术治疗甲亢，术后出现了甲减，终身服用LT4治疗。

对于PTU-AAV的治疗，建议依据血管炎受累的严重程度制订个体化治疗方案。原发性AAV，常应用糖皮质激素和（或）免疫抑制治疗，其分为诱导期和缓解期，在诱导缓解后，为避免血管炎病情反复，会长时间维持小量糖皮质激素治疗。而ATD导致的AAV，在停用ATD后，当仅有非特异症状受累时，可停用ATD；有脏器受累者，需要应用糖皮质激素和（或）免疫抑制剂治疗，糖皮质激素在诱导缓解后可逐渐减停，并不需要长时间维持治疗。本例患者有咯血、低氧血症，双肺弥漫斑片状影，考虑弥漫性肺泡出血，因而选择了糖皮质激素的冲击和血浆置换治疗。患者出院后予泼尼松和环磷酰胺治疗，监测临床表现和ESR、CRP后，糖皮质激素逐渐在1年内停用，未长时间维持治疗。我们曾报道对ATD导致AAV的患者平均接近5年的随访结果，除肾移植等患者外，其他患者糖皮质激素和免疫抑制治疗的时间均未超过1年，且停用上述免疫治疗后，均未出现血管炎的复发。即使积极治疗，如受累脏器损伤严重，可能仍然不能逆转，进而需要慢性肾衰竭的肾脏替代治疗。因此早期发现、及时诊断ATD导致的AAV，至关重要。

本例随访5年，患者血管炎无复发，虽然ANCA滴度下降，但仍然为阳性。文献报道，ANCA滴度与疾病严重程度不平行，多数患者ANCA可在疾病完全缓解后仍保持强阳性，因此仅ANCA阳性并不是持续应用糖皮质激素和或免疫抑制剂的指征。

四、病例点评

甲状腺功能亢进症（简称"甲亢"）是常见的内分泌疾病，ATD仍然是我国首选治疗甲亢的方法。MMI和PTU均广泛应用于临床实践。2022版《中国甲状腺功能亢进症及其他原因甲状腺毒症诊治指南》建议，ATD的疗程在1.5～2年。因此长时间应用ATD的患者，需要注意药物不良反应。ATD导致AAV，相对少见，病情轻重不等，严重者有危及生命的报道，因而需要引起临床医生的重视。该病轻者仅有发热、关节肌肉痛等非特异性症状，严重者可出现脏器受累，表现为血尿、蛋白尿、肾功能减退，甚至需要透析治疗；或呼吸困难、咯血等。本例患者出现系统性血管炎的表现，结合其年龄等，不支持原发性血管炎。ANCA检测对血管炎的诊断有重要的诊断意义，但是ANCA滴度与疾病活动度无必然联系。当诊断为ATD导致的AAV时，应立即停用ATD；该病的治疗依据血管炎严重程度选择个体化方案；ATD导致的AAV，糖皮质激素和免疫抑制剂不需要长时间维持治疗。而对于甲亢，文献中有换用MMI后，血管炎再次加重的报道，因此需慎重并再换用后密切监测。综上，长时间服用PTU的患者应警惕出现ANCA阳性，尤其注意对血管炎相关的临床表现进行评估，有条件者可进行ANCA检测。

（病例提供者：陈　旻　高　莹　北京大学第一医院）

（点评专家：高　莹　张俊清　北京大学第一医院）

参考文献

[1]Chen M，Gao Y，Guo XH，et al.Propylthiouracil-induced antineutrophil cytoplasmic antibody-associated vasculitis[J].Nat Rev Nephrol，2012，8（8）：476-483.

[2]Gao Y，Zhao MH，Guo XH，et al.The prevalence and target antigens of antithyroid drugs induced antineutrophil cytoplasmic antibodies（ANCA）in Chinese patients with hyperthyroidism[J].Endocr Res，2004，30（2）：205-213.

[3]Slot MC，Links TP，Stegeman CA，et al.Occurrence of antineutrophil cytoplasmic antibodies and associated vasculitis in patients with hyperthyroidism treated with antithyroid drugs：A long-term followup study[J].Arthritis Rheum，2005，53（1）：108-113.

[4]Balavoine AS，Glinoer D，Dubucquoi S，et al.Antineutrophil Cytoplasmic Antibody-Positive Small-Vessel Vasculitis Associated with Antithyroid Drug Therapy：How Significant Is the Clinical Problem？[J].Thyroid，2015，25（12）：1273-1281.

[5]Noh JY，Yasuda S，Sato S，et al.Clinical characteristics of myeloperoxidase antineutrophil cytoplasmic antibody-associated vasculitis caused by antithyroid drugs[J].J Clin Endocrinol Metab，2009，94（8）：2806-2811.

[6]Burch HB，Cooper DS.Management of Graves Disease：A Review[J].JAMA，2015，314（23）：2544-2554.

[7]Gunton JE，Stiel J，Clifton-Bligh P，et al.Prevalence of positive anti-neutrophil cytoplasmic antibody（ANCA）in patients receiving anti-thyroid medication[J].Eur J Endocrinol，2000，142（6）：587.

[8]Gao Y, Chen M, Ye H, et al.The target antigens of antineutrophil cytoplasmic antibodies（ANCA）induced by propylthiouracil[J].Int Immunopharmacol, 2007, 7（1）: 55-60.

[9]Yang J, Yao LP, Dong MJ, et al.Clinical Characteristics and Outcomes of Propylthiouracil-Induced Antineutrophil Cytoplasmic Antibody-Associated Vasculitis in Patients with Graves'Disease: A Median 38-Month Retrospective Cohort Study from a Single Institution in China[J].Thyroid, 2017, 27（12）: 1469-1474.

[10]Chen M, Jayne DRW, Zhao MH.Complement in ANCA-associated vasculitis: mechanisms and implications for management[J].Nat Rev Nephrol, 2017, 13（6）: 359-367.

[11]Ahmed K, Rao S, Simha V.Antineutrophil cytoplasmic antibody-positive vasculitis in a patient with graves disease: cross-reaction between propylthiouracil and methimazole[J].Endocr Pract, 2010, 16（3）: 449-451.

一、病历摘要

（一）病史简介

患者女性，55岁，因"食欲下降、消瘦半年，心悸、多汗10天，加重3天"入院。

现病史：患者于入院半年前无明显诱因出现食欲下降，伴消瘦，于当地医院口服中药治疗后无明显缓解。入院3个月前上述症状逐渐加重，出现厌食、恶心、呕吐、乏力，消瘦明显，3个月内体重下降约5kg，至当地医院就诊。查甲状腺功能：促甲状腺刺激激素<0.001mIU/L，游离三碘甲状腺原氨酸14.08pmol，游离甲状腺素46.4pmol/L，抗甲状腺过氧化物酶抗体>1000U/ml，促甲状腺激素受体抗体>40U/L；血电解质：血钙2.81mmol/L，血磷0.3mmol/L，血钾4.2mmol/L；甲状旁腺激素371.7Pg/ml。外院主要诊断"高钙危象、原发性甲状旁腺功能亢进症、原发性甲状腺功能亢进症、电解质紊乱（高钙、低钾、低镁、低磷）、左侧肾上腺增生？"，给予甲巯咪唑及相关对症治疗等，患者症状缓解。此后患者长期口服甲巯咪唑片10mg每日3次治疗。入院1个月前患者于当地医院复查甲状腺功能提示甲状腺功能减退症，停服甲巯咪唑20天复查甲状腺功能后调整甲巯咪唑片剂量为5mg每日1次治疗。入院10天前患者无明显诱因出现阵发性心悸、多汗、烦躁，未予重视。入院3天前患者感上述症状加重，为求进一步诊治，遂于我院急诊科就诊。急诊给予补液、降钙、补钾等治疗后以"高钙血症原因待查"收入我科。自患病以来，患者精神、食欲差，大便干结，小便正常，体重如上述。

患者于入院4年前发现血压、血糖升高，目前未服用降压及降糖药物，自诉血压、血糖控制平稳。

既往史：否认乙肝、结核等传染病史，否认食物、药物过敏史，曾因"产后大出血"行输血治疗。

个人史：无冶游史，无吸毒史，无吸烟史，无饮酒史。

月经史：绝经年龄49岁。

家族史：否认家族相关遗传病史。

（二）体格检查

体温36.3℃，脉搏98次/分，呼吸20次/分，血压141/82mmHg，BMI 16.53。体型消瘦，营养不良，毛发稀疏，轻度突眼，双侧眼睑肥厚，眼球活动未见异常。甲状腺可扪及Ⅱ度肿大，表面光滑，质韧，无压痛，未触及震颤，未闻及血管杂音，气管居中。心、肺、腹查体未见明显异常。四肢无水肿。

（三）辅助检查

1. 外院检查（2020年5月）

血电解质：钙2.81mmol/L，磷0.3mmol/L，钾4.2mmol/L。

甲状腺功能：促甲状腺刺激激素<0.001mIU/L，游离三碘甲状腺原氨酸14.08pmol，游离甲状腺素46.4pmol/L，抗甲状腺过氧化物酶抗体>1000U/ml，促甲状腺激素受体抗体>40U/L。

甲状旁腺激素371.7Pg/ml，25-羟维生素D 18.93ng/ml。

2. 我院急诊（2020年7月）

血电解质：钙2.85mmol/L，磷0.84mmol/L，钾3.62mmol/L。

甲状腺功能：促甲状腺刺激激素0.025mIU/L，游离甲状腺素16.10pmol/L。

甲状旁腺激素54.3pmol/L，25-羟基维生素D 36.7nmol/L。

3. 入我科后进一步完善检查（2020年7月31日至2020年8月17日）

肝肾功能正常。

第一次同步血尿电解质：血钙2.85mmol/L，血磷0.86mmol/L，血钾3.9mmol/L；（24小时尿量3.4L）尿钙2.89mmol/24h，尿磷17.00mmol/24h，尿钾41.14mmol/24h。

第二次同步血尿电解质：血钙2.83mmol/L，血磷0.77mmol/L，血钾3.73mmol/L；（24小时尿量2.8L）尿钙4.48mmol/24h，尿磷17.92mmol/24h，尿钾57.68mmol/24h。

尿钙/尿肌酐0.57。

骨代谢生化指标：甲状旁腺激素31.21pmol/L，降钙素0.54pg/ml，骨特异碱性磷酸酶59.11μg/L，总Ⅰ型胶原氨基端延长肽102.00ng/ml，血清骨钙素N端片段73.1ng/ml，Ⅰ型胶原羧基末端肽1.730ng/ml。

口服葡萄糖耐量试验：空腹血糖4.74mmol/L，餐后2小时血糖7.70mmol/L，空腹胰岛素15.5μIU/ml，餐后2小时胰岛素83.1μIU/ml。

血常规、肿瘤标志物、血清蛋白电泳、免疫固定电泳、血尿轻链定量、免疫球蛋白轻链定量、胃泌素-17未见明显异常；性激素、生长激素、促肾上腺皮质激素、血尿皮质醇、血尿儿茶酚胺及代谢产物、非同日两次血浆肾素-血管紧张素-醛固酮轴激素未见明显异常。

甲状腺彩超：甲状腺不均匀改变，血供丰富；右侧颈部气管旁弱回声结节。

骨密度测定：L_1、L_2、L_3、L_4、$L_{1\sim4}$平均值、股骨颈、全髋、桡骨远端1/3骨密度绝对值分别为$0.625g/cm^2$、$0.677g/cm^2$、$0.841g/cm^2$、$0.803g/cm^2$、$0.749g/cm^2$、$0.742g/cm^2$、$0.709g/cm^2$、$0.445g/cm^2$，对应T值分别为−3.4、−3.6、−2.6、−2.8、−3.0、−1.6、−2.0、−4.5。

颈部软组织磁共振增强扫描：甲状腺肿大；颈部淋巴结肿大。

肾及肾上腺磁共振增强扫描：左侧肾上腺增粗，多系增生。

甲状腺吸碘功能：甲状腺吸碘率明显增加（3小时摄碘率44.8%，24小时摄碘率71.1%）。

SPECT甲状旁腺融合显像（病例7图1A至病例7图1C）：①甲状腺右叶下份后方较远处（食管右后壁旁）结节未摄取MIBI，考虑：功能被抑制的甲状旁腺结节？淋巴结？扫及范围内未见确切异位甲状旁腺功能亢进灶；②甲状腺双叶体积增大伴代谢增高，符合甲亢代谢表现。

SPECT全身骨显像：全身骨骼代谢弥漫性增高，符合代谢性骨病征象。

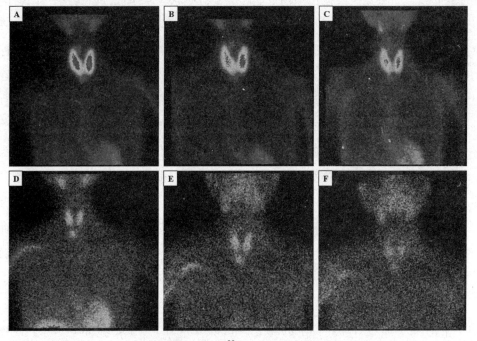

病例7图1 患者99mTc-MIBI扫描显像

A～C：2020年8月患者第一次入院时行MIBI扫描，从左至右分别为首日注射99mTc-MIBI 7mCi 15分钟、1小时及2小时后采集图像。D～F：2021年1月患者第二次入院时行MIBI扫描，从左至右分别为首日注射99mTc-MIBI 7mCi 15分钟、1小时及2小时后甲状旁腺显像。

二、诊疗经过

1. 第1次入院 入院后给予患者完善相关检查，动态监测血电解质，嘱患者低钙饮食、多饮水，继续口服甲巯咪唑片5mg每日1次治疗。经过抗甲状腺药物治疗，患者血促甲状腺刺激激素及游离甲状腺素趋于正常，甲状腺吸碘功能测定提示甲状腺仍处于功能亢进状态。患者住院期间血钙浓度波动于2.77~2.87mmol//L，血磷浓度波动于0.77~0.88mmol/L，血清甲状旁腺激素波动于27.14~31.21pmol/L，患者持续高钙血症、血磷偏低、尿钙排泄正常，合并甲状旁腺激素升高，骨密度及骨代谢生化指标提示骨骼受累，无肾功能损伤及肾钙质沉着，排除其他内分泌腺体相关疾病，根据2020年中华医学会外科学分会甲状腺及代谢外科学组发布的《原发性甲状旁腺功能亢进症围手术期处理中国专家共识》及2022年国外内分泌相关专家小组发布的《2022第五届国际研讨会声明和指南概要：原发性甲状旁腺功能亢进的评估和管理》，患者原发性甲状旁腺功能亢进症（primary hyperparathyroidism，PHPT）定性诊断明确，有手术治疗指征。甲状腺超声及^{99m}Tc标记的甲氧基异腈（sestamibi，MIBI）核素显像是PHPT常用的无创性术前定位检查方法，但该患者通过这两种检查及颈部软组织磁共振增强扫描均未能准确定位甲状旁腺病灶，阻碍进一步诊疗。通过放射科、核医学科、内分泌代谢科及甲状腺外科多学科会诊讨论，综合多科意见，患者存在甲状腺功能亢进症，无法进行手术探查甲状旁腺病灶，目前^{99m}Tc-MIBI检查未能准确定位考虑为亢进的甲状腺组织吸收较多显影剂，导致甲状旁腺组织表现为假阴性可能，可先行^{131}I治疗甲状腺功能亢进症，提高甲状旁腺病灶的检出机会，待患者甲状腺功能亢进症治愈，可再次行SPECT甲状旁腺融合显像。经过完善相关术前准备，患者于2020年8月18日在我院核医学科行放射性^{131}I治疗，治疗后患者前述症状逐渐缓解，体重增加。3$^+$个月后患者于我科门诊复查甲状腺功能：促甲状腺刺激激素78.100mIU/L，游离甲状腺素1.30pmol/L，促甲状腺激素受体抗体＞40.00U/L，遂给予患者左甲状腺素100μg每日1次替代治疗，后复查甲状腺功能调整左甲状腺素剂量为75μg每日1次口服治疗。随访期间患者仍高甲状旁腺激素、高钙及低磷血症，2021年1月15日门诊以"甲状旁腺功能亢进症"再次收住我科。

2. 第2次入院 患者无心悸、乏力、多饮、多尿、厌食、骨痛等不适，过去5个月内体重增加约11kg，BMI 20.57。入院后继续给予患者左甲状腺素75μg每日1次口服治疗，再次行SPECT甲状旁腺融合显像（病例7图1D至病例7图1F）示甲状腺峡部下方约1cm处结节（大小约16mm×9mm×16mm）摄取MIBI局限性增高灶，多系甲状旁腺功能亢进灶，腺瘤可能性大。甲状腺外科会诊建议手术治疗，向患方交代手术风险后，于2021年1月26日给予患者全身麻醉下行"颈部探查＋右下甲状旁腺瘤切除＋术中喉返神经探查监测"术，术中见甲状腺右叶下份外下方甲状旁腺区域探及红褐色肿块，大小约20mm×15mm×12mm，冷冻后组织石蜡切片病理诊断（病例7图2）：甲状旁腺腺瘤，免疫组化染色PTH（＋）、Syn（＋）、CgA（＋）、Ki-67（＋，1~2%）、CEA（－）、CD56（－）。患者术后生命体征平稳，诉口周、上肢麻木，术后第1天复查甲状旁腺素5.68pmol/L、血钙2.27mmol/L、血磷0.80mmol/L，转入我科继续给予左甲状腺素、碳酸钙D₃片及骨化三醇等治疗。术后第3天复查患者甲状旁腺素16.88pmol/L、血钙2.24mmol/L、血磷0.97mmol/L，骨型碱性磷酸酶29.95μg/L、总Ⅰ型胶原氨基端延长肽84.10ng/ml、血清骨钙素N端片段36.1ng/ml、β-胶原降解产物0.56ng/ml。患者病情缓解，给予出院。不同治疗阶段患者甲状腺及甲状旁腺功能变化如病例7图3。

3. 出院随访　患者出院后于当地医院门诊规律随访。术后6个月，患者无特殊不适，查甲状腺功能：促甲状腺刺激激素＜0.731mIU/L，游离三碘甲状腺原氨酸4.39pmol，游离甲状腺素20.0pmol/L；血甲状旁腺激素6.88pmol/L，血钙2.18mmol/L，血磷1.15mmol/L。

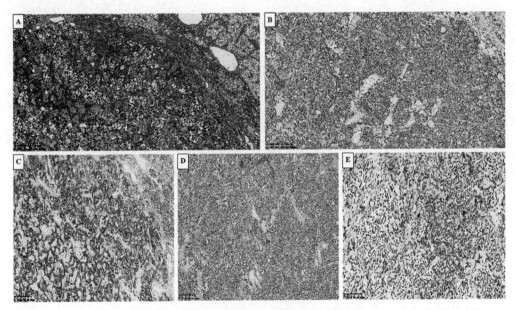

病例7图2　切除甲状旁腺组织化学染色

A：苏木精－伊红染色（放大100倍）；B：免疫组织化学染色示PTH表达强阳性（放大100倍）；C：免疫组织化学染色示Syn表达阳性（放大100倍）；D：免疫组织化学染色示CgA表达强阳性（放大100倍）；E：免疫组织化学染色示Ki-67表达弱阳性，细胞区域染色比例1%~2%（放大100倍）。

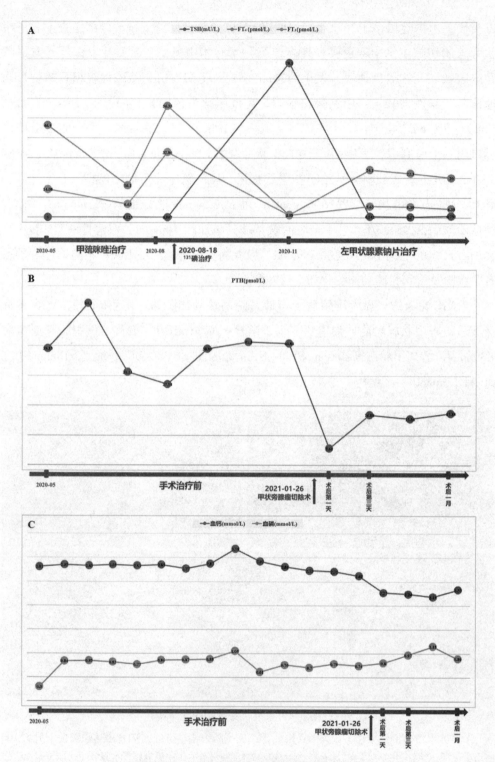

病例7图3　患者甲状腺及甲状旁腺功能变化

A：不同治疗阶段甲状腺功能相关指标浓度变化；B：甲状旁腺瘤手术前后血清甲状旁腺激素浓度变化；C：甲状旁腺瘤手术前后血钙及血磷浓度变化。

三、病例讨论

患者系中年女性，以厌食和体重降低为首发症状，辅助检查同时发现血游离甲状腺激素、血钙、血甲状旁腺激素升高，Graves病（graves disease，GD）及PHPT定性诊断明确。由于第一次入院时甲状旁腺功能亢进灶定位困难，首先对患者行放射性碘治疗甲状腺功能亢进，待甲状腺功能亢进状态得到控制，患者再次行^{99m}Tc-MIBI显像发现甲状旁腺区域疑似腺瘤，通过手术切除及病理检查最终诊断为甲状旁腺腺瘤。

甲状腺毒症可合并高钙血症，据报道在甲状腺毒症患者中高钙血症发生率为17%～50%。甲状腺毒症引起高钙血症的机制是多因素的，涉及破骨细胞活性增加、高肾上腺素能状态、β肾上腺素受体对儿茶酚胺敏感增加等方面，其中游离三碘甲状腺原氨酸介导的破骨细胞活化，继而骨转换增强、骨钙离子转移入血可能为最主要的原因。由于血钙浓度升高通过负反馈机制抑制血甲状旁腺激素的分泌，因此在甲状腺毒症患者中甲状旁腺激素常降低或正常。甲状腺功能亢进症引起的高钙血症常无明显临床症状或症状轻微。

GD为常见的内分泌疾病，而GD合并PHPT在临床上不多见。Noble等于1936年首次报道了一例甲状腺功能亢进症合并PHPT的患者，随着检查技术的发展，至今有越来越多关于GD合并PHPT的研究报道。甲状腺疾病与PHPT之间的关系目前已有较多的阐述。与普通人群相比，患甲状腺疾病人群PHPT的发生率明显升高；同样，PHPT患者合并甲状腺疾病的发生率为16.6%～84.3%。甲状腺功能亢进症合并PHPT的发病机制至今尚不清楚，一些学者认为这种关联的发生只是巧合，也有研究者认为可能涉及血钙水平、生长因子及遗传因素等，有研究报道GD患者PHPT患病风险升高可能与放射性碘治疗史相关，未来需要更多的研究来寻找这两种疾病的关联及发病机制。此病例中虽然患者接受了放射性碘治疗，但基于其实验室检测结果，在^{131}I治疗前患者已经明确诊断PHPT。

除了甲状腺及甲状旁腺组织的病变外，此病例中患者还涉及肾上腺增生，在临床实践中应考虑多发性内分泌腺瘤（multiple endocrine neoplasia，MEN）这类罕见病。1型MEN主要临床表现为PHPT、十二指肠胰腺神经内分泌肿瘤、垂体前叶肿瘤及肾上腺增生或肿瘤等，其中PHPT为最常见也是大部分患者的首发临床症状。2A型MEN主要临床表现为甲状腺髓样癌、嗜铬细胞瘤及PHPT等，其中PHPT的发生率比1型MEN低。筛查MEN的有效检查方法包括内分泌相关激素测定、MEN相关基因检测及^{68}Ga-DOTATATE PET/CT显像。2012年发布的1型MEN临床指南建议对临床疑似或不典型1型MEN患者行相关基因检测。此病例中患者生长激素、胰岛素样生长因子1、泌乳素、促肾上腺皮质激素、皮质醇、儿茶酚胺及其代谢产物、肾素、醛固酮、降钙素、胃泌素及血糖水平未见明显异常，肾上腺磁共振增强扫描示左侧肾上腺增粗，我们认为有必要行进一步检查寻找病因，但患者拒绝行MEN相关基因检测及^{68}Ga-DOTATATE PET/CT。

基于患者的实验室检测结果，GD合并PHPT定性诊断明确，甲状旁腺切除术是PHPT最有效的治疗手段，而术前定位对PHPT的治疗决策至关重要。PHPT常用的无创性术前定位检查方法包括颈部超声、核素显像、四维CT成像及MRI等。2021年欧洲核医学协会发布的最新实践指南建议将^{99m}Tc-MIBI闪烁显像结合颈部超声作为甲状旁腺影像学检查的一线策略。此病例中颈部超声未能定位该患者的任何甲状旁腺，这可能是受甲状腺组织病变及腺瘤位置、大小的影响；同时由于亢进状态的甲状腺过度吸收^{99m}Tc-MIBI，导致甲状旁腺显像完全被覆盖，因此患者首次入院时^{99m}Tc-MIBI显像也未能检测到任何甲状旁腺腺瘤病灶。对于^{99m}Tc-MIBI闪烁显像及颈部超声显示为不确定或阴性的结果时，可考虑^{18}F-氟代胆碱PET/CT或四维CT成像，两者定位甲状旁腺腺瘤的检测效能优于常规的^{99m}Tc-MIBI核素显像及颈部超声，但我们医院当时未开展这两项影像学技术。因此，通过多学科会诊讨论，先对患者行放射性碘治疗甲状腺功能亢进，在甲状腺功能亢进症治愈后，^{99m}Tc-MIBI核素显像最终检测到甲状旁腺病灶。

四、病例点评

甲状腺功能亢进症与PHPT分别为常见和不常见的内分泌疾病，但甲状腺功能亢进症合并PHPT在临床上少见。随着检查技术的发展，甲状腺功能亢进症合并PHPT可能比迄今所报道的更为普遍。目前关于甲状腺功能亢进症合并PHPT的病因及发病机制尚不清楚，在临床实践中应考虑筛查MEN这类罕见疾病，未来需要更多的研究来寻找这两种疾病之间的联系。

该患者甲状腺功能亢进症合并PHPT定性诊断明确，由于亢进状态的甲状腺组织影响，首次入院时通过常规甲状旁腺影像学检查未能寻找到病灶。因此综合各科意见，先对患者行放射性^{131}I治疗，待甲状腺功能亢进症治愈，再次入院时对患者行^{99m}Tc-MIBI核素显像检查到甲状旁腺病灶，通过手术成功切除患者甲状旁腺腺瘤，最终该患者获得痊愈出院的最佳结局。此病例提示我们选择合适的甲状旁腺影像学方法和正确的时机检查甲状旁腺病灶的重要性。

（病例提供者：张馨月　张　舫　四川大学华西医院）

（点评专家：童南伟　四川大学华西医院）

参考文献

[1]中华医学会外科学分会甲状腺及代谢外科学组，中国研究型医院学会甲状旁腺及骨代谢疾病专业委员会.原发性甲状旁腺功能亢进症围手术期处理中国专家共识（2020版）[J].中国实用外科杂志，2020，40（6）：634-638.

[2]Bilezikian JP，Khan AA，Silverberg SJ，et al.Evaluation and Management of Primary Hyperparathyroidism：Summary Statement and Guidelines from the Fifth International Workshop[J].J Bone Miner Res，2022，37（11）：2293-2314.

[3]Zhang Y，Gao Y，Zhang J，et al.Thyrotoxicosis and concomitant hypercalcemia[J].Chin Med J（Engl），2014，127（4）：796-798.

[4]Noble JF，Borg JF.Hyperparathyroidism complicated by hyperthyroidism[J].Report of a case Arch Int Med，1936，58：846-859.

[5]Wright MC，Jensen K，Mohamed H，et al.Concomitant thyroid disease and primary hyperparathyroidism in patients undergoing parathyroidectomy or thyroidectomy[J].Gland Surg，2017，6（4）：368-374.

[6]Wei S，Baloch ZW，Livolsi VA.Parathyroid adenoma in patients with Graves' disease：a report of 21 cases[J].Endocr Pathol，2015，26（1）：71-74.

[7]Thakker RV，Newey PJ，Walls GV，et al.Clinical practice guidelines for multiple endocrine neoplasia type 1（MEN1）[J].J Clin Endocrinol Metab，2012，97（9）：2990-3011.

[8]Petranović Ovčariček P，Giovanella L，Carrió Gasset I，et al.The EANM practice guidelines for parathyroid imaging[J].Eur J Nucl Med Mol Imaging，2021，48（9）：2801-2822.

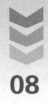

病例8　Graves病合并甲状腺激素抵抗综合征

一、病历摘要

（一）病史简介

患儿女性，因"反复心慌、手抖3年余"，于2013年7月22日入住我院，此时的年龄未满14岁。

现病史：3年前，患者无明显诱因出现心慌、手抖，伴多食易饥、消瘦及怕热多汗，无口干多饮等，于外院诊治，查甲状腺功能为促甲状腺素（TSH）0.037μIU/L，游离三碘甲状腺原氨酸（FT_3）2.78ng/dl，游离甲状腺素（FT_4）3.17ng/dl，诊断为"甲状腺功能亢进症"，后规律服用甲巯咪唑（他巴唑）并反复调整其剂量，仍时有心慌、手抖，甲状腺功能一直未恢复正常，多次复查血常规及肝功能均未见明显异常。2012年8月4日于当地医院行垂体磁共振（MRI）平扫加增强检查，结果为"垂体稍饱满"，未予特殊处理。后因他巴唑无市场供应而调整为丙硫氧嘧啶，甲状腺功能亢进控制仍不理想。2013年2月5日患者于我院门诊查甲状腺功能示FT_3 12.17pmol/L，FT_4 16.26pmol/L，TSH 4.169μIU/L，其父亲查甲状腺功能示FT_3 10.3pmol/L，FT_4 32.03pmol/L，TSH 1.662μIU/L，但垂体MRI未见异常，考虑患者合并有"家族性甲状腺激素抵抗综合征"，故嘱患者停用丙硫氧嘧啶，半年后复诊。2013年7月22日患者于本院门诊查甲状腺功能示FT_3＞30.8pmol/L，FT_4＞154.8pmol/L，TSH 0.013μIU/L，促甲状腺素受体抗体（TRAb）＞40mIU/ml，患者心慌手抖、怕热多汗、消瘦等症状明显，为进一步诊治入住本科。

既往史：患者平素体健，学习成绩中等。父母诉患者自小即有"多动症"。其父甲状腺功能示"甲状腺激素抵抗综合征"激素谱特征。

（二）体格检查

体温37.2℃，脉搏120次/分，呼吸18次/分，血压110/60mmHg，体重40kg，身高155cm，BMI 16.65。神志清，精神可，发育良好，营养中等，步入病房，自动体位，查体合作。全身皮肤黏膜未见黄染及出血点，浅表淋巴结未及明显肿大。双眼球无突出，双侧眼睑无水肿，双侧瞳孔等大等圆，对光反射灵敏。口唇无发绀，咽红，扁桃体无肿大。颈软，颈静脉无怒张，甲状腺Ⅱ度肿大，质软，未触及结节，无压痛，未闻及血管杂音，气管居中。双肺呼吸音清，未闻及干湿啰音。心率120次/分，律齐，各瓣膜听诊区闻及病理性杂音。腹软，无压痛及反跳痛，肝脾肋下未触及，莫菲氏征阴性，移动性浊音阴性，双肾区无叩击痛。脊柱四肢无畸形，双上肢颤抖征阳性，无胫前黏液性水肿，双下肢无凹陷性水肿，四肢肌力、肌张力正常，双侧足背动脉搏动正常。生理反射存在，病理反射未引出。肛门及外生殖器无异常。

（三）辅助检查

一般检查：血常规、尿常规、粪便常规未见明显异常。乙肝五项：乙肝表面抗体阳性。生化全套：谷丙转氨酶22U/L、谷草转氨酶24U/L、碱性磷酸酶131U/L、肌酐21μmol/L、磷1.69mmol/L、总胆固醇2.02mmol/L、甘油三酯0.44mmol/L、高密度脂蛋白胆固醇0.98mmol/L、低密度脂蛋白胆固醇0.94mmol/L，余电解质未见异常。

内分泌激素检查：甲状腺功能（2013年7月22日，本院）：T_3>13.32nmol/L↑、T_4>387nmol/L↑、FT_3>30.8pmol/L↑、FT_4>154.8pmol/L↑、TSH 0.013μIU/ml↓、抗甲状腺球蛋白抗体（TgAb）>500U/ml↑、抗甲状腺过氧化酶抗体（TPOAb）>1300U/ml↑、甲状腺球蛋白（Tg）2.5ng/ml、TRAb 40mIU/ml↑。5天后复查甲状腺功能（2013年7月26日，本院）：FT_3>30.8pmol/L，FT_4>154.8pmol/L，TSH 0.006μIU/ml，TgAb>500U/ml，TPOAb>1300U/ml，Tg 1.9ng/ml，TRAb 35.36mIU/ml。甲状腺摄碘率：2小时68.69%↑，6小时85.98%↑，24小时69.53%↑。

血清促肾上腺皮质激素（ACTH）14.2pg/ml，皮质醇485.6nmol/L。降钙素5.05pg/ml，甲状旁腺激素33.49，尿碘200μg/L。β胶原特殊序列2755pg/ml（绝经前25~573pg/ml，绝经后104~1008pg/ml），总Ⅰ型前胶原氨基端延长肽484ng/ml（绝经前15.13~58.59ng/ml，绝经后16.27~73.87ng/ml）。HbA1c 5.7%。

患者父亲甲状腺功能：第一次甲状腺功能（2013年2月5日，本院）：T_3 2.33nmol/L、T_4 159.50nmol/L、FT_3 10.3pmol/L、FT_4 32.03pmol/L、TSH 1.662μIU/ml、TgAb 10.9U/ml、TPOAb 7.8U/ml、Tg 94.6ng/ml。第二次甲状腺功能（2013年7月22日，本院）：FT_3 9.68pmol/L、FT_4 33.12pmol/L、TSH 2.509μIU/ml、TgAb 8.1U/ml、TPOAb 0.6U/ml、TRAb 0.67mIU/ml。

影像学检查：超声检查：肝胆胰脾及肾输尿管未见明显异常。心脏超声示三尖瓣少量反流，其余心内结构未见异常。甲状腺超声示甲状腺弥漫性病变，血流和参数符合甲状腺功能亢进表现。甲状旁腺未见异常。胸部正位片：两肺未见实质性病变。心电图：窦性心律，正常范围心电图（心率101次/分）。

基因测序结果：基因测序结果显示患儿及其父亲甲状腺素 β 受体存在基因突变，第10外显子的第95位碱基发生突变，由C突变为T，为错义突变，密码子ACU突变为AUU，编码的氨基酸由苏氨酸变为异亮氨酸，其余均无改变。

二、诊疗经过

结合患者病史、症状体征及辅助检查，初步诊断：甲状腺功能亢进症（Graves病）合并甲状腺激素抵抗综合征。住院期间予以适碘饮食，患者出院时予甲巯咪唑10mg 3次/日及盐酸普萘洛尔30mg 3次/日口服治疗。2013年8月13日复查甲状腺功能示FT$_3$ 12.82pmol/L、FT$_4$ 23.13pmol/L、TSH 0.017μIU/ml、TgAb＞500U/ml、TPOAb＞1300U/ml、Tg 1.0ng/ml、TRAb＞40mIU/ml，患者心慌、手抖症状较前缓解，调整药物为盐酸普萘洛尔20mg 3次/日，甲巯咪唑剂量同前，仍为10mg 3次/日。2013年10月7日于本科门诊复诊，查甲状腺功能示FT$_3$ 2.15pmol/L、FT$_4$ 4.09pmol/L、TSH 111.531μIU/ml、TgAb＞500U/ml、TPOAb＞1300U/ml、Tg 10.1ng/ml、TRAb 31.81mIU/ml，提示患者为甲状腺功能减退状态，患者甲状腺肿大较加重（Ⅲ度），进一步印证了诊断，后调整甲巯咪唑为15mg 1次/日，并停用盐酸普萘洛尔。2013年11月29日复查甲状腺功能FT$_3$ 10.07pmol/L、FT$_4$ 19.65pmol/L、TSH 4.593μIU/ml、TRAb 25.11mIU/ml，甲状腺肿大Ⅱ度，无明显心慌、手抖，调整剂量为甲巯咪唑10mg 1次/日。自此之后，患者大学期间定期于江苏淮安某医院复查甲状腺功能并调整甲巯咪唑剂量。2020年患者先后在南京某医院和淮安某医院进行放射性^{131}I治疗，剂量不详，后定期复查甲状腺功能，未行甲状腺激素替代治疗。2022年6月25日在当地某医院查甲状腺功能为FT$_3$ 5.24pmol/L（3.1～6.8pmol/L）、FT$_4$ 15.10pmol/L、TSH 68.7mIU/L↑，自诉甲状腺无肿大，无怕凉、乏力及嗜睡等症状，生活工作正常，未进一步接受抗甲状腺治疗或甲状腺激素替代，拟近期复查甲状腺功能（病例8表1）。

病例8表1　患者的甲状腺激素谱和治疗方案

当地医院的诊治经过（2010 年 7 月 15 日至 2011 年 6 月 4 日）				
时间	FT$_3$（0.202～0.443ng/dl）	FT$_4$（0.93～1.71ng/dl）	TSH（0.27～4.2μIU/ml）	Tg（1.4～78ng/ml）	治疗方案
2010 年 7 月 15 日	2.78 ↑	3.17 ↑	0.037 ↓	/	甲巯咪唑，剂量不详
2010 年 8 月 27 日	1.02 ↑	2.22 ↑	0.107 ↓	5.04	甲巯咪唑，剂量不详

续表

当地医院的诊治经过（2010年7月15日至2011年6月4日）				
时间	FT₃（0.202~0.443ng/dl）	FT₄（0.93~1.71ng/dl）	TSH（0.27~4.2μIU/ml）	Tg（1.4~78ng/ml）	治疗方案
2010年10月30日	> 3.25 ↑	> 7.77 ↑	0.119 ↓	10.92	甲巯咪唑，剂量不详
2010年12月18日	0.508 ↑	0.78 ↓	29.96 ↑	24.29	甲巯咪唑，剂量不详
2011年1月20日	0.49 ↑	0.16 ↓	75.52 ↑	165.4 ↑	甲巯咪唑，剂量不详
2011年2月11日	0.952 ↑	1.01	20.35 ↑	138.1 ↑	甲巯咪唑，剂量不详
2011年3月12日	0.815 ↑	0.91 ↓	13.98 ↑	183.20 ↑	甲巯咪唑，剂量不详
2011年4月23日	0.805 ↑	1.65	7.05 ↑	36.52	甲巯咪唑，剂量不详
2011年6月4日	0.848 ↑	2.25 ↑	9.98 ↑	15.99	甲巯咪唑，5mg 1次/日

当地医院的诊治经过（2011年6月29日至2013年1月28日）				
时间	FT₃（3.8~6.0pmol/L）	FT₄（7.9~14.4pmol/L）	TSH（0.34~5.6μIU/ml）	/	治疗方案
2011年6月29日	9.51 ↑	27.12 ↑	2.96		丙硫氧嘧啶，剂量不详
2011年8月1日	9.53 ↑	12.59	9.050 ↑		丙硫氧嘧啶，剂量不详
2012年1月17日	10.26 ↑	24.6 ↑	3.83		丙硫氧嘧啶，剂量不详
2012年6月28日	11.52 ↑	19.66	6.37 ↑		丙硫氧嘧啶，剂量不详
2012年8月3日	16.01 ↑	26.5 ↑	3.53		丙硫氧嘧啶，剂量不详
2012年8月24日	12.72 ↑	25.05 ↑	4.04		丙硫氧嘧啶，剂量不详
2012年12月10日	16.05 ↑	31.53 ↑	2.91		丙硫氧嘧啶，剂量不详
2013年1月28日	15.22 ↑	12.51	5.38 ↑		停止用药

续表

	我院出院后诊治经过（2013 年 7 月 22 日至 2022 年 6 月 25 日）				
时间	FT_3（3.5 ~ 6.5pmol/L）	FT_4（11.5 ~ 22.7pmol/L）	TSH（0.55 ~ 4.78μIU/ml）	TRAb（0 ~ 1.58mIU/ml）	治疗方案
2013 年 7 月 22 日	> 30.8 ↑	> 154.8 ↑	0.013 ↓	> 40 ↑	甲巯咪唑 10mg 3 次 / 日 丙硫氧嘧啶 30mg 3 次 / 日
2013 年 8 月 13 日	12.82 ↑	23.13 ↑	0.017 ↓	> 40 ↑	甲巯咪唑 10mg 3 次 / 日 丙硫氧嘧啶 20mg 3 次 / 日
2013 年 10 月 7 日	2.15 ↓	4.09 ↓	111.531 ↑	31.81 ↑	甲巯咪唑 15mg 1 次 / 日
2013 年 11 月 29 日	10.07 ↑	19.65	4.593	25.11 ↑	甲巯咪唑 10mg 1 次 / 日
2014 年 2 月 7 日	13.02 ↑	37.79 ↑	0.25 ↓	19.38 ↑	甲巯咪唑 15mg 1 次 / 日 丙硫氧嘧啶 10mg 3 次 / 日
2014 年 5 月 9 日	10.34 ↑	25.49 ↑	3.98	13.82 ↑	甲巯咪唑 10mg 1 次 / 日
2014 年 7 月 4 日	12.94 ↑	17.21	2.599	13.19 ↑	甲巯咪唑 10mg 2 次 / 日
2014 年 8 月 11 日	10.46 ↑	16.52	12.711 ↑	9.74 ↑	甲巯咪唑 15mg 1 次 / 日
2015 年 2 月 9 日	9.85 ↑	24.63 ↑	4.148	3.99 ↑	甲巯咪唑 10mg 1 次 / 日
2015 年 8 月 10 日	10.15 ↑	36.53 ↑	2.989	4.26 ↑	甲巯咪唑 10mg 3 次 / 日 沙利度胺 50mg 2 次 / 日
2015 年 10 月 6 日	13.51 ↑	15.01	5.435 ↑	6.47 ↑	甲巯咪唑 10mg 2 次 / 日 沙利度胺 50mg 2 次 / 日

续表

我院出院后诊治经过（2013年7月22日至2022年6月25日）				
时间	FT₃（3.5~6.5pmol/L）	FT₄（11.5~22.7pmol/L）	TSH（0.55~4.78μIU/ml）	TRAb（0~1.58mIU/ml）	治疗方案

时间	FT$_3$（3.5~6.5pmol/L）	FT$_4$（11.5~22.7pmol/L）	TSH（0.55~4.78μIU/ml）	TRAb（0~1.58mIU/ml）	治疗方案
2016年1月26日	7.05 ↑	5.27 ↓	69.768 ↑	2.45 ↑	甲巯咪唑15mg 1次/日 沙利度胺75mg 1次/晚
2016年5月30日	10.83 ↑	13.92	8.621 ↑	1.74 ↑	甲巯咪唑15mg 1次/日 沙利度胺50mg 1次/晚 甲泼尼龙4mg 1次/日
2016年8月15日	11.12 ↑	25.72 ↑	5.433 ↑	0.64	甲巯咪唑15mg 1次/日
2016年11月21日	11.71 ↑	29.85 ↑	2.762	< 0.3	甲巯咪唑15mg 1次/日
2017年2月6日	11.59 ↑	38.43 ↑	3.007	1.69 ↑	甲巯咪唑10mg 2次/日
2017年5月8日	11.78 ↑	16.17	12.918 ↑	1.19	甲巯咪唑15mg 1次/日
2017年7月31日	11.54 ↑	23.6 ↑	4.317	1.39	甲巯咪唑15mg 1次/日
2018年2月12日	11.06 ↑	29.16 ↑	1.468	11.74 ↑	甲巯咪唑15mg 1次/日
2018年7月2日	23.93 ↑	70.13 ↑	0.012 ↓	13.85 ↑	甲巯咪唑15mg 1次/日×5d/w
2018年9月3日	13.32 ↑	40.53 ↑	0.191 ↓	12.86 ↑	甲巯咪唑15mg 1次/日×5d/w
2019年2月18日	> 30.8 ↑	68.95 ↑	0.008 ↓	26.67 ↑	甲巯咪唑15mg 1次/日
时间	FT$_3$（3.93~7.7pmol/L）	FT$_4$（12.6~21.0pmol/L）	TSH（0.51~4.3μIU/ml）	TRAb（0~1.58mIU/ml）	治疗方案
2019年7月15日	21.95 ↑	61.44 ↑	0.009 ↓	12.57 ↑	甲巯咪唑10mg 3次/日

续表

时间	FT$_3$（3.93~7.7pmol/L）	FT$_4$（12.6~21.0pmol/L）	TSH（0.51~4.3μIU/ml）	TRAb（0~1.58mIU/ml）	治疗方案
2020年（具体时间不详）					2次放射性[131]I治疗
时间	FT$_3$（3.1~6.8pmol/L）	FT$_4$（12~22pmol/L）	TSH（0.27~4.2μIU/ml）		治疗方案
2022年6月25日	5.24	15.10	68.7 ↑		未用药

三、病例讨论

本病例中患者以心慌、手抖为主要临床表现，查体可见甲状腺肿大及心动过速，当地医院以甲状腺功能亢进症进行治疗，在治疗过程中甲状腺功能亢进一直控制不佳，多次于当地医院查甲状腺功能均提示，TSH正常或偏高，FT$_3$及FT$_4$在正常水平或增高状态，与临床上常见的甲状腺功能亢进的转归不一致。经停药半年后，复查甲状腺激素和相关抗体，符合典型的Graves病甲状腺功能亢进症，常规抗甲状腺治疗之后，患者出现甲状腺功能减退的激素特征，调整剂量后病情得以控制。患者的父亲符合甲状腺激素抵抗综合征的诊断，但自幼身体健康，无任何不适，触诊甲状腺未及明显肿大。结合患者的病史、诊疗经过及家族史，高度提示患者合并有甲状腺激素抵抗综合征，故行甲状腺素β受体基因突变测序，结果发现患儿及父亲均存在基因突变，诊断明确为甲状腺功能亢进症（Graves病）合并甲状腺激素抵抗综合征。

目前，国际上有关Graves病合并甲状腺激素抵抗综合征的报道均为个案，截至目前仅报道了7例。我院个案报道发表在2017年Clin Case Rep杂志，对Graves病合并甲状腺激素抵抗综合征进行了分析讨论。

早在2010年，日本学者Sato曾报道1例甲状腺功能亢进合并甲状腺激素抵抗的患者，经服用甲巯咪唑1年10个月后甲状腺功能亢进缓解，后停服药物2年期间，TRAb及甲状腺刺激性抗体持续阴性，FT$_4$高于正常值高限，FT$_3$及TSH在正常范围，经基因测序发现甲状腺素β受体突变基因为P453T。该个案提示，Graves甲状腺功能亢进症合并甲状腺激素抵抗综合征经甲巯咪唑治疗可得到完全缓解，但控制目标无统一标准，需结合临床表现和甲状腺功能水平，甲状腺功能维持在稍高水平的FT$_4$和FT$_3$以及正常或稍高水平的TSH水平，尽量避免药物过量。若Graves甲状腺功能亢进患者经药物治疗后FT_4和FT_3恢复正常，但表现为甲状腺功能减退，高度提示该患者合并有甲状腺激素抵抗综合征。

Graves甲状腺功能亢进对药物治疗、^{131}I治疗及手术均有效，但Graves甲状腺功能亢进合并甲状腺激素抵抗综合征的治疗方法应以药物治疗为主。Sivakumar等报道1例病例，患者经^{131}I治疗后随之表现为甲状腺功能减退，以超体重标准的左甲状腺素325μg/d方能维持正常的甲状腺功能。因放射性碘或手术治疗会导致垂体反馈性增生，临床上需要高度重视。

大部分甲状腺激素抵抗综合征均有甲状腺素β受体基因突变，大多数突变为点突变，主要集中在2个外显子即9、10"热点区"。既往报道甲状腺激素抵抗综合征合并Graves甲状腺功能亢进的TRβ基因存在A234T及G251R等突变。本个案报道经基因测序发现患儿及父亲均存在基因突变，突变位点为第10外显子的第95碱基发生错义突变，由C突变为T。结合临床及相关检查，明确诊断为Graves病合并甲状腺激素抵抗综合征的诊断。但仍有约15%的甲状腺激素抵抗综合征患者的基因测序未检测到突变位点，其具体原因尚不清楚。

甲状腺激素抵抗综合征患者较正常人更容易发现TPOAb和TgAb升高。我们团队曾报道1例无甲状腺素β受体突变的甲状腺激素抵抗综合征患者合并有桥本氏甲状腺炎，提示甲状腺激素抵抗综合征与自身免疫性甲状腺炎相关。Graves病及桥本氏甲状腺炎为常见的自身免疫性甲状腺疾病，尽管甲状腺激素抵抗综合征常合并此类疾病的原因不明，但至少提示两者密切相关。

四、病例点评

这是一例甲状腺激素抵抗综合征合并Graves甲状腺功能亢进的患者，关于本病的相关报道极少，诊断需要依靠甲状腺自身抗体测定和基因检测，目前尚无统一的治疗指南，以药物为首选，甲状腺功能亢进大多能得到良好控制，但控制目标需结合患者的临床表现和甲状腺功能水平。目前认为，无论何种类型的单纯甲状腺激素抵抗，均不适合应用抗甲状腺药物、手术或放射性碘治疗，因为降低循环中的甲状腺激素水平，会削弱甲状腺激素对垂体TSH细胞分泌的负反馈抑制作用，使血清TSH浓度进一步升高，TSH细胞增生，甚至发展为垂体瘤。甲状腺激素抵抗综合征病的分子机制与甲状腺素β受体基因突变有关，但仍有少部分患者根据目前的检测水平无法找到基因突变，具体的分子机制尚需进一步研究探讨。此外，甲状腺激素抵抗综合征易合并自身免疫甲状腺炎，伴TPOAb和TgAb升高。然而，甲状腺激素抵抗综合征合并Graves的情况罕见，国际上以个案报道为主，缺乏相关的指南及共识，其发病机制尚需进一步探索。

（病例提供者：孙洪平　谢绍锋　江苏省中西医结合医院）

（点评专家：刘　超　江苏省中西医结合医院）

参考文献

[1]Sun H，Xu S，Xie S，et al.Graves'disease coexisting with resistance to thyroid hormone：a rare case[J].Clin Case Rep，2017，6（2）：337-341.doi：10.1002/ccr3.1344.PMID：29445473.

[2]Ramos-Leví AM，Moreno JC，Álvarez-Escolá C，et al.Coexistence of thyroid hormone resistance syndrome，pituitary adenoma and Graves'disease[J].Endocrinol Nutr，2016，63（3）：139-141.doi：10.1016/j.endonu.2015.12.003.PMID：26786783.

[3]Akahori H，Usuda R.Graves'disease coexisted with resistance to thyroid hormone：a case report[J].J Med Case Rep，2021，15（1）：473.doi：10.1186/s13256-021-03061-4.PMID：34560890.

一、病历摘要

（一）病史简介

患者男性，66岁，因"心慌、消瘦4年余，加重半年"入院。

现病史：患者4年余前（2015年7月）无明显诱因出现心慌、乏力、消瘦，体重2个月内减轻约10kg，大便2~3次/日，为黄色成型软便，伴多食、易饥，伴怕热、多汗，伴烦躁、易怒，无腹痛、恶心、呕吐，无双眼外突、畏光、流泪及视物模糊，无发热、畏寒，无胸闷、呼吸困难，无咳嗽、咳痰、咯血，无鼻出血、牙龈出血。就诊于我院内分泌科，查甲状腺功能五项示：促甲状腺激素（TSH）<0.005μIU/ml↓，游离三碘甲状腺原氨酸（FT$_3$）45.70pmol/L↑，游离甲状腺素（FT$_4$）>100.00pmol/L↑，抗甲状腺球蛋白抗体（TgAb）779.30U/ml↑，甲状腺过氧化物酶抗体（TPOAb）309.30U/ml↑，抗促甲状腺素受体抗体（TRAb）13.56U/L↑，血常规示：白细胞计数$7.07×10^9$/L，中性粒细胞计数$3.4×10^9$/L，红细胞计数$4.74×10^{12}$/L，血红蛋白141g/L，血小板$101×10^9$/L↓，甲状腺超声：甲状腺右叶横断面大小：2.7cm×2.1cm，左叶横断面大小：2.3cm×1.7cm，峡部厚约：0.3cm，内回声减低，分布不均匀，散在小片状低回声区，未探及明显具体结节，CDFI：腺体内血流信号增多，呈"火海征"，诊为"甲状腺功能亢进症、桥本甲状腺炎"，给予甲巯咪唑10mg 3次/日抗甲状腺治疗及升血小板胶囊治疗，定期复查，患者感上述高代谢症状逐渐缓解，甲状腺功能示FT$_3$、FT$_4$、TSH逐渐恢复正常，轻度波动，血小板恢复正常水平，期间根据复查结果予甲巯咪唑规律减量，维持治疗1.5年后，考虑甲状腺功能及TRAb恢复正常遵医嘱停药。后患者自觉无不适，未规律复查甲状腺功能。半年前（2018年9月）患者劳累后再次出现心慌、乏力、多食、易饥、消瘦等症状，并逐渐加重，于某市市立医院住院治疗，经全面检查，考虑甲亢复发合并肝功能受损，报告未见，经保肝及甲巯咪唑抗甲状腺等治疗后，症状减轻，肝功能好转。1个月前（2019年2月）于我院内分泌科就诊，查甲功五项示：TSH 0.036μIU/ml，FT$_3$ 8.65pmol/L，FT$_4$ 6.49pmol/L，TgAb 1334.00U/ml，TPOAb 358.50U/ml，TRAb 5.40U/L，血常规：血小板$31×10^9$/L，白细胞计数7.17×10^9/L，中性粒细胞计数3.79×10^9/L，红细胞计数4.83×10^{12}/L，血红蛋白155g/L，肝功能示：谷丙转氨酶25.00U/L，谷草转氨酶28.00U/L，考虑甲亢复发，合并血小板减少症，予停服甲巯咪唑，给予升血小板胶囊4粒 3次/日治疗，建议行^{131}I治疗。今为全面评估病情并行^{131}I治疗，门诊以"甲状腺功能亢进症、血小板减少症"收入我科。患者目前已停服甲巯咪唑1个月，诉心慌、乏力，口服倍他乐克心慌可缓解，伴多食、易饥，近2周未食用富碘食物及药品，未使用含碘造影剂，睡眠欠佳，大便2～3次/日，为成型黄色软便，小便无异常，近2个月体重减轻约6kg。

既往史：患者平素体健，前列腺增生症6年，曾服前列康等药物治疗，仍有夜尿增多；否认肝炎病史，无结核病史，否认疟疾病史，否认密切接触史，否认高血压、心脏病史，否认糖尿病、脑血管疾病、精神疾病史，否认手术史，无外伤史，无输血史，无食物、药物过敏史，预防接种史不详。

个人史：生于山东省乳山市，久居本地，无疫区、疫情、疫水接触史，无牧区、矿山、高氟区、低碘区居住史，无化学性物质、无放射性物质、无有毒物质接触史，无吸毒史，吸烟史30年，约20支/日，已戒3年，无饮酒史，无特殊药物服用史，无冶游史。

家族史：父母已故，2姐患"类风湿性关节炎"，1兄健在，否认家族中有遗传倾向性疾病及传染性疾病。

（二）体格检查

体温36.7℃，脉搏100次/分，呼吸20次/分，血压136/86mmHg，身高160cm，体重61.5kg，BMI 24.02。正常发育状态，营养良好，体型匀称型，自主体位，正常面容，神志清楚，正常步态，语言清晰，查体合作。皮肤略潮湿，皮肤、黏膜无黄染，无皮疹、皮下出血，无眼睑水肿，结膜无充血、苍白，双侧眼球无突出，巩膜无黄染，角膜正常，瞳孔等大等圆，对光调节反射正常，无鼻出血、牙龈出血。气管居中，双侧颈部未触及肿大淋巴结，甲状腺弥漫性Ⅱ度肿大，随吞咽运动上下移动，两侧对称，质软，无压痛，未扪及包块，双上极可闻及血管杂音。肺、腹未见明显异常，心前区无隆起及凹陷，心相对浊音界正常，心率100次/分，律齐，各瓣膜听诊区未闻及病理性杂音，无心包摩擦音。四肢肌力、肌张力未见异常，双手轻度震颤，双下肢无水肿。双侧肱二、三头肌反射及双侧膝反射、跟腱反射稍亢进，双侧Hoffmann征、Babinski征及Kernig征均阴性。

（三）辅助检查

1. 入院前1个月（甲巯咪唑停药前）检查

总胆红素25.74μmol/L，直接胆红素6.11μmol/L，间接胆红素16.93μmol/L，谷

氨酰转肽酶28.00U/L，碱性磷酸酶87.00U/L，白蛋白45.77g/L。

2. 入院后检查

甲功三项：TSH<0.005μIU/ml，FT_3 38.65pmol/L，FT_4 68.14pmol/L。

血常规：血小板70×10^9/L，白细胞计数7.34×10^9/L，中性粒细胞计数4.02×10^9/L，红细胞计数4.52×10^{12}/L，血红蛋白147g/L。

血小板抗体检测：血小板HPA抗体阴性，血小板HLA抗体阴性。

抗中性粒细胞胞浆抗体测定：胞浆型ANCA、核周型ANCA、蛋白酶3型ANCA、髓过氧化物酶型ANCA、抗核抗体、抗肾小球基底膜抗体均为阴性。

肝肾功能、电解质、血脂、血糖、CK+CKMB、钙、镁、磷、血凝常规、尿便常规等均无异常。

十二导联心电图：窦性心律，窦性心动过速。

心脏超声：心瓣膜退行性变：主动脉瓣反流（轻微），二尖瓣反流（轻度）；左室舒张功能减低；各房室大小正常，室壁运动未见异常，LVEF 60%。

甲状腺超声：甲状腺右叶横断面大小：2.5cm×2.2cm，左叶横断面大小：2.4cm×1.8cm，峡部厚约：0.3cm，内回声减低，分布不均匀，散在小片状低回声区，未探及明显具体结节，CDFI：腺体内血流信号增多。双侧颈部未见明显有意义肿大淋巴结。

甲状腺静态显像：甲状腺位置正常，形态规整，甲状腺双侧叶显影轮廓增大，椎体叶可见显影，甲状腺双侧叶内显像剂分布弥漫性增高，估重55g（病例9图1）。

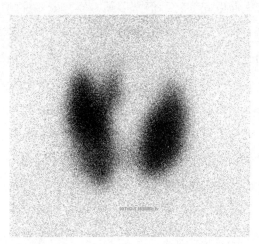

病例9图1   首次¹³¹I治疗前甲状腺静态显像

甲状腺摄¹³¹I试验/吸碘率：2小时28.48%，4小时48.97%，24小时65.22%。甲状腺吸碘率升高，符合甲亢表现。

骨密度测定：腰椎T值：–1.2，左股骨T值：–0.3，全髋T值：–0.5，脆性骨折史：无。骨量减少。

腹部超声：脾脏大小形态正常，内回声均匀，未见明确异常回声。

二、诊疗经过

1. 诊断及鉴别诊断

（1）诊断：格雷夫斯甲亢；血小板减少症；桥本甲状腺炎；骨量减少。

（2）格雷夫斯甲亢诊断依据：①高代谢症状；②体征：甲状腺Ⅱ度肿大，可闻及血管杂音，心率快，双手轻度震颤，双侧肱二、三头肌反射及双侧膝反射、跟腱反射稍亢进；③FT_3、FT_4升高，TSH降低；④TRAb升高；⑤甲状腺超声示甲状腺弥漫性增大，血流信号增多；⑥甲状腺弥漫性摄锝增加；⑦甲状腺2小时、4小时、24小时摄碘率均高于正常值；⑧合并肝功能受损、血小板减少等并发症。

（3）格雷夫斯甲亢鉴别诊断：①桥本甲状腺炎：甲状腺弥漫性肿大，可长期无甲亢症状，仅表现为颈部增粗，早期可有甲亢表现，但多发展为甲减。TPOAb、TGAb阳性有助鉴别；②单纯性甲状腺肿：除甲状腺肿大外，无甲亢的其他症状、体征。甲状腺摄碘率可增高但高峰不前移，T_3、T_4正常或T_3偏高，TSH正常，TRH兴奋试验正常；③亚急性甲状腺炎：上呼吸道感染史，可有发热、颈痛，呈转移性，有典型甲亢症状，为一过性，摄碘率降低，T_3、T_4升高、TSH降低，激素治疗有效；④毒性多结节性甲状腺肿：甲状腺呈结节性肿大，质硬，有多个结节，血管杂音少见。症状一般较格雷夫斯甲亢为轻，但常以某一器官或系统的症状为突出，尤其是心血管系统，如心律失常，充血性心力衰竭。消瘦和乏力较为明显，可伴有厌食。甲状腺核素显像有助于诊断（示放射性浓聚和缺损征象），浓聚征象较明显；⑤毒性甲状腺腺瘤（Plummer病）：此病多见于中老年患者。甲亢症状一般较轻微，某些患者仅有心动过速、消瘦、乏力或腹泻、不引起突眼；有些患者以心房纤颤、心力衰竭或肌无力为主诉而就诊。检查可发现颈部有圆形或卵圆形结节，边界清楚，质地较硬，随吞咽活动，无血管杂音。血清T_3、T_4水平升高，尤以T_3增高明显。甲状腺显像（扫描或照相）对诊断有意义，结节区可呈聚[131]I之"热结节"。

（4）血小板减少原因鉴别：血小板减少原因主要包括以下4种：①血小板生成减少：先天遗传因素（极少见）、白血病、再生障碍性贫血、多发性骨髓瘤等血液系统疾病、化疗药物等均可导致血小板生成障碍，需行骨髓穿刺明确病因；②血小板破坏过多：最常见的为免疫性因素，使机体产生破坏血小板的异常抗体，如感染、药物（肝素、阿司匹林等）、自身免疫性疾病（系统性红斑狼疮）等均可引起机体产生破坏血小板的异常抗体。格雷夫斯甲亢本身也属于自身免疫性疾病，除通过自身免疫机制导致血小板减少外，异常升高的甲状腺激素及增强的内皮网状系统吞噬功能也会对血小板有直接破坏作用，引起血小板减少；③血小板消耗过度：如弥散性血管内凝血（DIC）、出血、血液透析等均会造成血小板消耗、丢失过多；④血小板分布异常：如脾功能亢进。

为鉴别本例患者血小板减少原因，详细采集病史，询问药物使用情况，完善血小板抗体、抗中性粒细胞胞浆抗体等免疫相关抗体检测、腹部超声等检查；患者否认恶性肿瘤病史及可能影响导致血小板减少的药物使用史，相关抗体均呈阴性；腹部超声提示脾脏大小、回声均正常，可排除脾功能亢进、药物、自身免疫、DIC、出血等因素所致血小板减少。建议患者行骨髓穿刺及基因、染色体检查以排除血液系统疾病、先天性血小板减少症，患者拒绝。

该患者格雷夫斯甲亢诊断明确，血常规仅提示血小板减少，粒系、红系血细胞无异常，且ATD初治甲亢好转后血小板恢复正常，考虑格雷夫斯甲亢导致血小板减少可能性大。根据国内外格雷夫斯甲亢诊治指南，因抗甲状腺药物本身会导致或加剧粒细胞、血小板、血红蛋白等的降低，当格雷夫斯甲亢合并血液系统异常时，应慎用抗甲状腺药物，对粒细胞缺乏、血小板重度减少者，应停用抗甲状腺药物，密切监测外周血常规，除采用一般口服升白、升血小板药物外，应及时应用集落刺激因子配合糖皮质激素、免疫球蛋白等治疗，并尽早选择足量的^{131}I进行治疗。^{131}I主要被功能亢进的甲状腺组织摄取，对骨髓的照射量小，不会引发白细胞计数、血小板计数、血红蛋白的继续下降。

2．治疗过程

（1）围治疗期对症支持治疗：①控制心室率：酒石酸美托洛尔片（倍他乐克）25mg，2次/日，口服；②升血小板：升血小板胶囊4粒，2次/日，口服，注射用重组人白介素–11（巨和粒）1.5mg皮下注射，甲泼尼龙8mg，2次/日，口服；③补钙：碳酸钙D_3片（钙尔奇D）1片，1次/日，口服，阿法骨化醇软胶囊1μg，1次/日，口服。

（2）^{131}I治疗：于2019年3月14日行第1次^{131}I治疗。根据指南推荐公式计算^{131}I治疗剂量。口服活度（MBq）＝［计划量（3.7MBq/g）×甲状腺重量（g）］/［甲状腺24h吸^{131}I率］，服^{131}I剂量为370MBq（10mCi）。患者服^{131}I后无特殊不良反应，无心慌、乏力、多汗、腹泻、食欲亢进等甲亢症状加重表现。

后出院定期复查，^{131}I治疗后1个月甲状腺功能恢复正常，自觉症状好转，甲状腺较前缩小，体重逐渐上涨，提示甲亢好转，^{131}I治疗有效，血小板随之恢复正常。

4个月后甲状腺功能示FT$_3$、FT$_4$、TRAb升高，合并高代谢综合征，提示甲亢复发。血常规示出现血小板计数下降，考虑甲亢复发所致，具体见病例9表1。甲亢复发合并血小板减少，无法应用抗甲状腺药物进行治疗，具备再次^{131}I治疗指征，遂收入院，进行病情评估。

甲功五项示TSH<0.005μIU/ml，FT$_3$ 20.49pmol/L，FT$_4$ 47.05pmol/L，TgAb 1399.00U/ml，TPOAb>600.00U/ml。

TRAb 38.59U/L。

血常规：血小板计数71×10^9/L，白细胞计数5.40×10^9/L，中性粒细胞计数2.75×10^9/L，红细胞计数4.45×10^{12}/L，血红蛋白136g/L。

甲状腺超声：甲状腺大小尚可，右叶横断面大小：1.7cm×1.9cm，左叶横断面大小：1.9cm×1.8cm，峡部厚约：0.2cm，内回声减低，分布不均匀，散在小片状低回声区，左叶见高回声结节，大小约0.6cm×0.6cm，边界清，形态规则，右叶未探及明显具体结节，CDFI：腺体内血流信号丰富，呈"火海征"。

甲状腺静态显像：甲状腺位置正常，形态规整，甲状腺双侧叶显影轮廓较前缩小，双侧叶内显像剂分布弥漫性增高，估重35g。

甲状腺摄131碘试验/吸碘率：2小时26.76%、4小时50.67%、24小时77.78%。甲状腺吸碘率升高，符合甲亢表现。

于2019年8月28日行第2次^{131}I治疗，根据指南推荐公式计算^{131}I治疗剂量为166.5MBq（4.5mCi）。患者服^{131}I后无特殊不良反应，无心慌、乏力、多汗、腹泻、食欲亢进等甲亢症状加重表现。

3. 疗效评估　第2次^{131}I治疗后，心慌、怕热、多汗、食欲亢进等高代谢症状逐渐好转，大便次数减少，甲状腺逐渐恢复至正常大小。定期复查，治疗后1个月FT$_3$、FT$_4$降至正常，3个月后复查甲状腺功能提示甲状腺功能减退，予左旋甲状腺激素补充治疗，定期复查，调整药量，甲状腺功能维持在正常范围，TRAb逐渐下降，血小板逐渐恢复至正常范围，甲亢治愈，目前长期随访中，详见病例9表1。

病例9表1　^{131}I治疗患者甲状腺功能、TRAb及血小板变化情况

时间	TSH（0.27~4.20μIU/ml）	FT$_3$（3.10~6.80pmol/L）	FT$_4$（12.0~22.0pmol/L）	TRAb（0~1.22U/L）	血小板计数［（125~350）×10^9/L］
2019年3月11日（第1次^{131}I治疗前）	<0.005	38.65	68.14	5.40	31

续表

时间	TSH（0.27 ~ 4.20 μIU/ml）	FT$_3$（3.10 ~ 6.80pmol/L）	FT$_4$（12.0 ~ 22.0pmol/L）	TRAb（0 ~ 1.22U/L）	血小板计数［（125 ~ 350）×10^9/L］
2019 年 4 月 9 日	3.53	4.26	15.71	--	70
2019 年 7 月 9 日	< 0.005	20.03	44.46	39.38	152
2019 年 8 月 13 日	< 0.005	28.60	66.90	--	140
2019 年 8 月 27 日（第 2 次 ^{131}I 治疗前）	< 0.005	20.49	47.05	38.59	71
2019 年 9 月 30 日	0.025	4.65	15.43	21.57	78
2019 年 12 月 2 日	> 100.00	1.62	2.71	20.34	120
2020 年 1 月 3 日	13.33	4.81	17.76	--	140
2020 年 5 月 25 日	1.20	5.16	22.8	--	170
2020 年 12 月 21 日	6.44	4.42	18.2	18.21	135
2021 年 3 月 22 日	2.51	4.31	18.8	--	154
2021 年 9 月 3 日	5.09	3.48	19.10	10.32	147
2022 年 5 月 9 日	0.624	6.21	21.7	--	134
2023 年 1 月 4 日	1.48	5.54	18.47	3.12	157

三、病例讨论

患者老年男性，结合高代谢症状、体征、甲状腺功能、高TRAb水平、甲状腺超声以及甲状腺摄^{131}I率高于正常，ETC示双叶甲状腺弥漫性肿大伴摄锝功能增强，格雷夫斯甲亢诊断明确。格雷夫斯甲亢的治疗方法主要包括抗甲状腺药物治疗（ATD）、放射性^{131}I治疗和手术治疗。3种治疗方法各有利弊，ATD治疗为初诊患者首选治疗方法，可避免手术潜在风险，不存在辐射暴露，且其导致的药物性甲减为可逆性，但治疗持续时间长，治疗后复发风险高，易导致皮肤过敏、肝功能损伤、粒细胞减少等不良反应，使得患者无法长期获益。手术治疗虽可迅速控制甲状腺毒症，但手术并发症较多，可诱发甲亢危象、大出血，严重者危及生命，临床中较少应用。放射性^{131}I治疗确切控制甲状腺毒症所需时间较短，可避免手术风险及应用ATD治疗的潜在不良反应，缺点是可能导致甲减而需终生应用甲状腺激素替代治疗，治疗后可能会加重部分活动性眼病，需要进行相关辐射防护。但总体来说，相较其他两种治疗方法，^{131}I治疗导致的不良反应发生率最低。

^{131}I治疗既可作为成人格雷夫斯甲亢的一线治疗方案，也可作为ATD治疗不佳患

者的根治措施。^{131}I治疗尤其适用于下述情形：ATD出现不良反应；ATD疗效差或多次复发；有手术禁忌证或手术风险高；有颈部手术或外照射史；病程较长；老年患者（特别是伴发心血管疾病者）；合并肝功能损伤；合并白细胞或血小板减少；合并骨骼肌周期性瘫痪；合并心房颤动。^{131}I治疗格雷夫斯甲亢的禁忌证：妊娠患者；格雷夫斯甲亢患者合并疑似或确诊甲状腺癌；育龄期女性患者^{131}I治疗前应注意排除妊娠。

本例患者格雷夫斯甲亢诊断明确，甲巯咪唑足疗程治疗后停药1年甲亢复发，且合并血小板减少症，符合^{131}I治疗指征，无禁忌证。但血小板减少原因多样且复杂，出血表现无特异性，涵盖大多数血液系统疾病，应首先明确血小板减少是否与甲亢相关。为明确血小板减少原因，详细追溯病史及药物使用史，完善了血小板抗体、抗中性粒细胞胞浆抗体、腹部超声等检查，排除了药物、脾功能亢进、自身免疫性因素、DIC、创伤性出血等原因所致血小板减少。为进一步排除血液系统疾病、先天性血小板减少症，建议患者行骨髓穿刺及基因、染色体检查，患者及家属拒绝。患者无皮肤紫癜、瘀点、瘀斑及鼻、牙龈出血等出血倾向，血常规仅提示血小板减少，无粒系、红系血细胞异常，且格雷夫斯甲亢诊断明确，ATD初治甲亢好转后血小板恢复正常，首先考虑格雷夫斯甲亢导致血小板减少可能性大。

基于以上评估，停用ATD药物，进一步行^{131}I治疗。^{131}I主要被功能亢进的甲状腺组织摄取，对骨髓的照射量小，不会引发血小板的继续下降。^{131}I围治疗期密切监测外周血常规，除采用一般口服升血小板药物外，应该及时应用集落刺激因子、糖皮质激素来升血小板。

首次^{131}I治疗后1个月甲状腺功能恢复正常，患者自觉心慌、多汗、怕热、食欲亢进、易怒等高代谢症状好转，甲状腺较前缩小，体重逐渐升高，提示甲亢好转，^{131}I治疗有效，且血小板随之升高至正常范围，提示本例患者血小板减少与格雷夫斯甲亢密切相关。4个月后出现高代谢症候群，甲状腺功能示FT$_3$、FT$_4$、TRAb升高，提示甲亢复发，且合并血小板减少，无法应用ATD药物治疗，具备^{131}I再次治疗指征，予第2次^{131}I治疗。治疗后定期随访，患者高代谢症状逐渐好转，大便次数减少，甲状腺逐渐恢复至正常大小。治疗1个月后FT$_3$、FT$_4$降至正常，3个月后甲状腺功能提示甲状腺功能减退，予左甲状腺激素补充治疗，定期复查，调整药量，甲状腺功能维持在正常范围，TRAb逐渐下降，血小板逐渐恢复至正常范围，甲亢治愈，后期持续进行长期随访。

经过^{131}I治疗前病情评估及治疗后随访，明确本例患者血小板减少系格雷夫斯甲亢所致可能性大，具体机制尚不明确。自身免疫机制认为甲亢患者IgG及循环免疫复合物升高，血小板结合IgG增高，易被单核—巨噬细胞系统识别、吞噬和破坏，致使血小板减少。另一观点认为过量的甲状腺激素刺激网状内皮系统，增强了单核—巨噬细胞系统吞噬功能，使血小板破坏加速，寿命缩短。

四、病例点评

格雷夫斯甲亢合并血小板减少相对少见。血小板减少原因复杂多样，其病因鉴别对临床治疗决策的制订至关重要。该患者在血小板减少鉴别诊断中完善了病史采集及相关抗体检测、腹部超声等检查，由于患者拒绝行骨髓穿刺等有创检查，未能获取更有力的证据排除血液系统疾病等，稍显遗憾。

甲亢合并血小板减少的常规治疗原则是及时停用ATD药物，评估患者出血风险，及时选择升血小板药物、促血小板生长因子白介素-11等诱导巨核细胞成熟分化，增加体内血小板的生成，同时联合应用糖皮质激素抑制自身免疫反应可有效抑制血小板进行性下降，降低出血风险。而去除原发疾病甲亢是最终必须解决的问题，选择131I治疗是公认最有效、最快速、最适宜的办法。对于甲亢病史较长且合并血小板减少等血液系统合并症的老年患者，一般选择以达到甲减为治疗目的，无须担忧转归甲减的情况。

（病例提供者：李　娇　青岛大学附属医院）

（点评专家：林岩松　中国医学科学院北京协和医院）

参考文献

[1]中华医学会核医学分会.131I治疗格雷夫斯甲亢指南（2021版）[J]. 中华核医学与分子影像杂志，2021，14（4）：242-253.

[2]Douglas SR，Henry BB，David SC，et al.2016 American Thyroid Association Guidelines for Diagnosis and Management of Hyperthyroidism and Other Causes of Thyrotoxicosis[J]. Thyroid，2016，26（10）：1343-1421.doi：10.1089/thy.2016.0229.

[3]Juan PB，Stephanie P，Naykky SO，et al.Patterns of Use，Efficacy，and Safety of Treatment Options for Patients with Graves' Disease：A Nationwide Population-Based Study[J].Thyroid，2020，30（3）：357-364.doi：10.1089/thy.2019.0132.Epub 2020 Feb 26.

[4]George JK，Luigi B，Lazlo H，et al.2018 European Thyroid Association Guideline for the Management of Graves' Hyperthyroidism[J].Eur Thyroid J，2018，7（4）：167-186.doi：10.1159/000490384.Epub 2018 Jul 25.

10

病例10 亚急性甲状腺炎

一、病历摘要

（一）病史简介

患者男性，42岁，因"发热、颈部触痛1个月"入院。

现病史：患者1个月前患者无明显诱因出现发热，体温最高可达39.2℃，同时伴有颈部明显触痛，体重明显下降，偶有心慌，就诊于当地医院，诊断为"亚急性甲状腺炎"，口服泼尼松片，症状未见明显缓解，来我院门诊诊治。予患者口服泼尼松片、依安凡治疗，完善相关辅助检查，诊断：亚急性甲状腺炎，患者现仍发热，同时伴有心慌、干咳，今为求进一步系统检查，入院治疗。

患者病来常有发热，体温最高可达39.2℃，颈部明显触痛，明显消瘦，体重下降约15kg，偶有心慌、干咳、肢体麻木，无腹胀腹泻，无视物模糊及视力下降，四肢活动灵活，饮食睡眠尚可，二便正常。

既往史：否认冠状动脉粥样硬化性心脏病、高血压及脑梗死等慢性疾病病史；否认肝炎、结核等传染病病史；否认外伤、输血史。

（二）体格检查

体温36.8℃，脉搏120次/分，呼吸18次/分，血压132/90mmHg。神清语明，步入病房，查体合作，全身皮肤未见皮疹及出血点。巩膜无黄染，结膜无苍白，口唇无发绀，气管居中，甲状腺未触及肿大，触痛（+），浅表淋巴结未触及肿大。双肺呼吸音清，未闻及明显干湿啰音。心律齐，心音有力，各瓣膜区未闻及病理性杂音。腹平坦，左下腹深压疼痛，无反跳痛及肌紧张，肝脾肋下未触及，肝肾区无叩痛。双下肢皮温低，双足无水肿及胀痛，无脱屑及渗血。

（三）辅助检查

1. 外院及我院门诊检查

2021年5月18日（外院）：甲功五项：TSH 00878μIU/ml，FT$_3$ 6.7533pmol/L，FT$_4$ 16.7369pmol/L，抗甲状腺球蛋白抗体2.8113U/ml，抗甲状腺过氧化物酶抗体1.7769U/ml；血沉74mm/h；C-反应蛋白30.07mg/L；甲状腺彩超：双叶甲状腺局部回声减低，考虑亚甲炎，左叶甲状腺囊性结节（TI-RADS 2类），双侧颈部淋巴结显示。

2021年6月11日（我院门诊）：血沉100mm/h。

2. 入院后检查

入院后完善各项评估检查（血尿便常规、肝肾功能、血脂系列、甲功三项、心电图、甲状腺超声、肝胆脾胰超声、胸部CT等）（病例10表1至病例10表3，病例10图1至病例10图3）。

病例10表1　部分实验室检查结果（2021年6月11日）

指标	检测值	单位	参考范围
白细胞计数（WBC）	7.21	10^9/L	3.50 ~ 9.50
中性粒细胞百分比（NE%）	65.5	%	42.3 ~ 71.5
淋巴细胞百分比（LY%）	20.2	%	16.8 ~ 43.4
单核细胞百分比（MO%）	13.7	%	4.6 ~ 12.4
谷丙转氨酶（ALT）	99	U/L	0 ~ 40
谷草转氨酶（AST）	45	U/L	5 ~ 34
胆碱酯酶（CHE1）	7456	U/L	4000 ~ 11700
血钾（K^+）	4.06	mmol/L	3.50 ~ 5.50
血钠（Na^+）	139	mmol/L	136.0 ~ 145.0
血氯（Cl^-）	102.4	mmol/L	96.0 ~ 108.0
C– 反应蛋白（CRP）	32	mg/L	0 ~ 8
促甲状腺激素受体抗体（TRAb）	1.65	IU/L	0 ~ 1.75

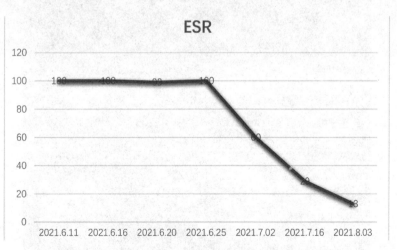

病例10图1　患者入院后红细胞沉降率监测结果（mm/h）

病例10表2　入院后甲状腺功能监测结果

甲状腺功能	2021年6月12日	2021年7月16日	2021年8月3日	参考范围
FT_3	10.42 ↑	4.59	4.31	2.43 ~ 6.01pmol/L
FT_4	32.07 ↑	10.84	11.30	9.01 ~ 19.05pmol/L
TSH	< 0.0038 ↓	11.3080 ↑	4.1792	0.30 ~ 4.80μIU/ml

病例10表3　甲状腺摄碘率报告（2021年6月11日）

名称	测量值	参考值	计数	源计数
2小时摄碘率	1.6%	4 ~ 21%	761	7799
4小时摄碘率	0.3%	6 ~ 29%	668	7744

检查结果提示：甲状腺摄碘率降低。

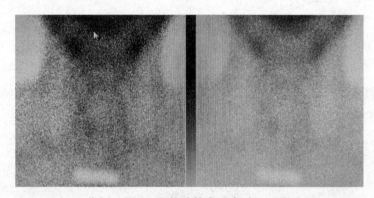

病例10图2　甲状腺静态现象（ECT）

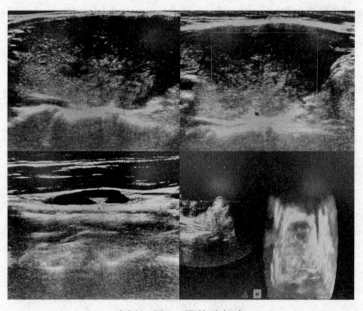

病例10图3　甲状腺超声

二、诊疗经过

结合患者症状、体征、辅助检查，入院诊断考虑为：①亚急性甲状腺炎；②心动过速；③肝功能异常；入院后生命体征平稳，予以复查血沉，同时予以甲状腺摄^{131}I试验、甲状腺核素静态现象、甲状腺超声检查明确诊断，并予以抗甲状腺素受体抗体检测，以除外甲亢。入院后予醋酸泼尼松龙10mg每日2次口服，盐酸普萘洛尔片10mg每日3次口服。1周后醋酸泼尼松片改为早10mg、晚5mg口服。待病情平稳后缓慢逐渐减量。双环醇片50mg每日3次口服保肝治疗。

患者2021年5月11日无明显诱因出现发热，体温最高可达39.2℃，同时伴有颈部明显触痛。2021年5月18日于外院诊断为"亚急性甲状腺炎"，口服泼尼松片，症状未见明显缓解，甲状腺功能结果显示甲状腺毒症表现。红细胞沉降率及C-反应蛋白均明显升高。2021年6月11日入院后完善复查甲状腺功能检查、甲状腺摄碘率、甲状腺核素静态显像检查，甲状腺放射碘摄取率减低，彩超提示双甲状腺局部片状低回声区，符合亚急性甲状腺炎的诊断。

患者颈痛、发热症状明显，予激素抗感染治疗，起始剂量20mg/d，1周后减为15mg/d，复查红细胞沉降率仍为100mm/h，继续激素治疗，监测血沉及症状是否缓解，缓慢减低激素剂量。

患者入院心率120次/分，为甲状腺毒症临床表现，予盐酸普萘洛尔片10mg每日3次口服缓解心动过速，症状缓解停药。

经上述治疗1个月后，2021年7月16日复查甲状腺功能，FT$_3$、FT$_4$水平恢复正常，TSH水平低于参考值范围，提示患者亚急性甲状腺炎进入甲减（亚甲减）期。恢复期出现轻度、一过性甲减不需要使用甲状腺素治疗。重者需要补充甲状腺素治疗。

2021年8月3日复查甲状腺功能，结果显示甲状腺功能恢复正常，症状全部消失，激素及β肾上腺素能阻断剂等药物也均已停用，患者亚急性甲状腺炎病程结束，甲状腺功能恢复正常，相关症状消失。出院后继续门诊随访。

三、病例讨论

患者中年男性，出现发热、颈部触痛症状1个月，经过实验室检查及影像学检查等，诊断为亚急性甲状腺炎。患者甲状腺毒症症状明显，存在明显的心动过速，入院时甲状腺功能为甲状腺毒症期。

亚急性甲状腺炎是一种自限性、炎症性甲状腺疾病，以颈前区疼痛或压痛、弥漫性甲状腺肿和甲状腺功能可预测性变化为特征，是最常见的痛性甲状腺疾病。起病可能与病毒感染有关，是病毒直接或间接作用于甲状腺引发的炎症过程。诊断基于甲状腺区疼痛和触痛伴血沉增快，甲状腺放射碘摄取率不吸收或减低。甲状腺功能异常为一过性，绝大多数可痊愈，甲状腺功能恢复正常。

亚急性甲状腺炎根据不同临床病理特点出现了多种命名，如DeQuervain's甲状腺炎、巨细胞性甲状腺炎、亚急性肉芽肿性甲状腺炎、假肉芽肿性甲状腺炎、亚急性非化脓性甲状腺炎、假性结核性甲状腺炎，亚急性痛性甲状腺炎、急性单纯性甲状腺炎、非感染性甲状腺炎。目前统称为亚急性甲状腺炎。

亚急性甲状腺炎的发生与病毒感染有关联。其证据是：①病毒感染期间，亚急性甲状腺炎呈聚集发生；②亚急性甲状腺炎临床上有病毒感染相关的表现，如疲乏、无力，白细胞水平不高；③疾病呈自限性；④患者注射流感疫苗后发生亚急性甲状腺炎或登革热发生6天后出现亚急性甲状腺炎；⑤半数患者亚甲炎后病毒抗体水平增加。但病毒感染的直接证据只有一个，只有腮腺炎病毒从受累的甲状腺组织中直接分离出。目前报道的与亚急性甲状腺炎发生相关的病毒有多种。包括柯萨奇病毒、腺病毒、流感病毒、腮腺炎病毒、巨细胞病毒和登革病毒等。除病毒外，亚急性甲状腺炎的发生也可能与其他病菌感染有关，如疟疾。另外，也有些药物诱导超敏综合征引发亚急性甲状腺炎的报道。

1. 临床表现　亚急性甲状腺炎起病迅速。突出表现为甲状腺区域的肿痛，向上颈部、咽喉部、下颌、耳部放射，有些甚至出现头痛和胸痛，疼痛随吞咽、咳嗽或转头加重。伴有疲乏、无力，发热等全身症状表现。半数患者发病前几天或几周时有上呼吸道感染病史。疼痛可双侧，也可是单侧，或从一侧转移到另一侧。少数患者疼痛不明显，甚至完全没有疼痛。没有疼痛不能除外亚急性甲状腺炎。有些出现声音嘶哑和吞咽困难。

体温多数低热，少高热。甲状腺毒症表现多数不明显，少数可有轻、中度表现，如焦虑、紧张、怕热、多汗、心悸、体重下降。罕有甲亢危象，合并心脏病者可引发心衰或心脏病加重。

体格检查上除发热，甲状腺轻中度肿大，呈结节样。质地中等或偏硬，触痛明显。随着病情好转，甲状腺肿大减轻或消失，质地恢复，触痛逐渐减轻直至消失。一般不伴有颈部淋巴结病变。

根据疾病的进程可分为炎症期和恢复期两个阶段。

（1）炎症期：甲状腺发生炎症，甲状腺滤泡受到破坏，导致角质释放到间质和循环，各种碘化物，出现血清甲状腺激素、甲状腺球蛋白、碘水平增加，尿碘排泄增加。引起不同程度甲状腺毒症。促甲状腺素被抑制，TSH对TRH刺激反应低下或不反应。碘的转运功能受损，放射碘摄取被抑制或不吸收。炎症期，血沉升高，白细胞数正常或升高，部分可出现轻度贫血。少数患者碱性磷酸酶或其他肝酶可升高。

（2）恢复期：随着炎症破坏的结束，进入到疾病恢复期。血清甲状腺激素水平低于正常，促甲状腺素水平升高，随着甲状腺摄碘能力恢复，放射碘摄取率增加。经过几周或几个月后，甲状腺功能恢复正常，碘储备恢复正常需要更长的时间。

50%的患者有甲亢表现，持续3～6周。甲状腺内储备的甲状腺激素释放出来后甲亢症状消失。30%患者进入甲减期，持续6个月左右。整个病程持续12个月。

2．实验室检查　结果受疾病阶段的影响。炎症期：白细胞数正常或轻度增加，轻度贫血。血沉加快，C-反应蛋白水平增加，白介素-6水平升高。甲状腺球蛋白（Tg）水平、血清碘和尿碘排泄增加，促甲状腺素（TSH）被抑制，甲状腺素（T_4）和三碘甲腺原氨酸（T_3）水平升高。恢复期：血清TSH水平升高，甲状腺素（T_4）和三碘甲腺原氨酸（T_3）正常或低于正常。

3．影像学检查

（1）核医学检查：放射碘摄取率：炎症期，甲状腺滤泡破坏阶段，甲状腺放射碘摄取率减低，多数<5%～10%，甚至<1%。恢复期，摄碘功能增高。痊愈后，摄碘率正常。放射碘摄取率检查能协助鉴别Graves或毒性结节性甲状腺肿引发的甲状腺毒症，后两者摄碘功能增高或正常。甲状腺核素显像，甲状腺毒症阶段显示甲状腺摄锝减少或不摄取。

（2）甲状腺超声检查：炎症期，甲状腺超声显示甲状腺单叶或双叶内有片状低回声，边界不清，彩色多普勒超声显示炎症区域血流信号减弱或无血流信号。弹性超声显示弹性减低。少数表现为结节状，个别血流信号增加。恢复期，病灶区内血流信号增加。痊愈后甲状腺超声异常影像可完全消失。

（3）CT、MRI和PET/CT检查：计算机断层扫描（CT）或磁共振（MRI）检查少用于亚急性甲状腺炎的诊断中。CT平扫显示炎症期甲状腺CT信号减低，增强CT显示强化不明显。MRI检查，炎症区域T_1像信号增强，T_2加权信号增强更为明显T_1和T_2加权磁共振检查可协助于区分亚急性甲炎和Graves病。PET/CT检查：极少用于亚急性甲状腺炎诊断中。个例报道显示亚急性甲状腺炎时呈弥漫性或病灶高代谢状态，与锝显像完全相反。

该例患者发热、颈部触痛症状明显；血沉加快；C-反应蛋白升高；甲状腺功能促甲状腺素（TSH）被抑制，甲状腺素（T_4）和三碘甲腺原氨酸（T_3）水平升高；甲状腺放射碘摄取率减低，彩超提示双甲状腺局部回声减低，符合亚急性甲状腺炎的诊断。患者外院治疗1个月症状仍明显，入我院后给予糖皮质激素治疗，症状缓解缓慢减低激素剂量。

亚急性甲状腺炎的治疗目标是症状缓解。轻的或无症状患者不需要治疗。甲状腺疼痛明显者可服用非甾体类抗炎药（NSAIDs）或阿司匹林2～3g/d就可使疼痛在5周内缓解。当治疗失败或症状严重时，需要采用糖皮质激素或其他类似药物。糖皮质激素治疗可使症状在24小时内缓解。虽然基本疾病过程不会改变，但是炎症过程可被抑制。糖皮质激素起始剂量不等，一般泼尼松30～40mg/d，持续2～3周，之后逐步减量，直至放射摄碘摄取恢复正常停药。少数患者停药后病情反复，需再次用药。最近日本的一项研究显示泼尼松15mg/d，每2周减5mg，80%患者有效安全。另外，20%的患者需要抗感染治疗8周。另一项回顾性研究显示，泼尼松平均15mg/d，甲状腺功能恢复正常时间与氯索洛芬相当，而症状改善时间显著短于氯索洛芬。提示泼尼松在改善症状方面有明显优势。停用泼尼松后病情反复率20%。如果存在甲状腺毒症，可使用β肾上腺素能阻断剂，如普萘洛尔10～20mg，每日3次。

患者在我院治疗1个月后复查甲状腺功能，结果显示FT_3、FT_4水平恢复正常，TSH水平低于参考值范围，提示患者亚急性甲状腺炎进入甲减（亚甲减）期。此时患者临床症状已不明显，糖皮质激素剂量已减致5mg/d，β肾上腺素能阻断剂已停用。嘱患者停用糖皮质激素，继续观察患者病情。

亚急性甲状腺炎患者甲状腺肿痛一般持续时间4～6周，部分患者肿痛反复或持续。炎症消失后可出现一过性甲减，多数持续时间6～8周，少数形成永久性甲减。从甲状腺功能角度，病程可被分为4个阶段：依次甲状腺毒症期（3～6周）、甲状腺功能正常期、甲状腺功能减退期（6个月）和恢复期。有些患者可能只经历其中部分阶段。总病程2～4个月，有些病程持续1年甚至更长，有些患者亚甲炎可反复发生。

无论是炎症期还是恢复期，抗甲状腺药物对本病无作用，抗生素使用没有什么价值。恢复期出现轻度、一过性甲减不需要使用甲状腺素治疗。

该例患者又过了半个月复查甲状腺功能，甲状腺功能已恢复正常，相关症状已全部消失。亚急性甲状腺炎预后好，绝大多数甲状腺功能可以恢复正常。5%～15%的患者在病程12个月时遗留甲减，1%～4%的患者出现复发。

四、病例点评

亚急性甲状腺炎是一种自限性、炎症性甲状腺疾病。轻的或无症状患者不需要治疗，甲状腺疼痛明显者可服用非甾体类抗炎药（NSAIDs）或阿司匹林缓解疼痛症状。当治疗失败或症状严重时，需要采用泼尼松或其他类似药物。糖皮质激素一般不会改变疾病过程，但是炎症过程可被抑制。

本例患者由于症状明显，对症治疗1个月症状未见明显改善，入院后采用糖皮质激素治疗抑制炎症，病情平稳后缓慢逐渐减量。β肾上腺素能阻断剂控制甲状腺毒症所带来的心动过速。患者炎症逐渐被抑制，血沉水平随着病程进展逐渐恢复正常，甲状腺功能由甲状腺毒症期进展为甲减期，最后恢复正常。亚甲炎的自限性不是不治疗自己好，而是指亚甲炎发展中出现的甲减有概率恢复正常，概率的高低与亚甲炎恢复以及是否早期用激素有关。而且亚甲炎的甲减完全恢复时间较长，需要近2年，所以没有恢复的甲减需要替代治疗。

典型亚急性甲状腺炎，通过临床表现，甲状腺肿痛，伴血沉增快，白细胞正常就可诊断。有时需要与其他痛性甲状腺疾病或颈部疼痛相鉴别。如甲状腺结节出血导致结节局部疼痛，伴结节突然肿大，甲状腺超声检查显示结节内出血，血沉等炎症指标正常。再如急性化脓性甲状腺炎是甲状腺肿痛更加剧烈，伴表皮红肿等炎症表现，血白细胞数增加，中性粒细胞增加，甚至出现核左移，甲状腺放射碘摄取功能正常，超声显示有脓肿形成。另外，亚急性起病的慢性淋巴细胞性甲状腺炎也可出现甲状腺肿痛，但多为弥漫性，血沉多为正常，甲状腺自身抗体水平明显升高，细胞学和病理学为自身免疫性甲状腺炎改变，无巨细胞或组织细胞改变。偶尔，Graves病、甲状腺癌也可出现甲状腺肿痛表现，但是这些疾病起病常常不那么迅速，甲状腺功能异常表现或肿块表现常常比炎症表现更为明显。

各种非甲状腺疾病，如颈部肌肉、血管疾病、咽喉部炎症和梅核气也可引起颈痛或压痛，但这些疾病不会引起局限在甲状腺的压痛或甲状腺肿大。

（病例提供者：孙 莹 中国医科大学附属盛京医院）

（点评专家：王 曙 上海交通大学医学院附属瑞金医院）

参考文献

[1]Frates MC，Marqusee E，Benson CB，et al.Subacute granulomatous（de Quervain）

thyroiditis: grayscale and color Doppler sonographic characteristics[J].J Ultrasound Med, 2013, 32（3）: 505-511.

[2]Lee YJ, Kim DW.Sonographic Characteristics and Interval Changes of Subacute Thyroiditis[J].J Ultrasound Med, 2016, 35（8）: 1653-1659.

[3]Song YS, Jang SJ, Chung JK, et al.F-18 fluorodeoxyglucose（FDG）positron emission tomography（PET）and Tc-99m pertechnate scan findings of a patient with unilateral subacute thyroiditis[J].Clin Nucl Med, 2009, 34（7）: 456-458.

[4]Sato J, Uchida T, Komiya K, et al.Comparison of the therapeutic effects of prednisolone and nonsteroidal anti-inflammatory drugs in patients with subacute thyroiditis[J].Endocrine, 2017, 55: 209-214.

病例11　免疫检查点抑制剂相关甲状腺炎

11

一、病历摘要

（一）病史简介

患者女性，55岁，主因"诊断恶性黑色素瘤6个月，程序性死亡受体1（PD-1）抑制剂治疗后甲状腺功能异常20余天"收入院。

现病史：2021年1月患者诊断恶性黑色素瘤，2021年3月4日、2021年4月20日分别行左足底皮肤恶性肿物扩大切除术及左腘窝＋左腹股沟淋巴结清扫术，术后分期为$T_{4b}N_1M_0$，Ⅲc期。术后于2021年6月8日开始第1程信迪利单抗治疗，具体为：信迪利单抗200mg 第1天，每21天1个疗程。用药前基线甲状腺功能（2021年6月1日）：TSH 5.572μIU/ml↑，FT_4 0.96ng/dl，FT_3 2.74pg/ml；A-TPO 174U/ml↑，A-Tg 152U/ml↑；用药前2021年5月24日、2021年5月25日分别行增强CT检查。2021年6月28日复查甲状腺功能：TSH 0.175μIU/ml↓，FT_3 4.66pg/ml↑，FT_4 1.52ng/dl，未予特殊处理，次日行第2程信迪利单抗治疗。2021年7月起，患者出现心悸，测心率100次/分左右，律齐；伴多汗、手抖；大便次数较前增多，每1～2天1次→每天1～2次。2021年7月19日复查甲状腺功能：TSH 0.012μIU/ml↓，FT_4 4.41ng/dl↑，FT_3 12.80pg/ml↑，遂暂缓第3程信迪利单抗，并于2021年7月21日就诊内分泌科。

既往无甲状腺疾病史及相关家族史。个人史、婚育史无特殊。

（二）体格检查

心率100次/分，律齐。无突眼，皮肤略潮，双手细颤阳性。甲状腺Ⅰ度肿大，质韧。心、肺、腹查体无特殊。双下肢不肿。

（三）辅助检查

实验室检查：甲状腺功能变化趋势图见病例11图1。TRAb 5.65U/L↑；SI 194μg/L，尿碘/尿肌酐601μg/g Cr↑。同时筛查心肌酶谱、肝肾胰功能、血尿常规未见明显异常。

影像学检查：甲状腺超声：甲状腺弥漫性病变。甲状腺显像：甲状腺弥漫性病变，摄锝功能较差。甲状腺吸碘试验：^{131}I几乎不摄取。

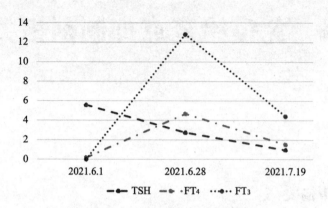

病例11图1　甲状腺功能变化趋势图

各项指标正常范围：TSH 0.380～4.340μIU/ml；FT$_3$ 1.80～4.10pg/ml；FT$_4$ 0.81～1.89ng/dl。

二、诊疗经过

综合病史情况及辅助检查，考虑PD-1抑制剂相关甲状腺炎，建议密切监测甲状腺功能。2021年8月18日复查甲状腺功能：TSH 0.018μIU/ml↓，FT$_4$ 1.02ng/dl，T$_3$ 1.20ng/ml，T$_4$ 6.80μg/dl，FT$_3$ 2.92pg/ml。2021年8月20日恢复第3程信迪利单抗治疗。因2021年8月26日、8月27日按计划需复查增强CT，检查前于2021年8月24日复查TRAb 2.41IU/L；SI 28μg/L；尿碘/尿肌酐174μg/g Cr。自2021年9月起，患者自觉心悸、多汗、手抖逐步缓解，监测心率70～80次/分。2021年9月7日复查甲状腺功能：TSH 28.434μIU/ml↑，FT$_4$ 0.40ng/dl↓，T$_3$ 0.58ng/ml↓，T$_4$ 1.70μg/dl↓，FT$_3$ 1.80pg/ml；加用优甲乐50μg每日1次口服，并根据甲状腺功能结果逐渐加量至125μg。同时持续应用信迪利单抗治疗原发病，2021年9月8日、9月26日行第4、第5程治疗。患者现应用优甲乐每日125μg，监测甲状腺功能正常，无怕冷、乏力、便秘等特殊不适。原发病方面，因左足底手术创面外缘新发黑色斑疹，活检证实为恶性黑色素瘤，2021年9月9日局部麻醉下行"左足底恶性黑色素瘤扩大切除术"。

目前诊断：

原发性甲状腺功能减退症

PD-1抑制剂相关甲状腺炎

恶性黑色素瘤

　　左足底皮肤恶性肿物扩大切除术后

　　左腘窝＋左侧腹股沟淋巴结清扫术后

　　5程信迪利单抗治疗后

三、病例讨论

患者中年女性，病程6个月。恶性黑色素瘤诊断明确，手术后开始免疫检查点抑制剂（PD-1抑制剂：信迪利单抗）治疗，2个疗程后出现高代谢的症状、体征，甲状腺功能表现为甲状腺毒症，伴TSH受体抗体阳性。

本例患者存在的具体临床问题如下：

1. 甲状腺毒症的病因　本例患者在免疫检查点抑制剂治疗过程出现甲状腺毒症，需要考虑免疫检查点抑制剂相关的甲状腺毒症。此外，患者伴有TSH受体抗体（TRAb）阳性，以及在甲状腺毒症前有碘造影剂使用史，还需分别对Graves'病及碘甲亢进行鉴别。

（1）Graves'病（GD）：有文献报道，临床甲状腺毒症下，TRAb分析对GD的敏感性为96%~97%，特异性为99%。本例患者同时存在甲状腺毒症及TRAb阳性，此为Graves'病的支持点。然而，本患者是在PD-1抑制剂治疗的背景下新发甲状腺毒症，该特殊情形下，TRAb分析对GD的诊断意义是否有所不同？对相关文献进行复习，发现一项纳入了243例免疫检查点抑制剂相关甲状腺毒症的回顾性研究中，有5例（2%）存在TRAb阳性（病例11表1），5例患者的治疗方式和甲状腺功能转归各不相同，提示在免疫检查点抑制剂治疗的背景下，TRAb阳性并不能预测甲状腺毒症的进展方向。另有Brancatella A等综述了免疫检查点抑制剂治疗过程中出现甲状腺功能亢进或（和）TRAb阳性的病例报道（病例11表2），同样发现TRAb阳性对于鉴别免疫检查点抑制剂相关的GD及破坏性甲状腺炎意义有限。

病例11表1　免疫检查点抑制剂治疗相关的TRAb阳性的甲状腺毒症及其转归

年龄 / 性别	其他 irAEs	Graves'眼病	疗程 / 起病时间	⁹⁹ᵐTc 摄取	超声高血流	治疗	转归
69岁/男	G3	否	Ⅸ/41W	高	–	ATD	甲状腺功能正常
60岁/女	G3	否	Ⅰ/2W	–	否	ATD	甲亢
60岁/男	否	否	Ⅰ/3W	–	–	否	甲减
44岁/女	G3	否	Ⅰ/2W	低	否	否	死亡（原发病）
76岁/男	否	否	Ⅱ/4W	–	否	短暂ATD	甲减

病例11表2　免疫检查点抑制剂治疗背景下甲状腺功能亢进和TRAb阳性的相关性

免疫检查点抑制剂	甲状腺功能亢进	Graves'眼病	疗程/起病时间	TRAb	$^{131}I/$ ^{99m}Tc 摄取	超声	治疗
Anti–CTLA–4							
Ipilimumab	否	是	II/6W	阳性	–	–	糖皮质激素
Ipilimumab	否	是	IV/12W	阳性	–	–	糖皮质激素
Ipilimumab	否	是	III/6W	阴性	–	–	糖皮质激素
Ipilimumab	是	否	II/6W	阳性	高	–	ATD、甲状腺切除
Tremelimumab	是	否	XX/8Y	阳性	–	–	ATD
Anti–PD–1							
Pembrolizumab	否	是	III/9W	–	–	–	糖皮质激素
Nivolumab	否	是	III/6W	阴性	–	–	糖皮质激素
Nivolumab	是	否	II/4W	阴性	高	正常	ATD
Nivolumab	是	否	IV/8W	阴性	高	高血流	ATD

　　综上所述，本例患者并不能根据TRAb阳性确立GD的诊断。随后，患者进一步完善甲状腺超声，提示腺体内血流信号未见明显异常；甲状腺显像提示甲状腺摄锝功能较差；甲状腺吸碘试验^{131}I几乎不摄取；以上均不支持Graves'病诊断。

　　（2）碘甲亢：本例患者在新发甲状腺毒症前曾行两次含碘造影剂的放射学检查，发生甲状腺毒症后查血清碘及尿碘水平均升高。由于超生理量碘暴露可能引起甲状腺功能障碍，其中即包括甲状腺功能亢进，因此，需考虑碘甲亢的可能性。但是，本患者未经治疗，甲状腺激素水平短期内进行性下降，复查血清碘及尿碘水平明显下降，为不支持点。

　　（3）免疫检查点抑制剂相关甲状腺炎：免疫检查点抑制剂（ICIs）是近年来恶性肿瘤治疗领域的一项重大突破，在恶性肿瘤的治疗中应用广泛。然而，ICIs在杀伤肿瘤细胞的同时也攻击正常细胞，引起免疫相关不良事件（irAEs），内分泌系统疾病是其中发生率较高的irAEs，其中以甲状腺毒症在内的甲状腺功能障碍最为常见。Muir CA等报道了1246例接受ICIs［CTLA-4和（或）PD-1］治疗的黑色素瘤患者，有518例出现甲状腺irAEs，包括临床甲状腺毒症（30%）、亚临床甲状腺毒症（45%）、临床甲状腺功能减退（7%）和亚临床甲状腺功能减退（12%）及其他少见表现（6%）。在甲状腺毒症患者中，111/388（29%）出现典型的甲状腺炎样表现，即一过性甲状腺毒症，紧接着出现甲状腺功能减退。Lee等分析了45例ICIs治疗后出现甲状腺irAEs患者的疾病动态演变，发现78%（35/45）的患者最初表现为甲状腺毒症，其中80%（28/35）的甲状腺毒症患者发展为甲状腺功能减退，免疫检查点抑制剂相关甲状腺毒症从发生到演变为甲状腺功能减退的中位时长为4~7周。

本例患者黑色素瘤诊断明确，使用PD-1抑制剂治疗，6周后出现明显甲状腺毒症，未经特殊干预，甲状腺毒症逐渐好转并发展至甲状腺功能减退，需要优甲乐替代治疗。其病程符合免疫检查点抑制剂相关甲状腺炎，考虑免疫检查点抑制剂相关甲状腺炎诊断明确。

2. 免疫检查点抑制剂治疗是否可能导致甲状腺危象　本患者在病程中曾出现明显高代谢症状及临床甲状腺毒症，是否有发生甲状腺危象的可能性？检索相关文献，发现免疫检查点抑制剂治疗引起甲状腺危象较为罕见，仅有少数病例报道（病例11表3）。文献中的3例患者均以典型的高代谢症状起病，病因均考虑为甲状腺炎，处理对策以激素和抗甲状腺药物为主，3例患者均较快解除甲状腺危象，3~5周甲状腺功能基本恢复正常。

病例11表3　免疫检查点抑制剂致甲状腺危象

免疫检查点抑制剂	年龄/性别	原发病	疗程/起病时间	Burch&Wartofsky评分	治疗	转归
Anti-CTLA-4	88岁/女	转移性黑色素瘤	Ⅱ/6W	70	甲巯咪唑	甲状腺功能恢复正常（3W）
Anti-PD-1&Anti-CTLA-4	24岁/女	转移性黑色素瘤	Ⅱ/4W	85	糖皮质激素、甲巯咪唑	甲状腺功能恢复正常（5W）
Anti-PD-1&Anti-CTLA-4	85岁/男	黑色素瘤	Ⅲ/XX	60	糖皮质激素	甲减、替代（25D）

3. 免疫检查点抑制剂致甲状腺炎的处理对策及预后　根据ICIs致甲状腺炎的起病时间及由甲状腺毒症转为甲状腺功能减退的时程长短，每3~4周监测甲状腺功能有助于及时发现异常并在必要时进行干预。甲状腺毒症时期的症状大多轻微且无特异性，可不予特殊处理，对于有明显症状者，必要时可加用β受体阻滞剂对症支持。因甲状腺毒症转为甲状腺功能减退过程的持续时间并不长，故应密切监测甲状腺功能并及时给予替代治疗。

预后方面，如前所述，ICIs致甲状腺毒症患者多数临床转归为甲状腺功能减退，应用甲状腺素替代治疗后一般不影响生活质量。目前关于ICIs致甲状腺功能障碍患者生存期的研究较少，有少数小样本量研究提示可能与较好的免疫治疗效果及更长的生存期相关，但研究结论有待进一步证实。

四、病例点评

近年来，免疫检查点抑制剂成为恶性肿瘤治疗的重要手段，irAEs也随之引起越来越多的关注。本病例的患者因恶性黑色素瘤接受免疫检查点抑制剂治疗，在此背景下发生甲状腺毒症，尽管伴有TRAb阳性，但临床特点及病情转归证实诊断为免疫检查点抑制剂相关甲状腺炎。该病例提供了免疫检查点抑制剂治疗背景下甲状腺毒症的鉴别诊断思路、治疗策略及预后，并关注了甲状腺危象发生的可能性。通过学习该典型病例，可提高对免疫检查点抑制剂相关甲状腺炎的认识与诊治能力。

（病例提供者：李乃适　中国医学科学院北京协和医院

武凌鸽　首都医科大学附属北京积水潭医院）

（点评专家：史晓光　中国医科大学附属盛京医院）

参考文献

[1]Brancatella A，Viola N，Brogioni S，et al.Graves' Disease Induced by Immune Checkpoint Inhibitors：A Case Report and Review of the Literature[J].Eur Thyroid J，2019，8（4）：192-195.doi：10.1159/000501824.

[2]Leung AM，Braverman LE.Consequences of excess iodine[J].Nat Rev Endocrinol，2014，10（3）：136-142.doi：10.1038/nrendo.2013.251.

[3]武凌鸽，徐燕，李乃适.免疫检查点抑制剂相关甲状腺毒症[J].协和医学杂志，2021，12（1）：129-135.doi：10.3969/j.issn.1674-9081.2020.00.004

[4]Muir CA，Clifton-Bligh RJ，Long GV，et al.Thyroid Immune-related Adverse Events Following Immune Checkpoint Inhibitor Treatment[J].J Clin Endocrinol Metab，2021，106（9）：e3704-e3713.doi：10.1210/clinem/dgab263.

[5]Wu L，Xu Y，Wang X，et al.Thyroid dysfunction after immune checkpoint inhibitor treatment in a single-center Chinese cohort：a retrospective study[J].Endocrine，2023，81（1）：123-133.doi：10.1007/s12020-023-03323-9.

病例12　桥本甲状腺炎伴甲状腺素自身抗体致甲状腺素假性升高

12

一、病历摘要

（一）病史简介

患者女性，27岁，因"发现甲状腺功能异常3年余"于2016年入院。

现病史：患者缘于2013年4月无明显诱因出现睡眠不佳并感颈前区压迫感，无明显怕热、心慌、多汗及消瘦，在当地医院查甲状腺功能（具体不详），诊断为"甲状腺功能亢进症"，给予"甲巯咪唑（他巴唑）5mg 1次/日"治疗。此后，于多家医院复查和诊治（详见病例12表1），根据甲状腺激素测定结果调整他巴唑或优甲乐剂量，但颈部压迫感无明显改善。2015年5月来我院就诊，甲状腺激素测定结果详见病例12表1。患病以来，饮食及二便正常，体重无明显变化。

既往史：既往体健，发现甲状腺肿20余年。平素月经规律，末次月经：2016年9月25日。否认乙肝、结核等传染病史，否认家族相关遗传病史。

（二）体格检查

身高162cm，体重46.9kg，血压101/69mmHg。皮肤略干燥，无突眼，甲亢眼征（－），甲状腺Ⅱ度肿大，质韧，未触及结节，无压痛。心率75次/分，律齐，心、肺、腹查体未见明显异常。四肢肌力和神经反射正常，双下肢不肿，手颤征（－）。

（三）辅助检查

入院后血尿便常规、肝肾功能、电解质及血沉均未见明显异常。糖化血红蛋白5.2%，ACTH-F节律正常。

免疫相关指标：抗核抗体1：640（颗粒均匀），补体C3 60.2mg/dl↓，IgE 366U/ml↑，IgG 1720mg/dl↑，γ球蛋白22.9%↑。

心电图：窦性心律，大致正常心电图。

甲状腺超声：甲状腺体积增大，形态饱满，于右叶中部外侧可见一低回声结节，大小约0.5cm×0.5cm×0.6cm，边界欠清，形态欠规则，余腺体实质回声增粗减低，不均匀，呈网格样改变，CDIF示腺体内血流信号较丰富。印象：甲状腺右叶结

- 091 -

节考虑炎症性病变可能性大。因右叶结节距离血管较近，未行进一步穿刺活检。

甲状腺组织穿刺病理：（左叶）甲状腺滤泡间质内见大量淋巴细胞弥漫浸润及少许纤维组织伴玻璃样变性。

垂体MRI：垂体大小及形态正常，未见明确占位性病变。

甲状腺激素受体（TRH）β基因：未发现突变区域。

二、诊疗经过

患者为青年女性，因"甲状腺功能异常"入院，表现为血清TT_4和FT_4轻中度升高、血清TSH多数处于轻中度升高（偶有正常或轻度抑制状态），血清TT_3和FT_3多处于正常范围（偶有轻度升高）；无任何甲亢或甲减相关症状或体征；甲状腺自身抗体TPOAb和TgAb均为阳性且滴度显著升高；既往有甲状腺肿病史20余年；体格检查示甲状腺Ⅱ度肿大，质韧。根据外院检查结果及诊治经过，入院初步诊断：①促甲状腺激素（TSH）分泌不适当综合征：垂体促甲状腺激素腺瘤（TSH瘤）？甲状腺激素抵抗综合征（RTH）？②桥本甲状腺炎。

桥本甲状腺炎是自身免疫性甲状腺炎的经典类型，好发于青年女性，甲状腺功能多处于正常状态，少数情况下可发生功能异常，其中以甲状腺功能减退最常见。临床上，功能正常时通常没有任何症状，体征主要是甲状腺肿大；超声显示腺体实质回声增粗减低，不均匀，呈网格样改变；实验室检查表现为TPOAb和TgAb均为阳性且滴度显著升高。结合该患者临床、影像、实验室检查及病理学检查均支持桥本甲状腺炎的诊断。然而，该患者甲状腺功能异常多年，尤其是血清TSH多处于轻中度升高，首先需要明确是否存在甲状腺功能减退。

甲状腺功能减退症临床症状和实验室检查具有独特性。典型临床表现有畏寒、乏力、记忆力减退、体重增加，女性月经周期紊乱，或者月经过多、不孕等，实验室检查表现为血清TSH增高，TT_4和FT_4降低，若为亚临床甲减时仅表现为血清TSH升高。该患者临床上没有任何甲状腺功能减退的表现，血清TSH多处于升高状态，若TT_4和FT_4升高为非真实结果，亚临床甲减需要进一步明确；若TT_4和FT_4升高为真实结果，该患者还需要确定是否为TSH分泌不适当综合征。

TSH分泌不适当综合征是指甲状腺素异常升高的同时伴血清TSH不适当分泌即正常或升高，包括垂体TSH瘤和RTH。当存在以下情况时，应考虑TSH瘤的可能性：①甲状腺毒症的临床表现；②甲状腺激素水平升高的同时伴TSH不适当分泌；③MRI显示垂体占位或肿瘤性病变；④不适当分泌的血清TSH可被生长抑素抑制；⑤合并垂体其他激素水平升高；⑥口服大剂量外源性甲状腺激素（如T_3）后TSH不被抑制；该患者无心悸、手抖、腹泻、体重减轻等甲状腺毒症症状，实验室检查无明确FT_3升高，TSH偶有降低甚至抑制状态，垂体影像学未见明显占位，垂体TSH瘤诊断依据不足。RTH是指机体各靶组织器官对甲状腺激素敏感性降低或抵抗的一组综合征，85%~90%具有家族遗传性，属于常染色体显性遗传性疾病，大多数源于编码甲状腺激素受体β（TRβ）基因的突变。突变的TRβ与甲状腺激素亲和力降低，表现为甲状腺激素水平代偿性升高，TSH水平不受抑制。按照抵抗部位的不同可分为垂体型、周围型和全身型，其中全身型最常见。甲状腺肿大是RTH最常见的临床表现。不同类型RTH的临床表现又各具特征，垂体型因外周组织对甲状腺激素相对敏感，故常有甲亢症状，临床上与TSH瘤极为相似。该患者临床上没有甲状腺毒症证据，尤其是THRβ基因检测未发现突变。因此，TSH分泌不适当综合征的诊断亦缺乏足够证据。令人感兴趣的是，该患者血清TT_4和FT_4水平升高，而血清TT_3和FT_3处于正常范围，还需除外5'-脱碘酶缺乏或活性减低。

甲状腺合成分泌的甲状腺激素主要为T_4。外周血中T_3约80%在外周由T_4脱碘而来，因此，脱碘酶在维持机体甲状腺激素水平稳定中发挥举足轻重的作用。脱碘酶通过外环脱碘（5'-脱碘）催化T_4转化为T_3，当5'-脱碘酶缺乏或活性减低时，则T_4转变为T_3减少，导致T_4增加、T_3减低及TSH水平反馈性升高，机体可能会出现甲减症状。该患者TT_3、FT_3基本在正常范围，TSH偶有波动，临床上无甲状腺功能减退的表现，显然该诊断的证据亦不充分。综上所述，该患者实验室检查与临床表现明显不符，是否存在实验室检查误差的可能性呢？

为进一步明确是否存在实验室检验误差的可能性，应用Centaur电化学发光法检测甲状腺激素水平如下：$TT_4 > 387nmol/L\uparrow$，TT_3 2.34nmol/L，FT_4 65.88pmol/L↑，FT_3 2.76pmol/L，TSH 1.48mIU/L。同时采血送另一家医院应用Abbott Achitect化学发光微粒子免疫检测法复查：TT_4 4.65μg/dl，TT_3 0.89ng/ml，FT_4 0.87ng/dl，FT_3 2.44pg/ml，TSH 1.727μIU/ml，结果显示不同试剂血清TT_4和FT_4检测结果差距巨大，而TT_3、FT_3和TSH基本一致。鉴于Centaur试剂检测结果与临床表现不符，又与Abbott试剂检测结果存在显著差异，考虑患者体内存在T_4Ab导致TT_4、FT_4假性升高可能性大。为证实患者血清中存在T_4Ab，首先Centaur电化学发光法检测甲状腺激素水平，然后将血清中加入分离剂聚乙二醇（30% PEG）沉淀，离心后再次应用上述方法检测甲状腺激素水平，结果与Abbott化学发光微粒子免疫检测法所得结果类似即血清TT_4、FT_4明显下降，而TT_3、FT_3和TSH变化不大；为明确稀释样本本身对甲状腺激素水平测定结果是否存在影响，将甲状腺功能正常患者的血清作为对照，加入相同浓度及比例的PEG，测定甲状腺激素水平与稀释前变化不大，这也证明了分离剂PEG的沉淀作用。根据人血清中T_4Ab与其示踪物（$^{125}I-T_4$）能够进行特异性结合反应，形成$^{125}I-T_4-Ab$复合物，加入分离剂（30% PEG）沉淀后，通过测定沉淀复合物放射性，即能反映血清中T_4Ab浓度的原理，测定了患者血清中T_4Ab的浓度，结果发现患者血清PEG沉淀物的放射活性为56.35%（大于5%为阳性），而正常人混合血清与$^{125}I-T_4$沉淀物的放射活性仅为0.29%。尽管最后证实了本例患者甲状腺素水平因T_4Ab存在导致假性升高，然而病程中血清TSH水平常处于动态变化中，又如何解释呢？

循环中存在T_4Ab并不影响血清TSH的检测结果，因此，TSH水平应该能够真实反映甲状腺的功能状态。正常情况下，垂体分泌TSH并促进甲状腺细胞增生及甲状腺激素的合成和释放；循环中游离T_3、T_4浓度过高时，又可对下丘脑及垂体前叶产生负反馈调节作用，其中发挥主要作用者是FT_3。病例12图1清晰显示了本例患者不同时期血清TSH与FT_3的变化趋势和相关性。由于自身免疫性甲状腺疾病的存在，患者多次发生炎症性甲状腺毒症、甲减期（临床或亚临床）及恢复期的动态演变过程。然而，该患者由于T_4Ab的存在导致TT_4、FT_4假性升高，致使首次就诊时即被误诊为"甲亢"并被误治，之后又在不同医院被误诊为"甲减"并治疗。因此，针对该患者甲状腺功能状态的判断应基于FT_3和TSH水平。如果最初阶段仔细分析血清FT_3和TSH的关系，或许能使诊断更早明确。

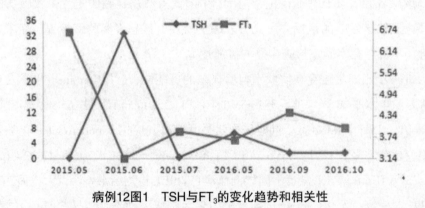

病例12图1　TSH与FT_3的变化趋势和相关性

根据上述分析，该患者最后诊断：①桥本甲状腺炎；②甲状腺素自身抗体阳性；③甲状腺结节。鉴于患者无明显自觉症状，Abbott试剂测定甲状腺功能为正常状态，故未予特殊处理，建议随访并定期复查。出院后2个月（2016年11月30日）在我院复查：$TT_4 > 387$nmol/L，TT_3 2.59nmol/L，FT_4 53.82pmol/L，FT_3 3.38pmol/L，TSH 25.56mIU/L，因未应用Abbott化学发光微粒子免疫检测法测定，推测可能进入亚临床甲减期。因患者无明显不适症状，仍建议观察。最后一次在我院进行的甲状腺功能测定时间为2017年6月（详见病例12表1），无明显自觉症状，鉴于甲状腺功能仍处于不断波动状态，建议2～3个月复查，必要时可予以"优甲乐"对症治疗。2019年8月电话随访，患者自觉颈部肿大较前好转，当地医院复查甲状腺功能提示"甲减"状态，建议可酌情应用"优甲乐"对症治疗后复查。

病例12表1　患者就诊记录、用药情况及甲状腺功能监测结果

时间	服药情况	FT$_4$	FT$_3$	TT$_4$	TT$_3$	TSH	TPOAb	TGAb	TRAb
2013年6月	他巴唑 2.5～	45.07	3.80			27.27			
2014年2月	5mg/d	22.40	4.98			4.297			
2014年4月		25.12	3.84			6.238			
正常值		11.50～24.70pmol/L	3.50～6.59pmol/L			0.55～4.78mIu/L			
2014年6月	优甲乐 25μg/日	2.13	2.92pg/ml			14.27	＞1300	＞500	
正常值		0.89～1.80ng/dl	2.30～4.20pg/ml			0.55～4.78mIu/L			
2014年10月	优甲乐 25～50μg/d	44.83	4.25			49.94			＜0.3
2015年2月	未服药	51.76	4.06			11.12	＞500	＞1000	
正常值		11.45～23.17pmol/L	3.50～6.50pmol/L			0.55～4.78mIu/L			
2015年5月	未服药	61.66	6.67	＞387	3.43	0.13	＞1300	＞500	＜0.3
2015年6月		47.44	3.14	327	1.71	32.51			
2016年5月		68.45	3.66	＞387	2.17	6.55	＞1300	＞500	0.41
2016年10月		65.88	4.00	＞387	2.34	1.48			
2017年6月		82.91	2.35	331.6	2.10	＞150	＞1300	＞500	
正常值		10.42～24.32pmol/L	2.76～6.30nmol/L	55.34～160.88nmol/L	1.01～2.95 nmol/L	0.35～5.50mIU/L			

三、病例讨论

甲状腺激素自身抗体（thyroid hormone autoantibody，THAAb）是由Robbins等在1956年首次报道。国外研究显示循环中存在THAAb是一种普遍现象，该抗体不仅存在于人体，在动物如狗、鸡或鼠体内亦有存在。由于研究人群和检测方法不同，THAAb检出率差异较大。1967年，Premachandra等发现桥本甲状腺炎患者中该抗体检出率高达40%；然而，1978年Ikekubo等研究显示仅为2.6%（1/38），甚至有研究几乎没有检出THAAb。国内研究显示正常人群和甲状腺功能异常者THAAb检出率分别为1.07%和14.4%。尽管不同研究结果差异显著，至少可以明确的是THAAb在人群确实存在且并不罕见。因此，临床工作中遇到甲状腺功能测定与临床表现不符时要考虑THAAb存在的可能性，尤其是桥本甲状腺炎患者。

THAAb产生机制尚不十分明确。正常情况下，甲状腺激素在滤泡腔内甲状腺球蛋白表面合成并分泌到循环中，由于甲状腺激素是半抗原，单独存在时不会诱导自身抗体的产生；但在病理情况下，如在甲状腺自身免疫炎性反应过程中，甲状腺激素与甲状腺球蛋白同时释放入血，两者结合形成大分子免疫原，机体产生大量针对甲状腺球蛋白抗体的同时也产生甲状腺激素自身抗体。这一过程在Erregragui等研究中得到了进一步的证实。因此，甲状腺激素自身抗体也是甲状腺自身抗体的一种，常在自身免疫性甲状腺疾病中出现。本例为慢性甲状腺炎患者，多次检测均证实血清中存在高滴度的TPOAb和TgAb。

THAAb的存在严重干扰甲状腺激素水平的测定，临床上如何识别这一现象是关键。第一，根据临床表现判断患者甲状腺功能状态，必要时进行基础代谢率、^{131}I摄取率或TRH兴奋试验（如果条件允许）等检查协助评估，明确是否存在实验室检查与临床表现不符的现象；第二，考虑存在实验室检查与临床表现不符时，明确是否存在为甲状腺激素水平不适当的升高或降低。甲状腺自身抗体对甲状腺激素测定的影响取决于检测方法的选择，因此，应用不同的测定方法对同一份血清进行检验比较，可作为THAAb增多症的初步筛选手段；第三，临床高度怀疑存在THAAb时，目前国内外学者推荐采用聚乙二醇（PEG）沉淀法清除THAAb的干扰，认为是可普遍推广、简便经济并能正确评估甲状腺功能的方法。THAAb对甲状腺激素测定的影响与方法学有关，如应用放免分析法检测血清样本过程中采用单抗法，则可使FT$_3$、FT$_4$的测定结果假性降低，相反，采用双抗法则会导致测定值假性升高。针对本例患者，我们基于检测方法原理选择不同的检测试剂（Centaur试剂与Abbott试剂），推测血清中可能存在甲状腺素抗体，并通过PEG处理样本，测定沉淀物的放射活性，从而明确证实了T_4Ab的存在。分别应用Centaur和Abbott试剂盒测定THAAb阳性血清标本，甲状腺功能测定结果之所以不一致可能与其检测过程有关。Centaur电化学发光法采用一步法免疫检测，即受检血清与标记的FT_4类似物（一种吖啶酯标记的高分子量的IgG-T_4复合物）同时放入反应杯，两者共同竞争固相抗体，经过洗脱去除样本中未结合的物质，再应用电化学发光法测定与固相抗体结合的FT_4类似物来确定FT_4水平；若血清中存在T_4Ab，可与FT_4类似物结合从而抑制其与固相抗体的结合，导致免疫荧光信号降低，从而使FT_4检测水平升高。而Abbott化学发光微粒子免疫法采用的是两步法检测，即血清中FT_4与固相抗体结合后经过孵育洗脱去除反应杯中未结合的物质，再加入标记的FT_4类似物，从而降低或消除T_4Ab对检测结果的干扰。来自韩国的一例报告与本例相似，亦发现采用Abbott化学发光微粒子免疫法测定T_4Ab阳性血清标本得到的甲状腺功能更接近实际结果。事实上，由于THAAb具有高亲和力特异性结合的特点，当血清标本中存在高滴度该抗体时，亦可能对两步法检测结果造成干扰。鉴于Abbott化学发光微粒子免疫法与PEG沉淀法得到的测定结果大致相符，临床上考虑THAAb可能性时，我们认为化学发光微粒子免疫法（两步法）可以作为一种有效的鉴别方法。

四、病例点评

THAAb在普通人群中罕见，但在自身免疫性甲状腺和非甲状腺疾病患者中发生率明显增加，尤其是桥本甲状腺炎患者可高达40%。因此，临床工作中如遇到甲状腺激素测定与临床表现不符时应考虑到THAAb存在的可能性。应采用PEG沉淀法或基于检测原理选择不同检测试剂排除或证实THAAb的存在，避免误诊和误治。当存在THAAb并导致甲状腺激素测定异常时，应结合临床表现及TSH水平正确评估甲状腺功能状态。由于桥本甲状腺炎患者更容易发生THAAb阳性，尤其是伴有"甲亢"或"甲减"时，需结合临床综合分析、做好鉴别诊断，避免误诊误治。另外，即使出现"甲亢"或"甲减"样生化改变而临床上无明显自觉症状，定期复查甲状腺功能密切随访是最佳策略。

（病例提供者：程　愈　中国人民解放军总医院第一医学中心）

（点评专家：吕朝晖　中国人民解放军总医院第一医学中心）

参考文献

[1]Sakata S，Mastuda M，Ogawa T，et al.Prevalence of thyroid hormone autoantibodies in healthy subjects[J].Clin Endocrinol，1994，41（3）：365-370.

[2]Sakata S.Autoimmunity against thyroid hormones[J].Crit Rev Immunol，1994，14（2）：157-191.

[3]Erregragui K，Cheillan F，Defoort JP，et al.Autoantibodies to thyroid hormones：the role of thyroglobulin[J].Clin Exp Immunol，1996，105（1）：140-147.

[4]刘晓民，王晶，徐岩松，等.甲状腺激素自身抗体对甲状腺激素测定干扰作用的研究[J].中华内科杂志，2001，40（11）：771-772.

[5]Lee MN，Lee SY，Hur KY，et al.Thyroxine（T_4）autoantibody interference of free T_4 concentration measurement in a patient with Hashimoto's thyroiditis[J].Ann Lab Med，2017，37（2）：169-171.

病例13 家族性白蛋白异常性高甲状腺素血症

13

一、病历摘要

（一）病史简介

患者男性，47岁，因"心悸、多汗、手颤半年"于2018年8月6日入院。

现病史：患者半年前无诱因出现心悸、多汗、双手细颤，伴乏力、以双下肢为著，伴头晕，无头痛、视物旋转、复视，无多食易饥、烦躁易怒、周身疼痛，无口渴、多饮、多尿，多次至当地医院查甲状腺功能异常（病例13表1），TPOAb、TgAb、TRAb阴性。甲状腺彩超：甲状腺声像图未见异常，彩色血流未见异常，未治疗。后至我院就诊，门诊以"促甲状腺激素不适当分泌综合征"收入。发病来，神志清、精神可，食欲、睡眠、大小便正常，近9个月体重减轻约3kg。

病例13表1 患者外院甲状腺功能结果

时间	TT₃（0.89 ~ 2.44 ng/ml）	TT₄（73.8 ~ 157 nmol/L）	FT₃（3.5 ~ 7.0 pmol/L）	FT₄（10 ~ 22 pmol/L）	TSH（0.34 ~ 5.6 μIU/ml）
2018年5月19日	1.58	196.9 ↑	4.95	26.31 ↑	0.512
2018年7月14日	--	--	8.15 ↑	35.64 ↑	0.71
2018年7月25日	2.32	347.35 ↑	7.57 ↑	38.45 ↑	0.86
2018年7月27日	1.79	152.91	5.54	23.45 ↑	1.28

既往史：26年前患"肺结核"，自诉已愈。9个月前诊断"脑梗死"，间断口服"波立维、立普妥（阿托伐他汀）、肠溶阿司匹林片"及中药（具体不详）治疗，无后遗症。

个人史、婚姻史无特殊。

家族史：父亲患"糖尿病"，母亲、2姐、1子健康状况良好，无家族性遗传病史。

（二）体格检查

体温36.2℃，脉搏92次/分，呼吸26次/分，血压115/69mmHg，身高185cm，体重81.5kg，BMI 23.81。发育正常，营养中等，体型匀称。无眼睑水肿、眼裂增宽、上睑挛缩，无结膜充血、水肿，无眼球活动受限，无瞬目减少或凝视。颈软，无压痛，甲状腺未触及肿大，无震颤，未闻及血管杂音。双肺呼吸音清，无干、湿啰音。心率92次/分，律齐，各瓣膜听诊区未闻及杂音。腹软，肝、脾肋下未及肿大。双手细颤（－），四肢肌力5级。双下肢无水肿。

（三）辅助检查

1. 一般项目

血常规：白细胞计数4.7×10^9/L，血红蛋白143.0g/L，血小板计数145×10^9/L。

血气分析：酸碱度7.40，标准剩余碱-0.30mmol/L，碳酸氢根24.20mmol/L，全血总二氧化碳20.90mmol/L，阴离子间隙18.30mmol/L。

电解质：钾4.74mmol/L，钠140.5mmol/L，钙2.28mmol/L。

肝功能：谷丙转氨酶21U/L，谷草转氨酶17U/L，白蛋白40.3g/L，总胆红素10.40μmol/L。

肾功能：肌酐72μmol/L，尿素6.20mmol/L。

血脂：总胆固醇3.83mmol/L，低密度脂蛋白2.77mmol/L，甘油三酯0.85mmol/L。

糖化血红蛋白：5.5%。

尿常规、粪常规、传染病、凝血正常、肌酶谱、血气分析未见明显异常。

心电图，心脏、肝、胆、脾、胰、泌尿系彩超等未见明显异常。

2. 甲状腺相关筛查

甲状腺功能：TT_3 1.82mmol/L（1.34~2.73mmol/L），TT_4 198.32mmol/L（78.38~157.4mmol/L），FT_3 6.24pmol/L（3.28~6.47pmol/L），rT_3 1.05ng/ml（0.16~0.95ng/ml），FT_4 51.58pmol/L（7.9~18.4pmol/L，Beckman），TSH 0.64μIU/ml（0.34~5.6μIU/ml）。

甲状腺相关抗体：TPOAb、TgAb、TRAb、TsAb均阴性。

甲状腺摄碘率：2小时摄碘率9.6%（7%~15%），4小时摄碘率14.6%（12%~25%），24小时摄碘率25.2%（20%~38%）。

甲状腺彩超：甲状腺大小、形态正常，包膜光滑，实质回声均匀，未探及具体结节，未见明显异常血流信号。双侧颈部未探及明显异常肿大淋巴结。

　　垂体磁共振平扫：鞍窝不大，垂体高约5mm，垂体内信号均匀，垂体柄居中，视交叉未见明显异常，双侧海绵窦未见异常，所示脑中线结构居中；静脉注入对比剂后增强扫描：垂体强化均匀，未见明显异常强化灶，所示脑内结构未见明显异常信号。印象：垂体磁共振平扫及增强未见明显异常（病例13图1）。

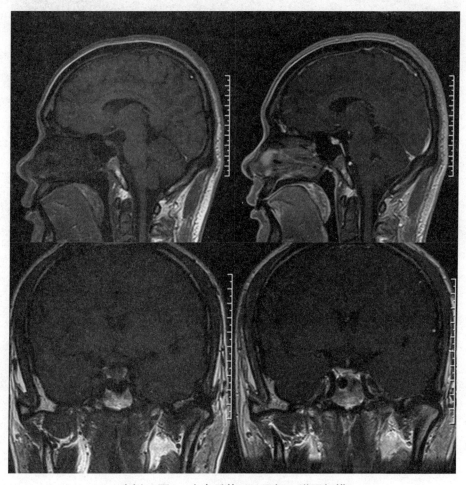

病例13图1　患者垂体MRI平扫＋增强扫描

　　奥曲肽显像：右上肺及双肺下叶斜裂胸膜高密度结节影^{99m}TC-奥曲肽显像阴性；右肺上叶及下叶陈旧性病变；双侧胸膜局部增厚；肝多发囊肿（病例13图2）。

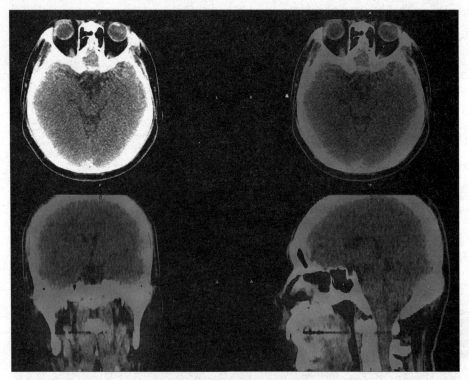

病例13图2　患者奥曲肽显像

3. 动态试验

奥曲肽抑制试验结果见病例13表2。

病例13表2　奥曲肽抑制试验结果

	8：00	10：00	12：00	14：00	16：00	次日8：00
FT$_3$（pmol/L）	8.25	5.97	7.26	6.28	6.63	5.44
FT$_4$（pmol/L）	50.7	47.69	47.57	49.81	49.91	50.03
TSH（μIU/ml）	0.47	0.39	0.31	0.37	0.41	0.64
TSH抑制率			34.04%			

地塞米松抑制结果见病例13表3。

病例13表3　地塞米松抑制试验结果

	试验前	试验后
FT$_3$（pmol/L）	7.16	5.41
FT$_4$（pmol/L）	50.99	48.47
TT$_3$（nmol/L）	1.72	1.36
TT$_4$（nmol/L）	262.06	251.82

续表

	试验前	试验后
TSH（μIU/ml）	0.75	0.08
TSH 抑制率		89.33%

二、诊疗经过

结合患者病史、体征、辅助检查归纳病例特点：①患者中年男性，甲亢症状、体征不明显，未曾药物治疗；②多次检验结果提示TT_4/FT_4升高，TSH不被抑制；③甲状腺自身抗体阴性；④甲状腺彩超无异常。针对该例患者需重点寻找TSH不适当分泌的原因，主要包括垂体TSH瘤及甲状腺激素抵抗综合征（resistance to thyroid hormone，RTH），还可见于急性疾病状态、精神疾病、检测干扰（异嗜性抗体、生物素等）、药物影响、甲状腺素结合蛋白异常以及其他少见原因。

追问患者病史，无应激状态、急性疾病、精神疾病，亦无胺碘酮、肝素等药物及生物制剂应用史，不支持上述原因。为了进一步鉴别诊断，我们完善垂体MRI平扫加动态增强未见明显占位，奥曲肽抑制试验提示TSH未被抑制，加之患者甲亢症状体征不明显，不支持垂体TSH瘤。鉴于全身型RTH患者可能没有甲亢/甲减临床表现，需进一步鉴别甲状腺激素抵抗综合征，但临床试剂短缺未行T_3抑制试验及TRH兴奋试验，采取地塞米松抑制试验替代，结果提示地塞米松抑制试验阳性，然而，全外显子测序结果回示THRB基因未见突变，亦不支持甲状腺激素抵抗综合征。

甲状腺素结合蛋白（甲状腺结合蛋白TBG、甲状腺素转运蛋白TTR、白蛋白HSA）异常可造成TT_3、TT_4检测水平的异常。在全外显子测序的结果中，该患者的白蛋白（albumin，ALB）基因7号外显子发生了错义杂合突变（c.725G＞A），致使其编码的218位精氨酸（Arg）被组氨酸（His）取代（R218H）。结合既往研究，该位点突变可导致白蛋白对T_4结合力异常增高，使得血清总甲状腺素（TT_4）升高，与该患者表型相符。综上，该患者最终诊断为家族性白蛋白异常性高甲状腺素血症（familial dysalbuminemic hyperthyroxinemia，FDH）。

FDH患者属于甲状腺功能正常性高甲状腺素血症，无须抗甲状腺治疗，伴有相关症状时应积极寻找其他病因并给予相应治疗。鉴于该病为常染色体显性遗传病，进一步针对患者儿子进行检测，其无甲亢症状及甲状腺肿大，甲状腺功能：TT_3 2.17ng/ml，TT_4 212.45nmol/L↑，FT_3 5.17pmol/L，FT_4 36.86pmol/L↑，TSH 1.21μIU/ml，甲状腺自身抗体阴性，甲状腺彩超未见异常，基因检测结果提示白蛋白基因c.725G＞A（病例13图3）。出院后随访患者及其儿子均无甲亢症状及体征，甲状腺功能与先前水平相仿。

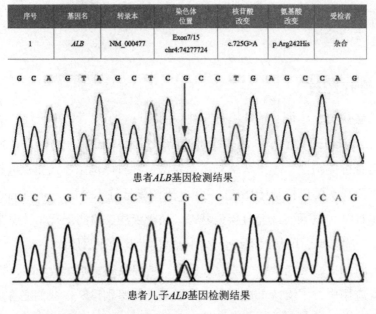

序号	基因名	转录本	染色体位置	核苷酸改变	氨基酸改变	受检者
1	*ALB*	NM_000477	Exon7/15 chr4:74277724	c.725G>A	p.Arg242His	杂合

G C A G T A G C T C G C C T G A G C C A G

患者*ALB*基因检测结果

G C A G T A G C T C G C C T G A G C C A G

患者儿子*ALB*基因检测结果

病例13图3　患者及其儿子白蛋白基因测序结果

三、病例讨论

　　家族性白蛋白异常性高甲状腺素血症（FDH）是一类常染色体显性遗传疾病，因白蛋白突变导致其与T_3或T_4亲和力增加，表现为血清甲状腺激素水平升高但甲状腺功能正常。循环中99.7%的甲状腺素与血浆蛋白结合，其中甲状腺素结合球蛋白（thyroxine binding globulin，TBG）占75%，甲状腺素转运蛋白（transthyretin，TTR）可结合15%～20%的T_4及1%～5%的T_3，人血白蛋白（human serum albumin，HSA）可结合约5%的T_4及15%的T_3。因为HSA对T_4和T_3的亲和力较弱，仅为TBG的1/（7000～10 000）、TTR的1/150，且HSA浓度（40g/L）远高于TBG（16mg/L）及TTR（250mg/L），所以HSA浓度的变化并不会导致TT_4水平发生显著变化。但是，当白蛋白基因发生突变时，其与甲状腺激素亲和力增强，导致TT_3、TT_4检测水平异常升高，从而出现正常甲状腺功能性高甲状腺激素血症。根据种族不同，FDH患病率从0.01%～1.8%，以西班牙裔的发生率最高，而在中国及其他亚洲国家则报道较少，鉴于FDH常染色体显性的遗传模式，推测FDH的患病率在中国可能被低估。

　　自1970年FDH被首次报道后，与该病相关的多个白蛋白基因突变位点陆续得到揭示。R218H是最早被发现也是最常见的突变类型，也是本例患者的白蛋白基因的突变类型，该突变发生于第7外显子，导致白蛋白对T_4的亲和力增加，使血清TT_4

水平升高至正常上限（upper limit of normal，ULN）的1.1～1.8倍，血清TT_3和反式T_3（rT_3）的水平也可出现轻度升高（TT_3升高0.6～1.2倍、rT_3升高0.7～1.4倍）。本例患者及其儿子TT_4升高较为明显，伴随rT_3水平轻度升高，符合R218H突变引起的表型改变。当白蛋白的亚结构域IIA上第218位精氨酸的胍基与甲状腺素的氨基之间的空间位阻效应不利于它们彼此结合，而第218位精氨酸被其他小分子氨基酸取代后产生局部构象变化，可解除该位点对甲状腺素结合的空间限制，从而大大增加白蛋白对甲状腺素的亲和力。因此，R218S、R218P突变的白蛋白也表现出与T_4结合能力增加，但Ser218、Pro218与主链羧基上的Trp214距离更为接近，因此其与T_4的结合能力强于R218H（R218S血清TT_4约为ULN8.8倍，R128P血清TT_4约为ULN 16.8倍），而这些患者的甲状腺摄碘率也可以表现出接近上限或轻度升高的改变，推测可能与其需要合成更多的甲状腺激素来维持正常血清FT_4浓度有关。此外，R222I突变也可导致HSA与T_4结合能力升高；而位于第3外显子发生突变导致HSA66位的亮氨酸被脯氨酸代替（L66P），则导致HSA主要与T_3的结合能力升高，其TT_3可达到约3.3倍ULN。因此，根据白蛋白基因突变后异常白蛋白针对T_4或T_3结合能力的改变程度，可将FDH划分为FDH–T_4型和FDH–T_3型。

白蛋白突变对甲状腺素的异常亲和力会影响血清中TT_4的浓度，而不是FT_4水平；然而，本例患者及其儿子除了TT_4增高，FT_4水平也有所增高，且其TRAb阴性、甲状腺彩超未见异常；无独有偶，在本中心所收集的其他8个家系共计16例患者中，FT_4水平均出现不同程度升高（病例13表4）。造成FDH患者FT_4水平升高的原因与检测方法有关，FT_4的检测方法包括直接法和间接法。直接法是检测血清FT_4的金标准，包括平衡透析法、凝胶过滤法、液相色谱–串联质谱法（LC-MS/MS）等，其不受结合蛋白及抗体影响结果准确，但操作复杂、价格昂贵，一般仅用于制定参考值。间接法（化学发光免疫分析法）操作自动化、性价比高，被大多数医院及临床实验室所采用，但易受到血浆蛋白结合异常、甲状腺激素自身抗体、异嗜性抗体等干扰。FDH患者的甲状腺素水平实际正常，但因白蛋白亲和力异常影响检测抗原抗体结合，从而导致FT_4假性升高。甲状腺功能测定常用的化学发光免疫法主要包括罗氏Roche（一步法）、贝克曼Beckman和雅培Abbott（两步法）。对本中心发现的11例FDH患者分别通过三个平台进行检测，发现FT_4/ULN均>1，说明所有三种检测方法都受到一定干扰；其中，Abbott检测的FT_4/ULN最低，提示其受到的影响相对较小（病例13表4）。Abbott方法采用的是二步类似物法，增加了洗脱的步骤，血清未与检测试剂中的类似物直接接触，因此受到的干扰较小；研究显示Abbott方法与平衡透析法及LC-MS/MS测得的结果相当。然而，Beckman虽然也是一种两步法，但其

FT$_4$/ULN值相对较高，提示干扰并不是一步法独有的问题。据报道，氯化物、抗甲状腺素抗体或异嗜性抗体可将T$_4$从白蛋白中分离出来，Beckman检测试剂中包括氯化物含量较高的培养缓冲液，因突变白蛋白与血清T$_4$结合较多，过高浓度的氯化物可能促进两者分离，从而干扰FT$_4$的检测。除了氯化物外，缓冲液的其他成分同样可能导致白蛋白与T$_4$结合发生改变，从而干扰FT$_4$的检测结果。

病例13表4　本中心其余8个FDH家系共16例患者一般情况及甲状腺功能结果

家系	患者	性别	年龄	突变型	TT$_3$（nmol/L）	TT$_4$（nmol/L）	rT$_3$（ng/ml）	FT$_3$（pmol/L）	FT$_4$（pmol/L）			TSH（μIU/ml）
									Roche	Beckman	Abbott	
1	1	男	55	R218S	1.87	1533.15×	1.14	6.87	99.40	158.98×	26.29	2.60
	2	男	31	R218S	3.50	1266.79×	1.32	6.63	78.74	142.66×	22.97	1.98
2	3	男	10	R218H	2.39	200.10	0.94	6.57	31.80	41.98	19.65	2.87
	4	女	5	R218H	2.16	243.41	0.88	6.36	26.30	34.42	16.04	4.19
	5	女	33	R218H	1.48	246.00	0.67	4.81	33.54	44.94	20.18	1.61
	6	男	57	R218H	1.39	197.05	0.76	5.76	27.52	24.43	15.16	1.99
3	7	男	20	R218H	1.65	251.94	0.56	4.45	26.87	28.10	14.88	4.72
	8	男	43	R218H	1.85	235.45	0.85	5.72	28.98	28.59	15.92	4.67
	9	女	39	R218H	1.69	194.49	0.47	5.03	30.66	35.48	21.21	1.83
4	10	女	51	R218H	1.76	268.6	0.78	5.72	30.53	40.14	21.79	1.76
	11	女	75	R218H	1.58	196.9	0.51	4.31	25.67	27.31	18.94	2.46
5	12	女	25	R218H	1.10	220.00	0.79	3.10	——	31.84	——	3.10
	13	男	47	R218H	1.97	224.32	0.89	5.66	——	35.12	——	2.93
6	14	女	31	R218H	1.56	218.28	0.66	5.42	——	37.35	——	5.42
7	15	男	26	R218H	2.42	252.27	0.99	5.06	——	30.11	——	1.87
8	16	男	66	R218H	1.85	220.65	0.55	5.65	——	38.67	——	2.41
参考范围					1.34~2.73	78.38~157.40	0.16~0.95	0.56~5.91	12.3~23.0	7.9~18.4	9.01~19.05	0.56~5.91

注：× 进行4倍稀释后的检测结果。

因为FDH患者白蛋白突变导致与T_4亲和力增加，其TT_4水平升高起到补偿作用，以维持血清中FT_4处于正常水平，所以FDH患者的实际甲状腺功能是正常的，多无甲状腺功能亢进相关症状，故无须特殊治疗。然而患者常因体检发现甲状腺功能异常前来就诊，部分患者得知甲状腺功能异常后因心理作用可能表现出心悸、乏力、双手细颤等症状，加之临床常用的免疫学检测方法造成FT_4假性增高，不仅易被误诊为甲状腺功能亢进，而且在FDH、RTH及TSH瘤等疾病间进行鉴别也难度较大，若给予抗甲状腺药物治疗会引起甲状腺功能减退，如果采取放射性核素或甲状腺切除更会导致不可逆性甲状腺损伤，并给患者带来不必要的痛苦和经济负担。针对血清学表现为（总/游离）甲状腺素水平升高而TSH未降低的患者，应考虑到这三种疾病并进行仔细鉴别（病例13图4）：①FDH的实际甲状腺功能正常，因此患者无甲状腺异常症状、生化和影像学表现时，应首先考虑FDH，更换检测方法或行基因检测鉴别；②此外，FDH和75%RTH有家族遗传倾向，应完善一级亲属的甲状腺功能测定，若有阳性家族史，建议基因检测明确突变类型；③若无阳性家族史，则进一步完善奥曲肽试验、TRH兴奋试验及T_3抑制试验等加以鉴别，同时完善垂体MRI等影像学检查；④对于有垂体腺瘤的患者，若TRH刺激无反应、T_3无法抑制、奥曲肽抑

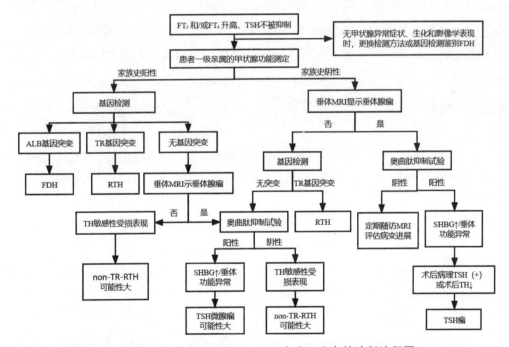

病例13图4　血清学表现TSH不适当分泌患者的诊断流程图

注：TSH瘤：促甲状腺激素瘤；RTH：甲状腺激素抵抗综合征；FDH：家族性异常白蛋白血症性高甲状腺素血症；non-TR-RTH：缺乏基因突变型RTH；TR：甲状腺激素受体；SHBG：性激素结合球蛋白。

制试验阳性、且伴有SHBG升高或垂体功能异常，则考虑TSH瘤可能性大，可行病理诊断；⑤无垂体腺瘤的患者，若合并TRH刺激后TSH升高、T_3作用后TSH抑制、奥曲肽抑制试验阴性或甲状腺激素敏感性受损表现，也应行基因检测判断是否为RTH。

综上，FDH在临床工作中易被忽视，如遇到TT_4、FT_4持续升高而TSH未被抑制且甲亢症状不明显的患者，应考虑FDH等疾病的可能，并与垂体TSH瘤、RTH相鉴别。基因检测是进行鉴别此类疾病的重要手段，不同白蛋白基因突变位点导致人血白蛋白与甲状腺素的亲和力改变有所差异。此外，尽管临床常用的化学发光免疫测定法可能干扰FDH患者FT_4检测结果，但对于FDH的诊断依旧具有一定意义，采用多种方法及平台检测可一定程度上减少误差。

四、病例点评

临床疾病，尤其是少见/罕见疾病的诊断是一个系统思维过程。医生对疾病鉴别诊断的系统把握有助于更好地利用先进的分子诊断技术，做出正确的诊断。TSH分泌不适当综合征临床上并不十分罕见，在常见病人群中，利用血清甲状腺素和TSH的反馈抑制关系发现TSH不适当分泌是正确诊断的前提。

传统上对TSH分泌不适当综合征的鉴别诊断集中于垂体TSH瘤和甲状腺素抵抗综合征，其他少见的原因包括检测干扰（生物素等）和FDH等。如本病例所展示，自从第一例诊断之后，连续发现了多例该病家系，提示我国人群中FDH患病率可能被明显低估。因此，在临床工作中对TSH分泌不适当综合征的患者，应该加强对白蛋白基因的筛查，避免对患者的误诊误治。

（病例提供者：郭　丰　郑州大学第一附属医院）

（点评专家：李志臻　郑州大学第一附属医院）

参考文献

[1]Petitpas I，Petersen CE，Ha CE，et al.Structural basis of albumin-thyroxine interactions and familial dysalbuminemic hyperthyroxinemia[J].Proc Natl Acad Sci U S A，2003，100（11）：6440-6445.

[2]Pannain S，Feldman M，Eiholzer U，et al.Familial dysalbuminemic hyperthyroxinemia in a Swiss family caused by a mutant albumin（R218P）shows an apparent discrepancy between serum concentration and affinity for thyroxine[J].J Clin Endocrinol Metab，

2000，85（8）：2786-2792.

[3]Zhao L，Zhou Y，Huang F，et al.Clinical characteristics of familial dysalbuminemic hyperthyroxinemia in Chinese patients and comparison of free thyroxine in three immunoassay methods[J].Front Endocrinol（Lausanne），2023，14：1102777.

[4]Khoo S，Lyons G，Mcgowan A，et al.Familial dysalbuminaemic hyperthyroxinaemia interferes with current free thyroid hormone immunoassay methods[J].Eur J Endocrinol，2020，182（6）：533-538.

[5]Tagami T.An overview of thyroid function tests in subjects with resistance to thyroid hormone and related disorders[J].Endocr J，2021，68（5）：509-517.

14 病例14 甲状腺危象

一、病历摘要

（一）病史简介

患者女性，50岁，因"发现甲亢1年，胸闷气短4天"入院。

现病史：患者于2016年1月无明显诱因出现消瘦、乏力、心慌症状，于中国医科大学附属某医院诊断为"甲亢"，予甲巯咪唑口服治疗，为期两个月。后因肝功能受损，停用甲巯咪唑，改为中药和针灸治疗。2016年6月，患者于中国医科大学附属某医院行放射性^{131}I治疗，后于2016年11月于四平市当地医院又行放射性^{131}I治疗，未到医院复查。2017年1月15日，患者出现胸闷气短，不能平卧，有发热（最高39℃）；为求进一步治疗甲亢，患者于2017年1月20日于我院就诊，门诊以"甲亢、心衰"为诊断收入病房。患者病来无咳嗽、咳痰，有乏力，且异常烦躁，无胸闷胸痛，无腹痛，但有腹泻，饮食可，睡眠欠佳，近一年体重下降约15kg。

既往史：患者否认糖尿病、冠状动脉粥样硬化性心脏病、高血压病史。患者否认输血史，否认肝炎病史，年轻时曾患肺结核，现已治愈。患者曾行剖宫产手术，否认药物或食物过敏史，否认烟酒史。

家族史：患者父母患有高血压。

（二）体格检查

体温39.2℃，脉搏150次/分，呼吸20次/分，血压140/91mmHg。抬入病房，查体合作，全身皮肤未见皮疹及出血点。双眼突出明显，瞬目减少，眼睑无水肿，巩膜无黄染。口唇无发绀，浅表淋巴结未触及肿大。气管居中，甲状腺Ⅱ度肿大，质软，未及血管杂音，颈静脉怒张，胸廓正常。双肺呼吸音粗，未闻及明显干湿啰音。心律不齐，心音强弱不等，脉搏短促，各瓣膜区未闻及病理性杂音。腹平软，无压痛、无反跳痛及肌紧张，肝脾肋下未触及，肝肾区无叩痛，移动性浊音阴性。双下肢水肿。

（三）辅助检查

入院后予告病重，完善各项评估检查（血常规、肝肾功能、电解质、血糖、甲状腺功能、心电图等）。部分实验室检查结果如病例14表1所示，心电图如病例14

图1所示。

病例14表1 部分实验室检查结果（2017年1月20日）

指标	检测值	单位	参考范围
白细胞计数（WBC）	5.84	10^9/L	3.50 ~ 9.50
淋巴细胞（LYM）	2.21	10^9/L	1.10 ~ 3.20
粒细胞（NE）	3.13	10^9/L	1.80 ~ 6.30
红细胞计数（RBC）	3.61	10^{12}/L	3.80 ~ 5.10
谷丙转氨酶（ALT）	43	U/L	7 ~ 40
谷草转氨酶（AST）	31	U/L	13 ~ 35
血肌酐（SCR）	61	μmol/L	41 ~ 73
尿素（UREA）	6.60	mmol/L	2.60 ~ 7.50
肾小球滤过率（eGFR）	101.2	mL/（min·1.73m^2）	> 60
血钾（K^+）	4.76	mmol/L	3.50 ~ 5.30
血钠（Na^+）	135.3	mmol/L	137.0 ~ 147.0
血氯（Cl^-）	102.4	mmol/L	99.0 ~ 110.0
血钙（Ca^{2+}）	2.17	mmol/L	2.17 ~ 2.57
血磷（P）	1.59	mmol/L	0.81 ~ 1.52
血糖（FPG）	4.76	mmol/L	3.90 ~ 6.10
促甲状腺激素（TSH）	< 0.0001	mIU/L	0.35 ~ 4.94
游离甲状腺素（FT$_4$）	> 64.35	pmol/L	9.01 ~ 19.05
游离三碘甲状腺原氨酸（FT$_3$）	23.26	pmol/L	2.63 ~ 5.7
促甲状腺激素受体抗体（TRAb）	> 40	U/L	0 ~ 1.75
氨基末端脑钠肽前体（NT-proBNP）	2463	pg/ml	0 ~ 125

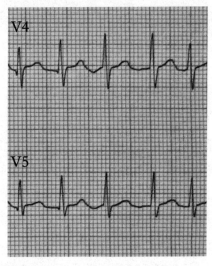

病例14图1 心电图（2017年1月20日）

二、诊疗经过

甲状腺危象是甲状腺毒症的严重表现，可危及生命，多发生在甲亢较重且未治疗或治疗不充分的患者，目前普遍根据患者临床表现，用Burch和Wartofsky制定的量表进行诊断。该患者有严重的甲状腺毒症，体温达39℃，烦躁不安，腹泻，心率150次/分，心电图可见心房颤动，且接受过两次放射性^{131}I治疗。综合评分为90分，符合甲状腺危象的诊断标准。

结合患者症状、体征、辅助检查，入院诊断考虑为：①Graves甲亢；②甲状腺危象；③心功能不全；④心律失常，心房颤动。

入院后内科Ⅰ级护理，心电血压血氧监护，2017年1月20日初始医嘱：①吸氧3L/min；②高热量、高维生素、低碘饮食；③盐酸普萘洛尔片，80mg/次，每日3次，口服；④丙硫氧嘧啶，150mg/次，每日3次，口服；⑤复方碘溶液，5滴/次，每隔6小时，口服；⑥左卡尼汀，2.0g/次，每日2次，静脉注射；⑦头孢甲肟，2.0g/次，每日2次，静脉输液；⑧呋塞米，40mg/次，每日1次，静脉注射；⑨螺内酯，20mg/次，每日1次，口服；⑩氢化可的松，0.1g/次，间隔8小时，静脉输液。

经上述方案治疗后，患者病情趋于平稳，甲状腺毒症症状略有改善。2017年1月23日查房可见，患者体温降至36.7℃，心率降至114次/分，血压降至128/77mmHg，双下肢水肿略减轻，但仍有胸闷气短，不可平卧。实验室检查结果可见，血清FT_4降至22.57pmol/L，FT_3降至10.48pmol/L，TSH仍小于0.0001mIU/L。当日氢化可的松每次剂量减至0.05g，继续间隔8小时静脉输注以预防肾上腺皮质功能减退。请心内科和呼吸内科会诊，心内科建议加用盐酸贝那普利片（10mg/次，每日口服1次）和盐酸地尔硫䓬缓释胶囊（90mg/次，每日口服1次）以控制心衰，并加用地高辛（0.25mg/次，每日口服1次）治疗心房颤动；呼吸内科对治疗方案未做修改。

2017年1月25日查房可见，患者症状有改善，体温36.7℃，心率100～110次/分，神清语明，患者仍有胸闷气短，但较之前减轻，仍不可平卧，双下肢有水肿，遂继续强心利尿，并将螺内酯剂量增至40mg/次，每日1次，呋塞米增至40mg/次，每日2次。考虑到甲状腺毒症症状趋于改善，遂将丙硫氧嘧啶剂量减至100mg/次，每日2次，复方碘溶液改为8小时口服1次，氢化可的松停药。请呼吸内科会诊，为缓解憋闷症状，呼吸内科建议加用盐酸氨溴索（15mg/次，静脉注射，每日2次）和多索茶碱（0.2g/次，静脉输液，每日2次）。

2017年1月28日查体可见患者无新增不适主诉，体温心率均正常，胸闷气短症状有明显改善，且下肢水肿消退明显。实验室检查提示，FT_4降至20.63pmol/L，FT_3降至5.88pmol/L，TSH 0.0001mIU/L，NT-proBNP降至368pg/ml。患者甲状腺毒症和心衰均有明显好转，丙硫氧嘧啶继续减量至50mg/次，每日口服3次，并停用复方碘溶液。经心内科会诊，将呋塞米减量至20mg/次，每日2次，螺内酯减至20mg/次，每日1次，盐酸贝那普利减至5mg/次，每日1次，停用地高辛。

2017年2月1日患者复查甲状腺功能，FT_3降至5.57pmol/L，FT_4降至11.20pmol/L，TSH 0.0003mIU/L，遂将丙硫氧嘧啶减量至50mg/次，每日两次。随着患者心律失常和憋闷症状缓解，左卡尼汀、盐酸普萘洛尔、盐酸氨溴索等药物逐渐减量至2017年2月4日停药。患者在住院期间未出现肝功能损害或粒细胞缺乏，肝酶水平低于正常值3倍以下。患者病情稳定后于2017年2月4日出院，院外继续服丙硫氧嘧啶抗甲状腺治疗。

三、病例讨论

1. 甲状腺危象的诊断和临床表现   甲状腺危象也称甲亢危象，表现为甲亢症状的急骤加重和恶化，以多系统受累为特征，可危及生命，多器官功能衰竭是其常见死因，需要早期识别和紧急治疗。甲状腺危象发生前往往有危象先兆，主要有：①全身症状：严重乏力、烦躁不安、多汗、体重明显下降、发热体温在39℃以上；②心血管症状：明显心悸、活动后气短、心率超过120次/分、心律不齐、脉压增大；③消化系统症状：食欲亢进消失、食欲缺乏、恶心、呕吐、腹泻、肝功能受损。甲状腺危象的常见诱因有感染、创伤、精神刺激、甲状腺手术挤压、放射性[131]I等。由于甲状腺危象的诊断主要基于患者临床表现，因此诊断较为主观，为量化甲状腺危象的诊断标准，1993年提出的Burch-Wartofsky评分量表（BWPS）目前被广泛应用于甲状腺危象的诊断（病例14表2）。评分系统包括体温、心血管系统、中枢神经系统、消化系统症状，以及是否存在已确定的诱发因素。

病例14表2 BWPS量表

标准	分数（分）
体温调节障碍	
体温（℃）	
37.2 ~ 37.7	5
37.8 ~ 38.3	10
38.4 ~ 38.8	15
38.9 ~ 39.3	20

续表

标准	分数（分）
39.4 ～ 39.9	25
≥ 40	30
心血管系统	
心动过速（次／分）	
100 ～ 109	5
110 ～ 119	10
120 ～ 129	15
130 ～ 139	20
≥ 140	25
心房颤动	
无	0
有	10
充血性心力衰竭	
无	0
轻度（下肢水肿）	5
中度（双肺底啰音）	10
重度（肺水肿）	20
消化系统紊乱症状	
无	0
中度（腹泻／腹痛／恶心／呕吐）	10
重度（黄疸）	20
中枢神经系统紊乱症状	
无	0
轻度（烦躁不安）	10
中度（谵妄／精神错乱／昏睡）	20
重度（癫痫／昏迷）	30
诱因状态	
无	0
有	10
总分	≥ 45，甲状腺危象
	25 ～ 44，甲状腺危象前期
	＜ 25，无甲状腺危象

根据上文中该患者的症状和体征，体温调节、心血管系统、消化系统、中枢神经系统均存在不同程度的异常，且近半年内接受过两次放射性^{131}I治疗，这属于典型的甲状腺危象诱因。综上所述，该患者BWPS评分超过45分。根据2022年中国甲亢指南，BWPS评分≥45分提示甲状腺危象，需要早期识别且积极治疗。

除了上表中的典型临床表现外，有些患者的甲状腺危象症状并不典型，可表现为表情淡漠、木僵、嗜睡、反射降低、低热、极度乏力、心率减慢、脉压减小、恶病质，如果不能及时治疗，最后陷入昏迷，直至死亡。这种类型的甲状腺危象被称为"淡漠型甲状腺危象"。如果这部分患者既往没有甲亢病史，往往容易漏诊误诊。

此外，临床上可以见到一些少见的临床表现与甲状腺危象相伴发。若患者频繁呕吐、腹泻或大量出汗，加之电解质摄入减少，可能会伴有低钠血症；若合并充血性心力衰竭的患者使用排钾利尿剂，往往会导致低钾血症，造成严重心律失常。部分患者可能出现黄疸和肝功能异常，这种临床表现可能与甲状腺危象互为因果：严重甲状腺毒症可导致肝功异常，另外，由于肝功能下降，肝脏合成甲状腺素结合球蛋白的能力下降，导致肝脏对甲状腺素的清除减少，这也可能诱发甲状腺危象。部分患者可能合并多器官功能衰竭，若甲状腺危象患者发生感染、极高热、休克等病理生理学过程，加之就诊不及时，往往会进展为多器官功能衰竭，预后极差。少数患者由于大量出汗、腹泻或呕吐，导致血容量不足，血液处于高凝状态；另外甲状腺危象可导致凝血因子Ⅷ活性增加，通过凝血因子Ⅷ介导的高凝状态导致血栓栓塞性疾病的风险增加。有个别病例报告提示，有年轻的甲状腺危象患者出现脑静脉血栓。

2. 鉴别诊断

（1）恶性极高热的鉴别：①中枢性高热：常见于颅内感染和脑血管病变损伤下丘脑体温调节中枢，导致机体散热、产热、保温中枢功能障碍。患者体温可高达41～42℃，但皮肤干燥少汗，皮肤温度分布不均，四肢低于躯干；心率升高不明显，体温易随外界环境变化而波动，白天稍低，夜间稍高；②败血症：可表现为高热及意识改变，与甲状腺危象有相似的临床表现，但其发热多为弛张热，热起急骤，伴有畏寒、寒战，热退时伴出汗，且心率多与体温相一致。血培养有细菌生长。甲状腺功能正常或表现为低T_3综合征。

（2）昏迷的鉴别：①低血糖昏迷：低血糖时可有大汗、心率快和精神系统症状，甚至昏迷，这需要与甲状腺危象相鉴别。低血糖昏迷多有明确的诱因，例如糖尿病患者正在接受胰岛素治疗或服用胰岛素促泌剂，或既往有反复发作的Wipple三联征。低血糖昏迷一般不伴有体温升高，血糖常<2.8mmol/L，给葡萄糖后症状立即改善；②肝性脑病：甲状腺危象患者可能合并肝功能损害或黄疸，加上精神系统症状，如果没有既往病史，可能与肝性脑病混淆。但肝性脑病患者大多有慢性肝病病史及诱发脑病的因素，伴有扑翼样震颤和腹腔积液，血氨升高，一般没有高热或心律失常，与败血症的甲状腺功能表现相似，肝性脑病也表现为甲状腺功能正常或为低T_3综合征；③肾上腺危象：甲状腺危象时，机体处于应激状态，肾上腺皮质激素的合成、分泌、代谢都加速，久之可能出现肾上腺皮质功能不全，甚至可能诱发肾上腺危象。因此，甲状腺危象需要与原发的肾上腺危象相鉴别。原发的肾上腺皮质功能不全患者常伴有低血糖、低血压、皮肤黏膜色素沉着，而且血浆皮质醇和ACTH检测也有助于诊断。

3. 治疗　甲状腺危象的治疗目标是降低甲状腺激素合成和释放、减少甲状腺激素的外周效应（抑制T_4向T_3转换）、改善或预防全身失代偿症状、去除诱因及治疗并发疾病。

（1）抑制甲状腺激素合成：根据根据2022年中国甲亢指南，甲状腺危象一经确诊应尽快使用抗甲状腺药物，因为丙硫氧嘧啶不仅可以抑制甲状腺激素合成，还可以阻断外周T_4向T_3的转换，所以抗甲状腺药物首选丙硫氧嘧啶。推荐剂量为600mg/d，剂量可根据个体情况调整，最大剂量为1600mg/d。抗甲状腺药物次选甲巯咪唑，推荐剂量为60mg/d，最大剂量为120mg/d。使用抗甲状腺药物时，需要密切监测不良反应，如粒细胞缺乏、肝功能损害、皮疹等。

（2）抑制甲状腺激素释放：无机碘化物能迅速抑制甲状腺结合球蛋白水解，从而减少甲状腺激素释放。大剂量无机碘化物还可以抑制T_3与受体结合，尤其对破坏性甲状腺炎或外源性甲状腺激素摄入过多引起的甲状腺危象，无机碘化物往往比抗甲状腺药物更有效。根据根据2022年中国甲亢指南，在使用抗甲状腺药物1小时后给予无机碘化物，建议给予卢戈碘液4～8滴，每6～8小时口服1次，症状控制后逐渐减量直至停药，但已知对无机碘化物过敏者禁用。

（3）改善或预防全身失代偿症状：①β受体阻滞剂：根据根据2022年中国甲亢指南，甲状腺危象患者出现心动过速时，建议使用β受体阻滞剂，例如普萘洛尔（60～80mg，每4～6小时口服1次）。β受体阻滞剂能降低周围组织对儿茶酚胺的敏感性，抑制甲状腺激素对交感神经的作用，不仅用于甲状腺危象患者，也常用于甲亢初治期的辅助治疗。此外，普萘洛尔可以抑制外周T_4转换为T_3。需要注意的是，β受体阻滞剂具有负性变时、变力、变传导的作用，且可以收缩支气管平滑肌，因此合并传导阻滞、严重心功能不全、支气管哮喘等疾病的甲状腺危象患者应慎用。指南提及，静脉注射艾司洛尔能够获得更快的效果，以0.25～0.5mg/kg作为负荷剂量，随后以0.05～0.1mg/（kg·min）的速度持续输注；②糖皮质激素：上文已提及，甲状腺危象患者易合并肾上腺皮质功能不全，甚至肾上腺危象。此外，糖皮质激素还可以抑制T_4转换为T_3，降低周围组织对甲状腺激素的反应性，增加机体的抗应激能力等。因此，指南建议给予糖皮质激素治疗，如氢化可的松50～100mg，每6～8小时静脉滴注1次；或地塞米松2mg，每6～8小时静脉滴注1次，在甲状腺危象缓解后应逐渐减少并停用。在应用糖皮质激素期间，应密切监测和预防潜在的不良反应，如高血糖、消化性溃疡、感染等；③对症支持治疗：如降温、镇静、纠正水电解质紊乱等均十分重要。此外，发热需警惕感染，并及时抗感染治疗。在上述常规治疗效果不满意时，应考虑血浆置换治疗。对于有多器官衰竭的患者，建议联合使用治疗性血浆置换和连续性血液透析滤过。

四、病例点评

在该病例中，该患者曾被诊断有甲亢，在过去半年接受过两次放射性[131]I治疗。碘过量可能是甲状腺危象的危险因素，除放射性[131]I外，术前准备碘剂服用时间过长、含碘造影剂摄入过多、胺碘酮的长期应用都可能诱发甲状腺危象；此外，在放射性[131]I的作用下，甲状腺组织被破坏，大量激素释放入血，也可能诱发危象的发生。

根据2022年指南推荐，应在有全身失代偿症状的严重甲状腺毒症患者中考虑甲状腺危象，BWPS评分≥45分考虑存在甲状腺危象，需要积极治疗。甲状腺危象的治疗手段包括抗甲状腺药物、β受体阻滞剂、无机碘化物、糖皮质激素、营养支持、针对诱因治疗及呼吸心脏监测等。后期随着甲状腺毒症和心血管症状的稳定，可逐步减量至停用β受体阻滞剂、无机碘化物、糖皮质激素等药物，并用小剂量长疗程抗甲状腺药物维持甲状腺功能稳定。

（病例提供者：史晓光　中国医科大学附属盛京医院）

（点评专家：刘　超　江苏省中西医结合医院）

参考文献

[1]中华医学会内分泌学分会，中国医师协会内分泌代谢科医师分会，中华医学会核医学分会，等.中国甲状腺功能亢进症和其他原因所致甲状腺毒症诊治指南[J].

中华内分泌代谢杂志，2022，38（8）：700-748.doi：10.3760/cma.j.cn311282-20220624-00404.

[2]Ali A，Mostafa W，Fernandez C，et al.Apathetic Thyroid Storm with Cardiorespiratory Failure，Pulmonary Embolism，and Coagulopathy in a Young Male with Graves' Disease and Myopathy[J].Case Rep Endocrinol，2020，2020：8896777.doi：10.1155/2020/8896777.

[3]Gong S，Hong W，Wu J，et al.Cerebral venous sinus thrombosis caused by traumatic brain injury complicating thyroid storm：a case report and discussion[J].BMC Neurol，2022，22（1）：248.doi：10.1186/s12883-022-02777-0.

一、病历摘要

（一）病史简介

患者女性，31岁，妊娠8周，于门诊进行孕期甲状腺功能复查。

现病史：患者4年前因"无明显诱因出现心悸、多汗和乏力"就诊我院内分泌科门诊，当时给予化验甲状腺功能（甲功），发现血游离甲状腺素（FT_4）、游离三碘甲腺原胺酸（FT_3）升高和促甲状腺素（TSH）降低，并且血TSH受体抗体（TRAb）升高（病例15表1），并且甲状腺过氧化物酶抗体（TPOAb）和甲状腺球蛋白（TgAb）也均升高，被诊断为自身免疫甲状腺病（甲亢期），给予甲巯咪唑治疗，15mg/次，每日1次，口服1个月，复查之后逐渐减量，7个月后患者因为甲状腺功能已正常3个月而未来复查并自行停用甲巯咪唑口服。停药3个月后，因又出现心悸和乏力而就诊我院，复查甲状腺功能和TRAb后，又被发现血FT_4、FT_3升高和TSH降低，并且血TRAb仍升高（病例15表1），而仍被诊断为自身免疫甲状腺病（甲亢期）。因为甲亢病情反复，又被给予甲巯咪唑治疗如上，之后逐渐减量为2.5mg/次，隔日1次，服用3.5个月，在甲状腺功能仍正常且TRAb已转阴3.5个月后停药，总共又服药15.5个月。于停药5个月后患者来诊我院复查了1次甲状腺功能，甲状腺功能仍正常，之后患者未再来复查。并于停用甲巯咪唑16个月后，即2015年10月份患者开始备孕，当时无任何不适，也未进行甲状腺功能复查。2015年底发现妊娠，当时也无明显不适，也未复查甲状腺功能。于孕8周时，患者开始出现恶心，食欲缺乏，但无严重呕吐，才来我科门诊复查甲状腺功能，此时仅在服用叶酸片（已服用6个月），未用其他药物或保健品。此次来诊时患者自述无发热，无头痛、眼痛或视力下降，无咽痛或颈痛，无明显心悸或气短，无腹痛或腹泻，大便2～3天1次，体重近3个月无变化。

既往史：否认糖尿病、高血压等其他病史。

家族史：否认甲亢等家族遗传病史。

（二）体格检查

双眼球无突出，双侧甲状腺未触及明显肿大，局部也无压痛，表面不红。心率

84次/分，律整。双下肢无水肿，皮肤不潮湿，手指末端无粗厚。

（三）辅助检查

甲状腺及双颈部淋巴结三维多普勒超声检查（2016年2月29日）：甲状腺右叶横径约21.3mm，右叶前后径约17.4mm，右叶上下径约＜55mm；甲状腺左叶横径约20.0mm，左叶前后径约15.0mm，左叶上下径约＜55mm；甲状腺峡部约3.9mm。甲状腺回声不均匀，减低，小的点片状。腺体后未见结节。CDFI彩色血流未见血管扩张。左颈部可见数个淋巴结回声，大者约17.2mm×5.0mm；右颈部可见数个淋巴结回声，大者约18.0mm×4.8mm。以上淋巴结均位于Ⅱ区。诊断建议：甲状腺回声改变，考虑桥本病；双颈部淋巴结显示。

二、诊疗经过

根据患者初诊症状、体征及辅助检查（病例15表1和病例15表2），初步诊断为自身免疫甲状腺病（AITD）合并妊娠一过性甲状腺毒症（gestational transient thyrotoxicosis，GTT）。基于患者当时无严重呕吐、脱水等症状，建议患者适碘饮食，随诊监测甲状腺功能与甲状腺自身抗体变化，并未给予抗甲状腺（抗甲）药物治疗。

由于患者居住于外地，妊娠期间不能完全按医嘱要求进行复查和随诊。但是从其来诊我院进行的甲状腺功能及抗体监测结果中，可以看到血FT_3和FT_4水平在妊娠16周时已完全恢复到正常，而在妊娠22周时血TSH也基本恢复正常。并且于妊娠晚期和产后的甲状腺功能监测也显示一直正常（病例15表3）。于妊娠期间和产后的抗体监测结果也显示TRAb始终并未升高。根据上述结果，最终也能确定诊断为自身免疫性甲状腺病合并GTT，而并非GD甲亢病情复发。

病例15表1　患者在妊娠前甲状腺功能的变化（2012—2014年）

日期	TSH	FT$_4$	FT$_3$	TgAb	TPOAb	TRAb
2012 年 4 月 26 日	0.0024	19.11	8.63	—	—	4.56
2012 年 5 月 28 日	0.0025	13.30	4.56	78.97	210.01	—
2012 年 7 月 21 日	0.0839	12.25	4.05	—	—	—
2012 年 9 月 10 日	1.7896	11.30	3.71	—	—	—
2012 年 10 月 19 日	0.6965	14.43	4.39	—	—	—
2012 年 11 月 26 日	0.5100	14.78	4.87	—	—	—
2013 年 2 月 4 日	0.0069	19.17	5.14	25.19	48.18	3.15
2013 年 3 月 4 日	0.0851	15.48	4.75	—	—	2.86

续表

日期	TSH	FT$_4$	FT$_3$	TgAb	TPOAb	TRAb
2013 年 5 月 6 日	0.2374	14.38	3.24	—	—	—
2013 年 6 月 24 日	0.4082	14.54	4.44	—	—	—
2013 年 8 月 19 日	0.1759	17.42	4.04	15.46	67.29	0.75
2013 年 11 月 18 日	0.2233	16.02	4.77	23.14	69.30	1.89
2014 年 2 月 24 日	0.8990	11.91	3.43	18.06	54.50	1.03
2014 年 6 月 9 日	0.6587	13.25	4.22	23.58	48.96	0.38
停用甲巯咪唑						
2014 年 11 月 6 日	0.9580	12.33	3.49	5.85	10.59	

病例15表2　利用雅培试剂盒检测甲状腺功能和甲状腺自身抗体的参考范围

检查项目	普通成人参考范围	妊娠期 [a]	单位
血清 TgAb	0.00 ~ 4.11		（U/ml）
血清 TPOAb	0.00 ~ 5.61		（U/ml）
血清 TSH	0.35 ~ 4.94	孕早期 0.03 ~ 3.60 孕中期 0.27 ~ 3.80 孕晚期 0.28 ~ 5.07	（mIU/L）
血清 FT$_4$	9.01 ~ 19.05	孕早期 11.49 ~ 18.84 孕中期 9.74 ~ 17.15 孕晚期 9.63 ~ 18.33	（pmol/L）
血清 FT$_3$	2.63 ~ 5.70		（pmol/L）
血清 TRAb	0.00 ~ 1.75		（U/ml）

[a]《妊娠和产后甲状腺疾病诊治指南》提供的雅培试剂盒检测妊娠期特异参考范围。

病例15表3　患者在妊娠及分娩后甲状腺功能的变化（2016—2018年）

日期	TSH	FT$_4$	FT$_3$	TgAb	TPOAb	TRAb	状态
2016 年 1 月 25 日	0.0113	22.86	6.41	97.18	232.99	0.77	孕 8 周
2016 年 2 月 5 日	0.0063	27.14	7.25	—	—	—	孕 10 周
2016 年 2 月 24 日	0.0009	20.05	5.99	—	—	—	孕 13 周
2016 年 3 月 21 日	0.0017	14.63	4.29	—	—	—	孕 16 周
2016 年 5 月 12 日	0.2964	11.38	3.85 周	—		0.64	孕 22 周
2016 年 7 月 13 日	0.2464	11.18	3.69 周	—		—	孕 26 周
2016 年 8 月 11 日	0.3982	10.44	3.02	—	—	—	孕 30 周
2017 年 7 月 28 日	0.7817	13.92	4.26 个月	169.55	611.54	0.75	产后 9 周
2018 年 1 月 31 日	0.4421	15.50	4.05 个月	—	—	—	产后 14 周

三、病例讨论

青年女性，既往于4年前已被确诊为AITD甲亢，并且给予甲巯咪唑进行治疗，期间因为自行停用抗甲状腺药物而出现病情反复，最后又经系统治疗后甲状腺功能恢复正常并且TRAb转阴，停用了抗甲状腺药物。患者于停用甲巯咪唑18个月后妊娠。于孕8周出现恶心时才复查甲状腺功能，此时出现甲状腺毒症，但是TRAb阴性，且在未给予抗甲状腺药物治疗的基础上，患者于孕16周时FT$_3$和FT$_4$水平已自行恢复正常，于孕22周时血TSH也基本恢复正常，提示孕早期出现的甲状腺毒症并非自身免疫病因所致甲亢。之后于孕26周和30周时并未出现甲减，提示孕早期出现的甲状腺毒症并不是自身免疫甲状腺炎所致的一过性甲状腺毒症，尽管其TPOAb和TgAb水平在孕期也明显升高。此外，患者孕早期来诊时，并无心悸、颈痛、大便次数增多、体重减轻等临床症状，也无突眼、甲状腺肿、胫前黏液水肿和肢端粗厚等Graves病（GD）特征性临床表现，因此，其整个病程变化支持自身免疫性甲状腺病合并GTT。

GTT是指妊娠早期孕妇血清HCG升高时，部分孕妇出现血清TSH降低（TSH＜妊娠期参考范围下限或0.1mIU/L）、甲状腺激素水平升高。GTT在妊娠剧吐患者中常见，又称为妊娠剧吐合并一过性甲亢（TTHG）。GTT的发病率在欧洲为2%～3%，在亚洲的发病率为3%～11%，占妊娠早期甲亢的80.77%，为妊娠期Graves病（GD）发病率的10倍。

GTT的发病机制与甲状腺自身抗体无关，而与妊娠早期绒促素（HCG）的促甲状腺激素活性异常增加有关，后者受滋养层细胞产生去糖基化HCG的数量及其半衰期影响。妊娠剧吐是GTT的首要病因，30%～73%的妊娠剧吐患者存在甲状腺功能异常，在临床上妊娠剧吐与HCG水平密切相关。TSH和HCG具有相同的α亚单位，而HCG和TSH的β亚单位有部分相同的半胱氨酸和相似的三维结构，并且HCG和TSH受体也有相似的同源性，使两个激素之间可产生交叉反应。妊娠早期胎盘分泌HCG增加，通常在孕8～10周达到高峰，由于HCG具有促甲状腺激素活性，刺激甲状腺激素分泌增加，增多的甲状腺激素抑制TSH分泌，使血清TSH水平下降20%～30%。血清TSH和HCG呈负相关，并且其峰值成镜像关系，TSH水平降低通常发生在妊娠8～14周，妊娠10～12周时下降至最低点。过高水平HCG可以抑制TSH分泌，并刺激甲状腺产生过多的甲状腺激素，所以HCG的异常升高被认为是GTT的重要致病机制。还有研究发现，HCG的酸性异构体半衰期较长，促甲状腺活性较高，更可致甲状腺激素分泌增加。既往研究发现，GTT的另一个致病机制为TSH受体对HCG敏感性增高。妊娠剧吐有一定的基因遗传性。有研究发现TSH受体胞外区发生可发生错义突变，而致精氨酸替代了位于183位点的赖氨酸，可使TSH受体对HCG的敏感性增加，从而导致HCG刺激甲状腺激素增加。

GTT的临床表现和辅助检查特点：①甲状腺毒症通常在妊娠8~10周出现，发生在妊娠前半期，呈一过性；②常伴有严重恶心、呕吐；③可能有轻度心悸、焦虑、多汗；④缺少甲状腺肿、眼征、胫前黏液水肿、肢端粗厚等典型GD甲亢表现，TRAb常为阴性；⑤血清FT_4和TT_4升高，血清TSH降低或者不能测及。由于妊娠期间TSH会出现生理性下降，应采用妊娠期和试剂盒特异性TSH参考范围进行疾病诊断。中国《妊娠和产后甲状腺疾病诊治指南》第1版和第2版均列出了多种试剂盒检测的妊娠期参考范围。此外，TSH参考范围在妊娠7~12周下降，而妊娠7周前无明显变化，此阶段可用非妊娠人群的TSH参考范围进行判断。GTT时血清FT_4上升，血FT_3也可升高，但不及FT_4升高常见和显著，而rT_3可增高。其可能是由于GTT常伴有妊娠剧吐使热量摄入减少，机体外周组织中T_4向rT_3转化增强，而向T_3转化减弱。

GTT诊断：于妊娠前半期出现，血清TSH降低或者不能测及，血清FT_4和TT_4升高，血FT_3正常或升高，常伴有严重恶心、呕吐，排除GD等甲亢后，可诊断GTT。

GTT自然病程及预后：多数情况下，GTT于妊娠14~18周好转，血清FT_4通常于妊娠18周之前恢复正常。多数GTT患者在平均为妊娠14.4周时甲状腺功能恢复正常，而其余多在妊娠18周时恢复正常。但也有部分患者血清TSH在妊娠中期末仍可被抑制。GTT与产科并发症之间无明显相关性。但是与正常妊娠妇女相比，相同妊娠时期的GTT患者的胎儿体重较低，后者考虑胎儿低体重主要与严重呕吐有关。

GTT本身不需特别治疗，但是对于持续呕吐、体重显著下降、尿酮体阳性的患者需住院治疗，包括支持治疗、静脉补液和止吐、纠正电解质紊乱以及病情监护。此外，对GTT患者可考虑应用β受体阻滞剂（如普萘洛尔和美托洛尔）治疗。国内外指南均不主张给予GTT患者进行抗甲状腺药物治疗。

因此，GTT与GD的鉴别诊断非常重要。自身免疫性甲状腺病（AITD）包括GD和自身免疫甲状腺炎（AIT）、甲状腺相关眼病（TAO）等。TPOAb和TgAb是AITD的标志性抗体，主要来自甲状腺内浸润的淋巴细胞。它们均不是GD甲亢的致病抗体，因此不能依据TPOAb和TgAb的表达而确诊GD。此两种自身抗体阳性甲状腺功能正常的妊娠妇女不需进行治疗，而应每监测甲状腺功能变化。当TPOAb和/TgAb阳性的妊娠妇女出现甲状腺毒症时，应注意鉴别是否为GTT、无痛性甲状腺炎的甲状腺毒症期还是合并了GD甲亢。另外，既往有GD甲亢病史并且孕前甲亢病情已治愈而停止治疗的妊娠妇女，若出现甲状腺毒症，也需鉴别是否为GTT还是GD甲亢复发。其中血清TRAb高表达强烈提示GD甲亢复发。另外，甲状腺超声是甲状腺影像检查最主要手段。对于TRAb阴性者，应用甲状腺超声检测甲状腺血流对于病因诊断具有重要辅助价值。未经治疗的GD患者甲状腺上、下动脉均扩张，其收缩期峰血流速度加快，通常超过40～50cm/s，而破坏性甲状腺炎时其峰血流速度明显减少。此外，破坏性甲状腺毒症和GTT均不需抗甲状腺药物治疗，只是前者病程中会出现甲减，应及时治疗。当GTT与GD甲亢鉴别困难时，可以短期使用抗甲状腺药物（如丙基硫氧嘧啶）。而GD甲亢不易缓解，至少在孕早期和中期通常需要抗甲状腺药物（ATD）持续治疗。

四、病例点评

妊娠期甲状腺毒症最常见的两个病因分别是GTT和GD，两者的甲状腺功能检测均可表现为血清TSH浓度降低，同时血清FT_4升高，但两者处理方案不同，在临床诊治中需进行鉴别。因为，GTT与妊娠剧吐均与较高水平的HCG有关，所以两者常常伴随发生。GTT患者主要表现为恶心和（或）呕吐；而GD患者更常表现出甲状腺增大和怕热多汗、心率快、消瘦、腹泻等高代谢综合征，也可有突眼、胫前黏液性水肿等特异体征。TRAb滴度是GD甲亢的主要依据指标。GD患者可同时存在TRAb阳性以及TPOAb/TgAb阳性，但后两者阳性不是诊断GD的依据。此外，研究表明，有GD病史的孕妇在妊娠期也可出现GTT，其TRAb均值较既往无GD病史的GTT孕妇高。GTT患者血HCG多大于200kU/L，而妊娠早期HCG正常值为38～173kU/L。

综上，若患者同时存在以下情况时更支持GTT的诊断：

1. 病史　①在妊娠前并无甲亢相关症状；②既往无甲状腺疾病和家族史；③有妊娠剧吐的既往史或家族史。

2. 体格检查　①无甲状腺肿；②无突眼、胫前黏液水肿或肢端粗厚等GD特征性表现；③有脱水的征象。

3. 实验室检查　①FT_4升高，FT_3亦可升高但不及FT_4明显；②血TPOAb、TgAb和TRAb均为阴性；③妊娠早期血HCG大于200kU/L。对于血FT_4水平轻度升高的患者，如果GTT与GD的病因鉴别较困难时，随诊观察也是重要的诊治策略。随着血HCG的下降，GTT患者的甲状腺功能很快会自行恢复，而只有少数GD患者会在妊娠晚期甲亢病情会自发缓解。

本例患者既往已确诊为GD甲亢，经过抗甲状腺药物治疗后，甲状腺功能恢复正常和TRAb转为阴性，之后停用抗甲状腺药物。患者在备孕时并未进行甲状腺功能和抗体复查，这确实对于鉴别其妊娠期发生的甲状腺毒症病因不利。但是其在妊娠早期来诊时主要表现为恶心、食欲缺乏，无颈痛，无明显心悸，大便2～3天1次，体重近3个月无变化；查体发现双眼球无突出，双侧甲状腺未触及明显肿大，局部也无压痛，双下肢无水肿，手指末端无粗厚；检测TRAb结果为阴性，均提示当时患者的甲状腺毒症并非GD甲亢复发，而GTT可能性大。之后对此患者的甲状腺功能监测结果也提示，在妊娠中期时患者的甲状腺功能已自行恢复正常，妊娠晚期也并未出现甲减，不支持无痛性甲状腺炎所致妊娠早期甲状腺毒症。此病例属于一个有GD甲亢病史的妇女在孕早期发生了GTT，其鉴别诊断最为重要。

在不接受抗甲状腺药物治疗的情况下，GTT患者的甲状腺功能通常在妊娠中期也可自行恢复正常。目前研究表明，GTT本身与不良妊娠结局无明显相关，且使用抗甲状腺药物治疗的GTT患者的产科结局较未用抗甲状腺药物者并未得到改善。因此，GTT患者不需要抗甲状腺药物治疗。国内外指南均不推荐使用抗甲状腺药物治疗GTT，除非患者同时存在GD甲亢的其他特征，以致于较难鉴别GTT和GD是否同时并存时。针对GTT孕妇，如存在心悸等临床表现时，可使用β受体阻滞剂（如普萘洛尔和美托洛尔）治疗；对于持续呕吐、体重显著下降、尿酮体阳性者需住院，给予支持治疗、静脉补液、止吐、纠正电解质紊乱以及病情监护。

（病例提供者：刘　露　李　静　中国医科大学附属第一医院）

（点评专家：李　静　中国医科大学附属第一医院）

参考文献

[1]中华医学会内分泌学分会，中华医学会围产医学分会.妊娠和产后甲状腺疾病诊治指南[J].中华内分泌代谢杂志，2012，28（5）：354-371.

[2]陈家伦，宁光.临床内分泌学（第2版）[M].上海：上海科学技术出版社，2022：342-344；1013-1020.

[3]徐樱溪，李玉姝.妊娠期一过性甲状腺毒症的研究进展[J].中国实用内科杂志，2014，34（8）：813-815.

[4]中华医学会内分泌学分会，中华医学会围产医学分会.妊娠和产后甲状腺疾病诊治指南（第2版）[J].中华内分泌代谢杂志，2019，35（8）：636-665.

[5]中华医学会内分泌学分会，中国医师协会内分泌代谢科医师分会，中华医学会核医学分会，等.中国甲状腺功能亢进症和其他原因所致甲状腺毒症诊治指南[J].中华内分泌代谢杂志，2022，38（8）：700-748.

病例16　新生儿甲状腺功能亢进症

一、病历摘要

（一）病史简介

患儿男性，2岁10个月，主因"颅形异常2年余，步态异常1年，呼吸困难2周"于2022年8月10日入院。

现病史：患儿2年5个月前（5月龄）家长发现患儿颅形异常，囟门小，近闭合，6月龄时患儿囟门闭合，此后颅形异常进行性加重，表现为头颅横径短，前后径长，未诊治。1年余前（1岁3月龄）患儿会独走，但其步态异常，走路时双足外撇，右侧为著，身体易摇晃，易摔跤，就诊于外院骨科，考虑为"扁平足"，给予矫正鞋穿戴治疗效果不佳。至2岁时仍不能双足并跳，不会跑，同时仍走路不稳，无呕吐、抽搐、意识障碍等表现。2周前患儿无诱因出现呼吸频率增快，日常活动后易疲乏，喜抱，伴多汗，哭闹后无口唇及颜面青紫表现，无咳嗽、发热、抽搐等不适。就诊当地医院儿科，心脏超声示二尖瓣前叶脱垂，二尖瓣狭窄伴关闭不全（中重度），三尖瓣关闭不全（轻度），全心增大，左心明显，肺动脉高压（估测肺动脉收缩压88mmHg）；头颅MRI示小脑扁桃体下疝，脑室扩张，脑积水。予西地那非片10mg 3次/日联合呋塞米5mg 2次/日，螺内酯5mg 1次/日治疗。复查心脏超声示：先天性心脏病，二尖瓣发育异常，二尖瓣重度关闭不全，三尖瓣少量反流，肺动脉高压（估测肺动脉收缩压约67mmHg）。为进一步诊治收入院。发病来，患儿精神尚可，食欲稍差，大便成形1～2次/天，小便正常，近2周睡眠欠安稳，多汗。

既往史及个人史：患儿为第1胎，第1产。胎龄32周早产，顺产，有宫内窘迫（具体不详），羊水污染。其母孕20周产检时发现羊水少，胎儿心率快（具体不详）。母亲在妊娠时体健，否认甲状腺疾病病史，孕早期检测甲状腺功能正常。出生时体重2kg；身长44cm。生后于外院新生儿科住院治疗17天，期间曾予肺表面活性物质治疗，机械通气3天，查头颅超声示颅内出血，头颅MRI示侧脑室增宽，心脏超声示心脏大（具体不详）。至生后6月龄间断查头颅超声仍提示侧脑室偏宽。发育方面：3个月会抬头，6个月会坐，不会爬，10个月会说简单话，15个月会走路，步态异常。体重增长不满意，生后1月龄体重2.5kg，4月龄体重3.35kg，1岁体重

4.9kg。

家族史：否认家族中甲状腺疾病者及类似表现者。

（二）体格检查

体温36.6℃，脉搏140次/分，呼吸36次/分，血压104/57mmHg，身高102cm（$P_{75\sim90th}$），体重11.2kg（$<P_{3rd}$），BMI 10.85，头围47cm，胸围49cm。营养不良貌，无力体型。神志清楚，反应可。皮肤黏膜无发绀、水肿。舟状头，头颅横径窄，前后径长，前额突出，轻度突眼，双眼睑轻度水肿，眼裂稍宽，结膜无充血，双眼球各项运动正常。口唇无发绀。未见颈动脉异常搏动及颈静脉怒张。甲状腺未触及肿大。呼吸频率快，双肺呼吸音粗，未闻及干湿性啰音及喘鸣音。心前区饱满，心尖冲动弥散，最强区位于第5肋间左侧锁骨中线外0.5cm，可触及震颤，心界向左下扩大，心率140次/分，律齐，心音有力，心前区可闻及3～4/6级收缩期杂音，向背部及左侧腋下广泛传导，P_2亢进。腹软，肝脾肋下未触及，双下肢无水肿。步态异常，宽基底步态，四肢肌力、肌张力正常，双侧膝腱反射对称引出，病理征阴性。

（三）辅助检查

入院检查：

血常规：白细胞计数14.91×10^9/L，血红蛋白浓度121g/L，血小板计数476×10^9/L，中性粒细胞计数4.4×10^9/L，血沉2mm/第1小时末，C-反应蛋白1mg/L。

生化：谷丙转氨酶28U/L、谷草转氨酶34U/L，白蛋白38.4g/L，总胆红素11.1μmol/L，血肌酐36.2μmol/L，尿素氮6.36mmol/L，肌酸激酶66U/L，CK-MB 2.9U/L，高敏肌钙蛋白7.4ng/L，NT-ProBNP 4053pg/ml，葡萄糖5.83mmol/L，钾3.93mmol/L，钠140.76mmol/L，钙2.47mmol/L，血氨54μmol/L，乳酸2.21mmol/L（0.5～2.22mmol/L）。

凝血功能：凝血酶原时间10.6秒（10.1～12.6秒），活化部分凝血活酶时间33.6秒（26.9～37.6秒），D-二聚体0.21mg/L（<0.24mg/L）。

甲状腺相关指标：甲状腺功能：总三碘甲状腺原氨酸9.78nmol/L（1.6～4.1nmol/L），游离三碘甲状腺原氨酸>30.8pmol/L（3.5～6.5pmol/L），总甲状腺素288.7nmol/L（94～193.1nmol/L），游离甲状腺素73.39pmol/L（11.48～22.7pmol/L），促甲状腺素0.01μIU/ml（0.64～6.27μIU/ml）。甲状腺抗体：甲状腺球蛋白抗体15.66U/ml，甲状腺过氧化物酶抗体8.6U/ml，促甲状腺素受体刺激性抗体<0.1U/L；促甲状腺素受体抗体1.14U/L，均为阴性。血、尿代谢筛查：阴性；自身抗体谱、抗中性粒细胞胞浆抗体、抗线粒体抗体均阴性。

心电图：房性心动过速。

24小时动态心电图：全天平均心率125次/分，平均最快心率173次/分，最长R-R间期1.44秒，房性心动过速为主，偶见窦房结夺获，偶见窦性心律伴房早未下传，可见房室分离和加速性交接区心动过速，轻度ST-T改变，未见QT间期明显延长，心率变异性减弱。

胸片：双肺纹理增多，肺门影增大。心影明显增大（病例16图1）。

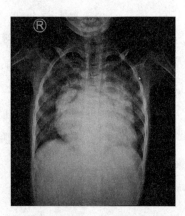

病例16图1　入院后胸片

超声心动：左室舒末径：43.5mm，EF 80%，估测肺动脉收缩压约67mmHg。心脏扩大，心肌肥厚，二尖瓣中-大量反流，肺动脉高压，三尖瓣少量反流，左右冠状动脉未见异常。

颅脑CT：脑积水，双侧侧脑室旁白质间质性水肿可能，小脑扁桃体下疝。

左腕正位骨龄片：左腕骨龄约7岁，左侧尺骨远端较短，下尺桡关节间距大，考虑发育异常（病例16图2）。

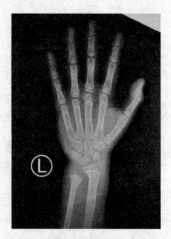

病例16图2　左腕正位骨龄片

甲状腺超声：甲状腺左叶厚1.3cm，右叶厚1.5cm，实质回声欠均质，未见占位，因患儿哭闹甲状腺内血流情况无法评价。诊断：甲状腺回声欠均（C-TIRADS 1类）。

腹部超声：未见明显异常。

遗传学测定：结果见病例16表1。

病例16表1　遗传学测定

基因	参考序列	染色体位置	核苷酸改变	氨基酸改变	杂合性	致病性	变异亲缘
TSHR	NM_000369	Chr14:81610270	c.1868C > T	p.Ala623Val	杂合	致病	非父母源

二、诊疗经过

患儿胎儿期即存在胎心率快、羊水过少；新生儿期的颅内和心脏异常；儿童期体重增加欠佳伴颅型及步态异常，发育迟缓，考虑甲状腺毒症可能；至2岁龄逐渐出现活动耐量下降及脑积水等神经系统异常；行甲状腺功能检测提示甲状腺毒症，促甲状腺素受体抗体（thyroid –stimulating hormone receptor antibody，TRAb）及促甲状腺素受体刺激性抗体（thyroid–stimulating immunoglobulin，TSI）均阴性，超声示甲状腺回声欠均；骨龄超前。至此患儿甲状腺功能亢进症（简称甲亢）诊断明确，回顾其胎儿期及新生儿期的多种表现，均可用甲亢解释。患儿心脏扩大、瓣膜异常、肺动脉高压，考虑为甲亢性心脏病；而其脑积水、小脑扁桃体下疝考虑与甲亢导致脑血流量及脑血容量增多而至颅内压增高相关。因此，患儿诊断为甲状腺功能亢进性心脏病、心脏扩大、心力衰竭、二尖瓣关闭不全、肺动脉高压、房性心动过速、脑积水、小脑扁桃体下疝。

入院后监测患儿安静状态下心率130～140次/分，呼吸30～40次/分，血压111～123/48～59mmHg，SPO₂维持于98%以上。针对心力衰竭、房性心动过速、肺动脉高压，予限制液量700ml/d，呋塞米5mg 2次/日，螺内酯5mg 1次/日利尿，加用倍他乐克口服（3.125mg 2次/日起始，逐渐加量至12.5mg 2次/日），继续口服西地那非10mg 3次/日治疗肺动脉高压；甲亢方面：予低碘饮食，按1mg/（kg·d）给予甲巯咪唑（methimazole，MMI）5mg 2次/日口服，其后根据甲状腺功能水平调整剂量；考虑患儿脑积水为慢性，暂无颅高压及神经系统受累表现，拟定期评估，积极抗甲亢治疗后择期手术。

因患儿存在胎儿甲亢至婴幼儿期，行患儿遗传学检查，结果提示促甲状腺素受体（thyroid–stimulating hormone receptor，TSHR）基因新发致病变异，最终确诊先天性非免疫性甲状腺功能亢进症。经前述治疗后患儿安静状态下心率100～110次/分，呼吸20～30次/分，血压90～110/50～70mmHg，夜间睡眠安稳，无多汗表现，呼吸平稳，监测甲状腺功能较前改善（病例16图3），并逐渐调整MMI用量。随甲状腺功能的改善，患儿心房利钠肽指标呈下降趋势，心脏功能亦逐步改善。治疗期间患儿肝功能、血白细胞及中性粒细胞大致正常。

经抗甲亢治疗1.5个月后（2022年11月2日）患儿于全身麻醉下行术中导航腹腔镜辅助下右侧脑室腹腔分流术，放置可调压分流管改善脑积水。其后继续应用MMI控制甲状腺功能并于2023年2月行心脏二尖瓣成形术＋动脉导管结扎术。术后评估超声心动：各房室内径正常，室间隔及左室游离壁厚度正常，二尖瓣成形术后回声，瓣叶启闭运动明显改善，余瓣膜形态、启闭未见明显异常，动脉导管消失，EF 67%。2023年4月13日患儿服用MMI 5mg 1次/日，复查甲状腺功能：游离三碘甲状腺原氨酸4.44pg/ml（2.3～4.2pg/ml），游离甲状腺素1.08ng/dl（0.89～1.76ng/dl），总三碘甲状腺原氨酸1.78ng/ml（0.6～1.81ng/ml），总甲状腺素8.2μg/dl（4.5～10.9μg/dl），促甲状腺素0.15μIU/ml（0.64～6.27μIU/ml）其后加量为5mg/7.5mg隔日一次继续控制甲状腺功能并规律于内分泌科门诊随诊。

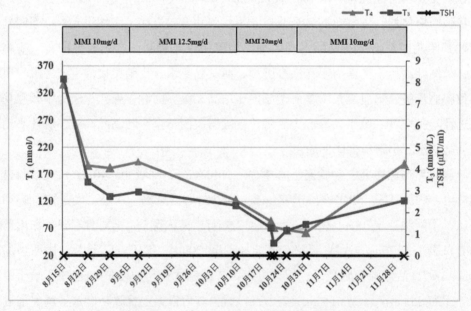

病例16图3　患儿甲状腺功能的变化趋势图

三、病例讨论

新生儿甲状腺功能亢进症少见，病因包括两方面，多数病例由母体刺激性

TRAb通过胎盘刺激胎儿甲状腺引起甲亢，部分生后延续为新生儿甲亢。另一类为遗传性非免疫性新生儿甲亢，属罕见疾病。新生儿甲亢的诊断依赖于母亲的甲状腺相关病史、胎儿、新生儿期特殊临床表现和体征的而发现。

胎儿甲亢的发现依赖于高危孕妇孕中、晚期的超声监测。主要表现为胎儿心动过速（心率＞170次/分，持续10分钟以上）和胎儿甲状腺肿。还包括胎儿多动、骨龄加速、生长受限、充血性心力衰竭以及水肿。诊断金标准是孕25～27周行经皮脐静脉取血检测胎儿甲状腺功能。但该检查为有创性检查，有胎儿流产和胎死宫内的风险，仅在临床高度怀疑胎儿甲状腺功能异常，需要进行宫内治疗时考虑。

新生儿甲亢的临床表现既包括甲亢的一般表现，又有新生儿独有的特征。特征性异常包括：出生体重小于胎龄；早产；小颅畸形；额部隆起和三角形面部；皮肤温暖、潮湿；易激惹、多动和睡眠差；心动过速，有时存在心脏扩大、心律失常或心力衰竭；持续性肺高压（罕见）；多食，但体重增长不良，排便频率增加；肝脾肿大；弥漫性甲状腺肿通常不明显，但偶尔会压迫气道；凝视，偶有眼球突出。本例患儿具备多项新生儿甲亢的特征性临床表现。当疑诊为新生儿甲亢时，可通过测定新生儿甲状腺功能、TRAb及甲状腺超声协助诊断。

新生儿甲亢的病因包括两大方面：①新生儿Graves病（Graves'disease，GD）：是胎儿及新生儿甲亢最常见的病因，多因母亲患GD，母体高水平的TRAb（＞5U/L）通过胎盘导致胎儿甲亢并进一步后延至新生儿甲亢。出生后因母体来源的抗甲亢药物（anti-thyroid drug，ATD）和TRAb在新生儿体内同时存在，ATD的半衰期短于TRAb，因而新生儿甲亢的症状和体征通常在生后7～10天出现，产后3～12周随母体来源的TRAb下降而好转，亦有新生儿甲亢长达6个月者。尚有病例报道桥本甲状腺炎女性因血清中存在高水平的TRAb而导致新生儿甲亢。本例患儿胎儿期胎心率增快、羊水过少均为胎儿甲亢的常见线索，但其母亲无GD及桥本甲状腺炎病史，孕早期甲状腺功能筛查未提示异常，且其出生后相关甲状腺功能异常表现延续至近3岁，故不符合此诊断；②遗传缺陷所致新生儿甲亢：少数新生儿甲亢由TSHR的遗传缺陷引起，这些病例与母亲GD无关，TRAb呈阴性。主要包括两类，其一为TSHR激活性突变：新生儿甲亢由TSHR的激活突变引起，亦称为遗传性非免疫性甲亢。甲状腺肿和甲亢可在出生时就存在，也可在数年甚至数十年后才发生，为常染色体显性遗传，患者可能有甲亢和甲状腺肿家族史。本病例患儿即为TSHR的杂合突变导致甲亢。另一则为McCune-Albright综合征：是刺激腺苷酸环化酶的G蛋白发生α亚基激活性突变引起，可导致甲状腺增生或结节形成，最终导致毒性结节性甲状腺肿，常见于儿童期。该病源自体细胞突变，故为散发性疾病。

甲亢并发症方面，过多的甲状腺激素可影响全身多个器官系统。该患儿主要表现为甲亢性心脏病和中枢神经系统异常。甲亢性心脏病常表现为：心律失常、心力衰竭、心肌缺血、心脏扩大、肺动脉高压及瓣膜异常，常随甲亢治疗好转而改善。该患儿自胎儿期即存在甲亢，且未予治疗，渐出现符合甲亢性心脏病的诸多表现，经抗甲亢联合抗心衰、降肺动脉高压治疗后心脏功能及活动耐量均较前好转，并在甲亢控制后行心脏瓣膜成形术。中枢神经系统方面：有关于成人及儿童甲亢导致颅内高压甚至小脑扁桃体下疝的个案报道，目前相关机制尚不确切，可能与甲状腺激素过多导致脑血流及脑血容量增多相关，但亦有在GD控制稳定期中反复出现者，且部分合并甲状腺相关眼病。该患儿在甲状腺功能部分控制后行右侧脑室腹腔分流术，改善脑积水。其后随甲亢的进一步控制，未再出现脑水肿情况。

针对确诊的胎儿甲亢，需给予母亲ATD治疗，使ATD通过胎盘控制胎儿甲亢，必要时联合左甲状腺素治疗维持母体甲状腺功能正常。依据监测胎儿生长发育情况、胎心率、甲状腺肿、羊水指数等评估治疗效果，调整ATD用量。新生儿甲亢的治疗：证实新生儿甲亢后，应迅速开始治疗，相关治疗包括：①ATD：MMI 0.25～1.0mg/（kg·d），每12小时1次。丙硫氧嘧啶虽同样有效，但因其肝毒性风险，不推荐作为儿童期GD的一线药物；②β-肾上腺素能受体阻滞剂（β receptor blocker，β-RB）：是甲亢未控制期的重要辅助治疗，例如普萘洛尔2mg/（kg·d），每8小时1次，其潜在优点是抑制T_4转化为T_3。需要心脏特异性更高的βRB时，可使用阿替洛尔1mg/（kg·d）。①和②联合治疗一般可以在几周内控制甲亢，不再需要其他治疗；③碘剂：MMI和βRB无法控制新生儿甲亢时，可加用碘。碘剂可抑制甲状腺激素的释放。其剂量为每8小时口服1滴（8mg）复方碘溶液（126mg碘/ml），或者每日使用1～2滴碘化钾溶液。碘剂治疗一般仅持续1～2周；④其他：婴儿病情极重时还可给予糖皮质激素。糖皮质激素可减少外周T_4向T_3转换。治疗过程初期需要严密监测甲状腺功能，及时调整ATD的剂量，使血清甲状腺激素维持在正常水平。因遗传缺陷所致非免疫性甲亢可采用ATD治疗，但考虑到均为永久性疾病，甲亢会在停药后复发，因此最终需要手术或放射性碘治疗（>10岁儿童）。

四、病例点评

新生儿甲亢最常见的病因，为GD女性的TRAb通过胎盘导致胎儿甚至新生儿GD。此类孕母因明确的GD病史在孕期会得到内分泌及产科医师的关注。近年，伴随GD女性妊娠期及产后的全周期管理，其后代胎儿、新生儿期的甲状腺功能评估也得到重视。但罕见的遗传缺陷所致新生儿甲亢，则因缺少孕母相关GD病史难以早期识别而极易延误诊治。对于胎儿期的特殊的超声表现（胎心率、胎儿甲状腺体积、生长发育、骨龄等异常），需警惕胎儿甲状腺功能异常的可能。胎儿甲亢可能顺延为新生儿甲亢，其临床表现既包括甲亢的一般表现，又有诸如：出生体重小于胎龄、早产、小颅畸形、额部隆起和三角形面部、心脏扩大、心律失常、心力衰竭和肺动脉高压、发育迟缓等新生儿所独有的特征。针对有前述表现的新生儿，积极评估甲状腺功能及TRAb，必要时进行基因检测可最终确诊病因。诊断明确后给予ATD和βRB干预，必要时亦可应用碘剂及糖皮质激素联合治疗。但需注意，与母亲高水平TRAb相关的新生儿甲亢呈自限性过程，随甲状腺功能好转ATD可逐渐减停，而遗传缺陷所致非免疫性甲亢则呈ATD依赖表现。本例患儿胎儿期、新生儿期均未能及时发现和诊断，直至2岁龄因甲亢性心脏病的表现就诊方得以确诊甲亢，并结合基因检测结果最终诊断为非自身免疫性甲亢。其后在ATD积极控制甲状腺功能的情况下完成了脑积水和先天性心脏病的相关手术治疗。该患儿的甲亢病因为基因突变所致，需长期ATD持续治疗以维持甲状腺功能正常，最终需要手术或放射性碘治疗。

　　通过该病例可以看出，提高对少见甚至罕见的遗传性非免疫性甲亢的认识非常重要，该病的诊治过程需要母胎医学的医师、内分泌医师、儿科医师的多学科团队合作，才能真正做到早识别、早诊断、早治疗，因而对避免不良母体胎儿并发症和近期、远期结局有重要意义。

（病例提供者：徐文瑞　刘雪芹　姚红新　北京大学第一医院）

（点评专家：张　杨　高　莹　张俊清　北京大学第一医院）

参考文献

[1]Zimmerman D.Fetal and neonatal hyperthyroidism[J].Thyroid，1999，9（7）：727-733.doi：10.1089/thy.1999.9.727.PMID：10447021.

[2]Benlarbi H，Simon D，Rosenblatt J，et al.Prevalence and course of thyroid dysfunction in neonates at high risk of Graves' disease or with non-autoimmune hyperthyroidism[J]. Eur J Endocrinol，2021，184（3）：427-436.doi：10.1530/EJE-20-1320.PMID：33465046.

[3]《妊娠和产后甲状腺疾病诊治指南》（第2版）编撰委员会，中华医学会内分泌学分会，中华医学会围产医学分会.妊娠和产后甲状腺疾病诊治指南（第2版）[J].中华内分泌代谢杂志，2019，35（8）：636-665.DOI：10.3760/cma.

j.issn.1000-6699.2019.08.003.

[4]秦硕，孙伟杰，高莹，等.Graves病合并妊娠患者胎儿甲状腺肿诊治经验[J].中华
医学杂志，2022，102（6）：442-444.doi：10.3760/cma.j.cn112137-20210724-
01651.

[5]Vuijk FA，de Bruin C，Peeters-Scholt CMPCD，et al.Recurrent Intracranial
Hypertension in a Toddler with Graves'Disease[J].Horm Res Paediatr，2022，95
（1）：88-92.doi：10.1159/000522619.PMID：35168232.

一、病历摘要

（一）病史简介

患者女性，42岁，因"多食、易饥及烦躁1年余，伴双眼突出1个月"入院。

现病史：患者入院前1年，无明显诱因出现多食、易饥及烦躁，伴多汗及易疲劳，无心悸，遂至当地医院就诊，查甲状腺功能示，FT_3 45.83pmol/L↑，FT_4 100pmol/L↑，TSH 0.01μIU/ml↓，TRAb 30.3U/L↑，考虑诊断为甲状腺功能亢进症，Grave's病。当时查肝功能、血常规正常，开始给予丙硫氧嘧啶治疗。服用药物1个月后复查肝功能提示谷丙转氨酶及谷草转氨酶明显升高（具体数值不详），甲状腺功能无明显好转，遂停用丙硫氧嘧啶。1周后复查肝功能正常，考虑丙硫氧嘧啶相关性肝损伤。患者遂至上一级医院行^{131}I治疗，出院后予心得安（普萘洛尔）10mg 3次/日，双环醇25mg 3次/日口服。患者自觉多食、易饥等症状明显好转。^{131}I治疗3个月后患者出现"甲减"（具体指标不详），加用左甲状腺素50μg治疗。此次入院前1个月，患者由于工作压力大，熬夜多，逐渐出现双眼突出及肿胀，伴畏光、流泪及异物感，无复视或视物模糊，至当地医院眼科就诊，眼眶CT示两侧眼球外突伴眼外肌肌腹增厚，考虑Grave's眼病，未予治疗，推荐来我院门诊就诊，完善相关检查及评估（具体见下）考虑诊断为"中重度活动期甲状腺相关眼病"，为进一步诊治收入我科。此次发病以来，患者神志清，精神一般，胃纳佳，睡眠可，二便如常。近期体重无明显增减。

既往史：否认高血压及糖尿病等慢性病史，否认乙肝及结核等传染病史，否认家族相关遗传病史。

（二）体格检查

体温36.6℃，脉搏78次/分，呼吸19次/分，血压106/76mmHg。神志清，对答流利，查体合作。双眼球突出，双侧眼睑肿胀，结膜充血、水肿，眼球活动轻度受限。颈软，气管居中，甲状腺Ⅰ度肿大，质软，未及肿块。心率78次/分，律齐，心脏各瓣膜听诊区未及明显杂音。双侧呼吸音粗，未闻及明显干湿啰音。腹软，无压痛或反跳痛。双上肢无细颤，双下肢无水肿。

专科检查：右眼视力1.0，左眼视力1.0；眼压：右眼30mmHg，左眼25mmHg；突眼度，20.5mm＞-100mm-＜20mm；CAS评分：右眼3分，左眼3分。

（三）辅助检查

1. 外院检查　眼眶CT：两侧眼球外突，伴眼外肌肌腹增厚，Grave's眼病。

2. 入院后检查

血常规：白细胞计数5.6×10^9/L，嗜中性分叶核细胞60.5%，血红蛋白118g/L，血小板计数234×10^9/L。

肝功能：谷丙转氨酶5U/L，谷草转氨酶14U/L。

肾功能：肌酐76μmol/L。

凝血功能：正常。

空腹血糖5.2mmol/L。

血钾4.07mmol/L，钙2.06mmol/L，25（OH）VitD 32.1nmol/L。

糖化血红蛋白5.6%。

甲状腺功能：TSH 0.03μIU/ml（0.56~5.91μIU/ml），TT_3 0.87ng/ml（0.6~1.55ng/ml），TT_4 7.97μg/dl（5.42~12.74μg/dl），FT_3 3.28pg/ml（2.3~4.8pg/ml），FT_4 0.88ng/dl（0.62~1.24ng/dl），TRAb＞40U/L（0~1.75U/L），TgAb 300.08U/ml（0~115U/ml），TPOAb 352.7U/ml（0~9U/ml）。

肝炎病毒：阴性。

尿常规：白细胞9个/μl，红细胞9个/μl。

粪隐血试验：阴性。

眼眶MRI增强：双侧眼球较对称突出，双侧内上下直肌肌腹增粗，呈纺锤形。右侧泪腺体积增大，两侧眶前软组织增厚，右侧较明显。符合甲状腺眼病。

甲状腺B超：甲状腺弥漫性病变伴体积减小。

心电图：窦性心律。不完全性右束支阻滞。

胸部CT：两肺未见明显活动性病变。

骨密度：骨量正常。

二、诊疗经过

结合患者典型的眼部症状：眼球突出，明确的Grave's病史和异常的甲状腺功能、抗体，以及影像学表现：眼外肌肌腹增粗，入院考虑诊断为：甲状腺相关性眼病（thyroid associated ophthalmopathy，TAO；thyroid eye disease，TED），又称Grave's眼病（grave's ophthlmopathy，GO）。采用临床活动性评分（clinical activity score，CAS）对患者进行疾病活动性分期。在包括自发性眼球后疼痛、眼球运动时疼痛、眼睑充血、眼睑水肿、结膜充血、结膜水肿、泪阜肿胀7项内容中，该患者具有双侧眼睑水肿，结膜充血、水肿，共计3分，疾病处于活动期。根据EUGOGO的分级标准，该患者的疾病程度为中重度。

对于初诊的中重度活动期的TAO患者，除一般治疗，包括给此患者予卡替洛尔滴眼液降低眼压，玻璃酸钠滴眼液缓解眼部干燥、角膜异物感，户外佩戴墨镜避免光、风尘刺激，缓解畏光、流泪等症状。予甲巯咪唑5mg 1次/日联合左甲状腺素25μg 1次/日调整甲状腺功能，并密切监测患者肝功能。告知患者避免一些加重TAO的危险因素，如吸烟，包括主动吸烟和被动吸烟；密切监测甲状腺功能，及时根据结果调整用药，保持甲状腺功能正常。此外指南推荐的一线治疗为糖皮质激素静脉冲击治疗。

入院检查肝肾功能未见异常，血糖、血压正常范围；胸部CT、血常规、尿常规、肝炎病毒等结果提示无活动性感染疾病；既往无消化性溃疡病史，无胃肠道出血疾病或病史，入院查大便隐血阴性；骨量正常，维生素D、血钙正常水平。在排除相关禁忌后，予4.5g糖皮质激素（甲基泼尼松龙）12周静脉冲击治疗方案：甲基泼尼松龙500mg静脉滴注，每周1次，共6周，继而甲基泼尼松龙250mg静脉滴注，每周1次，共6周。辅助以质子泵抑制剂保护胃黏膜、预防消化道溃疡出血等；并辅以钙尔奇D、盖三淳（骨化三醇）等口服预防糖皮质激素相关性骨质疏松。

患者糖皮质激素静脉使用2周后，自觉双眼肿胀较前缓解，双侧眼睑、结膜红肿较前缓解。激素使用4周时，复查肝肾功能正常，甲状腺功能及抗体：TSH 0.42μIU/ml，TRAb 20.27U/L，TT_3、TT_4、FT_3、FT_4正常范围，TgAb 140.9U/ml，TPOAb 140.4U/ml，甲状腺功能已调整至正常，继续维持甲巯咪唑加优甲乐治疗。TRAb水平较前明显下降，证实激素治疗有效。遂嘱患者规律用药，完成12周激素静脉冲击治疗后，患者双侧结膜红肿好转，仍有眼睑轻度肿胀，CAS评分1分。复查甲状腺功能及抗体：TSH 2.98μIU/ml，TT_3、TT_4、FT_3、FT_4均在正常范围，TRAb 10.84U/L，TgAb 73.8U/ml，TPOAb 67.1U/ml。血常规、肝肾功能、血糖、血压、电解质、尿常规等无明显异常。

患者完成4.5g糖皮质激素12周静脉冲击治疗后，继以口服糖皮质激素治疗，予甲泼尼龙片16mg 2次/日口服，每2周减8mg，5个月后停用。

患者长期规律在我院随访。随访期间，未再有双眼肿胀、畏光流泪等不适，复查眼眶MRI提示眼外肌水肿缓解，增粗回退（病例17图1）。但仍有双侧眼球突出，于我院眼科复查，双侧眼球突眼度20mm＞-100mm-＜19mm，双眼上、下睑退缩，

MRD1右眼7mm，左眼7mm，MRD2 右眼6mm，左眼5mm，右眼睑内侧稍闭合不全，左眼睑闭合可。眼球各向运动可。遂于初次住院1年、1年半后分别行右眼眶减压术，甲状腺突眼矫正术和左眶减压术，患者突眼得以改善，容貌恢复正常。

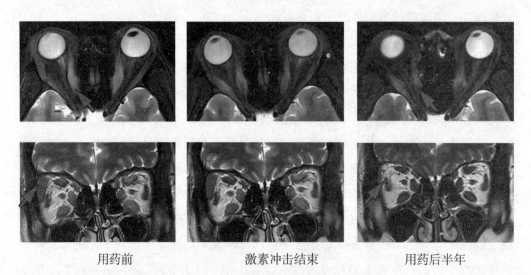

用药前　　　　　　　激素冲击结束　　　　　　用药后半年

病例17图1　患者眼眶MRI表现在用药前后的变化

三、病例讨论

患者是中年女性，在经历1年的典型甲亢症状后得以确诊，开始予抗甲状腺药物丙硫氧嘧啶治疗，在治疗过程中，出现药物相关性性肝损伤，遂停用口服药物。后续行[131]I治疗甲亢。患者提供的病史不详，不知在行[131]I治疗前是否全面评估患者眼部情况。根据《我国中国甲状腺相关眼病诊断和治疗指南（2022年版）》，[131]I治疗前，应全面评估患者眼部情况，如果患者处于非活动期TAO，但是具有高危因素，包括吸烟、严重甲亢、高水平TRAb及新发TAO，应给予糖皮质激素口服，预防TAO程度加重。如果患者处于活动期TAO，行[131]I治疗，应同时给予糖皮质激素，预防TAO进展。

患者[131]I治疗3个月后出现"甲减"，再经过半年后，患者由于工作压力大，熬夜多，逐渐出现眼部症状。根据《我国中国甲状腺相关眼病诊断和治疗指南（2022年版）》，依据以下3个方面：①典型的眼部症状：如眼睑退缩、眼球突出、斜视、复视等；②甲状腺功能或甲状腺相关抗体异常；③影像学表现：如眼外肌增粗、泪阜肿大等，可诊断为TAO。该患者具备：①典型的眼部症状：眼部突出，眼球活动受限；②异常的甲状腺功能：显著的甲亢病史及高水平的TRAb；③影像学显示：两侧眼球外突，伴眼外肌肌腹增厚，可确诊为TAO。

　　患者确诊为TAO后，需要对病情进行疾病活动期分期和严重程度的分级评估，根据不同的分期和分级，选择合理的治疗方案。

　　TAO病程长，分为活动期和非活动期，通过CAS评分进行评估：①自发性眼球后疼痛；②眼球运动时疼痛；③眼睑发红；④眼睑水肿；⑤结膜充血；⑥结膜水肿；⑦泪阜肿胀。以上7项内容，每项1分，CAS≥3分为活动期，CAS<3分为非活动期。使用CAS对TAO进行随访和治疗效果评估时，在上述7项内容上增加3项内容，即眼球突出度增加≥2mm、眼球运动减少≥8°、Snellen视力表检测下降≥1行。随访CAS（总分为10分）≥4分为活动期。

　　TAO临床表现复杂多样，轻者可无症状，重者可出现急性视力减退。目前临床使用的分级方法主要是欧洲Grave's眼病专家组的EUGOGO分级和美国甲状腺学会的NOSPECS分级。EUGOGO分级：主要依据眼部临床症状，包括眼睑退缩、眼球突出、复视、视神经受压迫表现及角膜暴露性病变等，分为轻度、中重度和极重度3级（详见参考文献1）。NOSPECS分级：针对临床特征及其程度，将TAO分为7级，其中0级为正常眼，1级眼部体征为交感神经兴奋所致，不属于TAO；2~6级眼部受累表现较为严重，属于TAO；根据临床表现程度由轻到重（详见参考文献1）。

　　参考上述标准，结合患者的临床表现，该患者处于中重度活动期。在治疗选择上，所有不同阶段的TAO，都应以一般治疗为基础，包括：

　　1. 戒烟　吸烟可加重TAO的发生、进展，患者应避免主动和被动吸烟。

　　2. 控制情绪　情绪波动过大是TAO发生、加重的危险因素，尽量保持舒缓、稳定的情绪。

　　3. 眼部的对症、支持治疗　佩戴墨镜避免光、风尘刺激；人工泪液改善角膜异物感、干眼症；眼部不能完全闭合的患者，涂眼药膏甚至眼睑缝合保护角膜；降低眼压。

　　4. 维持甲状腺功能稳定　甲亢或甲减均是TAO发生和进展的危险因素。密切监测甲状腺功能，尽量保持稳定、正常的甲状腺功能。

　　药物治疗方面，糖皮质激素静脉冲击治疗是中重度和极重度活动期TAO的一线治疗方法。那么该患者是否可行糖皮质激素静脉冲击治疗？根据指南，在治疗开始前，应进行血液和尿液常规检查，行心电图、胸部X线或CT检查，掌握凝血功能、肝肾功能、血糖水平、血电解质水平、病毒性肝炎标志物及其载量、自身免疫性肝病等相关抗体滴度、眼压、骨密度等情况。在排除严重肝功能不全、严重心血管疾病、精神疾病、活动性消化道溃疡、活动性肺结核以及未控制的感染等静脉滴注糖皮质激素治疗的绝对禁忌证后，我们再次评估患者的血糖、血压也处于正常水平。

我们根据指南，予中重度活动期TAO患者使用甲基泼尼松龙4.5g，12周方案：甲基泼尼松龙0.5g静脉滴注，每周1次，共6周，继而甲泼尼龙0.25g静脉滴注，每周1次，共6周。

患者在糖皮质激素静脉使用2周后，自觉双眼肿胀较前缓解，双侧眼睑、结膜红肿较前缓解。激素使用4周时，TRAb水平较前明显下降，证实激素治疗有效。遂嘱患者规律用药，完成12周激素静脉冲击治疗后，患者双侧结膜红肿好转，仅有眼睑轻度肿胀，CAS评分1分。并且未出现糖皮质激素相关的并发症。

如果TAO患者在糖皮质激素静脉冲击治疗第6周评估无效，甚至病情加重，或12周疗程完成后4周，患者仍处于中重度活动期，应启用二线治疗，包括生物制剂、传统免疫抑制剂、放射治疗和手术。

对于有使用糖皮质激素禁忌证的患者，或者糖尿病激素静脉冲击效果不佳的患者，可考虑应用生物制剂，如：①IGF-1R抗体（替妥木单抗）：可拮抗IGF-1与IGF-1R结合，抑制IGF-1介导的信号通路。可显著降低中重度活动期TAO的眼球突出度和CAS，改善复视症状，提高生活质量评分，是第一个也是目前唯一获得FDA批准的生物制剂，并获得FDA批准用于改善非活动期TAO的治疗。指南推荐方案：初始剂量10mg/kg，维持剂量20mg/kg，每3周静脉滴注1次，共8次；②CD20抗体（利妥昔单抗）：通过耗竭B细胞、阻断抗原呈递、抑制T细胞活化。可降低中重度活动期TAO的CAS，改善眼球运动，提高生活质量评分，降低复发率，尤其对于病程较短的TAO。常用方案：静脉滴注1000mg/次，2周后再滴注1次，共2次；③IL-6受体抗体（托珠单抗）：IL-6可激活T细胞和B细胞并产生TSHR刺激性免疫球蛋白，也可直接作用于眼眶前脂肪细胞以促进脂肪增生。托珠单抗可降低记忆性B细胞和免疫球蛋白水平。常用方案：静脉滴注体重8mg/kg，每月1次，共使用4~6个月。

传统免疫抑制剂，如吗替麦考酚酯、环孢素、甲氨蝶呤和硫唑嘌呤等，可以作为糖皮质激素的联合用药或序贯方案的用药，稳定TAO的病情。

此外，眼眶放射治疗可抑制成纤维细胞、淋巴细胞的活动、减少细胞因子的产生。适用于糖皮质激素不敏感、不耐受或糖皮质激素依赖的中重度活动期TAO。但是放疗有引起视神经病变、放射性视网膜病变、白内障、继发恶性肿瘤等风险，在选择的时候要注意评估患者的病情和风险。

活动期的TAO一般经历1~2年后进入静止期或非活动期，在疾病处于静止期3~6个月，若仍有眼球突出、斜视或眼部畸形，可进行眼部相关矫正手术。该患者长期规律在我院随访，随访期间，未再有双眼肿胀、畏光流泪等不适，复查眼眶

MRI提示眼外肌水肿缓解，增粗回退。但仍有双侧眼球突出，遂于初次住院1年、1年半后分别行右眼眶减压术，甲状腺突眼矫正术和左眶减压术，患者突眼得以改善，容貌恢复正常。

四、病例点评

这是一例TAO的患者，关于TAO发病率高，以中青年多见，多数为轻症患者，病情较轻且具有自限性，中重度和极重度患者相对少见，但治疗效果不佳，是眼科难治性疾病。^{131}I治疗可引起TAO新发或加重，在进行^{131}I治疗时，可给予糖皮质激素预防TAO。70%～80% TAO接受糖皮质激素静脉冲击治疗后，眼部症状可以改善。对于激素不敏感患者，可选择放疗、生物制剂、手术等治疗。近年来，生物制剂治疗TAO的临床试验结果，极大提升了我们对治疗复杂性TAO的信心。尤其是FDA批准了替妥木单抗治疗TAO，包括活动期和非活动期TAO，推动了TAO的诊疗进入新时期。另外由于TAO的复杂多样性，推荐设立TAO多学科联合诊疗门诊，由眼科、内分泌科、普外科、放疗科、核医学科和放射科等多学科合作，为患者制订系统全面又个性化的综合治疗方案。

（病例提供者：李　琴　陆颖理　上海交通大学医学院附属第九人民医院）

（点评专家：韩　兵　上海交通大学医学院附属第九人民医院）

参考文献

[1]中华医学会眼科学分会眼整形眼眶病学组，中华医学会内分泌学分会甲状腺学组.中国甲状腺相关眼病诊断和治疗指南（2022年）[J].中华眼科杂志，2022，58（9）：646-668.

[2]Bartalena L，Kahaly GJ，Baldeschi L，et al.The 2021 European group on Grave S'orbitopathy（EUGOGO）clinical practice guidelines for the medical management of Graves'orbitopathy[J].Eur J Endocrinol，2021，185（4）：G43-G67.

[3]Burch HB，Perros P，Bednarczuk T，et al.Management of Thyroid Eye Disease：A Consensus Statement by the American Thyroid Association and the European Thyroid Association[J].Thyroid，2022，32（12）：1439-1470.

[4]Douglas RS，Kahaly GJ，Patel A，et al.Teprotumumab for the treatment of active thyroid eye disease[J].N Engl J Med，2020，382（4）：341-352.

18

病例18 难治性甲状腺相关眼病

一、病历摘要

（一）病史简介

患者男性，30岁，因"心悸、体重下降5个月，双眼突出、红肿1个月"入院。

现病史：患者于2016年12月初无明显诱因出现心悸、体重下降，轻度眼睑肿胀，伴有乏力，胃纳稍差。2016年12月16日于外院查T_3、T_4增高，TSH降低，诊断为"甲状腺功能亢进症、Graves病"，予甲硫咪唑10mg 3次/日等治疗，症状好转。2017年4月初开始出现双眼突出、红肿、畏光、流泪、疼痛、视物模糊，以后双眼突出、红肿、视物模糊逐渐加重，无复视。2017年4月18日于外院诊断为"甲状腺相关眼病"，予静脉输注氢化可的松100mg 1次/日×2天、甲硫咪唑5mg 3次/日、左甲状腺素钠50μg 1次/日和眼部护理等治疗，患者眼部疼痛稍好转，但双眼突出、红肿、视物模糊无改善。患者为进一步治疗，遂就诊于我院门诊，门诊以"甲状腺相关眼病"收入我科。自患病以来，无怕热、多汗，无胸闷、气促，精神可，二便无殊。

既往史：无高血压、糖尿病、心脏病史，无肝炎、结核等传染病史。

个人史：吸烟史10年，约20支/日。

家族史：家族无"甲状腺功能亢进症"病史。

（二）体格检查

体温36.7℃，呼吸20次/分，血压152/94mmHg，脉搏71次/分。神志清楚，对答切题。双眼睑水肿、充血；双眼球突出，不能自由活动；双侧球结膜明显充血、水肿；双眼角膜暴露，右侧角膜上皮受损；泪阜水肿；双眼视力明显下降，指数15cm（病例18图1）。双侧甲状腺Ⅲ度肿大，质韧，无压痛，未及结节，未闻及血管杂音。心界不大，心率71次/分，律齐，各瓣膜区未闻及杂音。无胫前黏液性水肿。

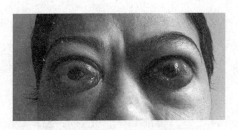

病例18图1　入院时眼部外观

（三）辅助检查

1. 外院检查

甲状腺功能（2016年12月16日）：T_3 4.48ng/ml（0.60～1.81ng/ml）、T_4 21.4ng/ml（4.50～10.90ng/ml）、TSH 0.004mIU/L（0.550～4.780mIU/L）。

甲状腺功能（2017年4月11日）：FT_3 2.3pmol/L（3.50～6.50pmol/L）、FT_4 5.15pmol/L（9.01～19.05pmol/L）、TSH 13.79mIU/L（0.4～5.0mIU/L）。

甲状腺彩超（2016年12月16日）：甲状腺双侧叶回声不均匀，血流信号丰富。

2. 入院后检查

血常规（2017年4月24日）：白细胞计数16.68×10^9/L、血红蛋白152g/L、血小板计数337×10^9/L、淋巴细胞计数4.11×10^9/L、中性粒细胞计数11.15×10^9/L、单核细胞1.18×10^9/L。

大便常规、小便常规无异常。

甲状腺功能（2017年4月24日）：FT_3 12.29pmol/L（3.50～6.50pmol/L）、FT_4 20.69pmol/L（11.50～22.70pmol/L）、TSH 0.071mIU/L（0.550～4.780mIU/L）。

甲状腺相关抗体（2017年4月24日）：TRAb 40.0U/L（0～1.5U/L）、TPO-Ab 57U/ml（0～60U/ml）、Tg-Ab＜15.0U/ml（0～60U/ml）。

血生化（2017年4月24日）：谷丙转氨酶14U/L、谷草转氨酶14U/L、总胆红素8.5μmol/L、白蛋白37.4g/L、肌酐79μmol/L、钾4.31mmol/L、钠143.1mmol/L、葡萄糖4.5mmol/L。

凝血常规（2017年4月24日）：凝血酶原时间13.5秒、凝血酶原活动度61.9%、INR 1.16、活化部分凝血活酶时间28.5秒、D-二聚体0.15mg/L FEU。

乙肝三对、肝炎系列无异常。

PPD皮试（2017年4月24日）：双手阴性。

胸部正侧位（2017年4月25日）：左下肺少许条索，拟肺韧带可能性大；心肺未见明确异常。

甲状腺彩超（2017年4月26日）：甲状腺弥漫性病变声像。双侧颈前区未见明显肿大淋巴结声像。

腹部及泌尿系彩超（2017年4月26日）：右肾肾内囊性占位病变，考虑肾囊肿；前列腺稍大；肝脏、胆囊、胆管、脾、胰、左肾、输尿管、膀胱：未见明显结石及占位病变。

心电图（2017年4月24日）：窦性心律，正常心电图（心率63次/分）。

心脏彩超（2017年5月2日）：二尖瓣、三尖瓣及肺动脉瓣轻微反流，左室收缩功能正常（EF 75%）。

眼眶MRI平扫＋增强（2017年4月25日）：双侧眼球突出，晶状体、玻璃体信号、形态未见异常，双侧眼球壁未见增厚或局限性占位。双侧内直肌、上、下直肌增粗，两端细、中间粗，呈梭形改变，T_2WI信号稍高，增强后均匀强化。双侧视神经未见增粗，信号未见异常。球后脂肪间隙内未见异常信号影。扫描范围脑组织未见异常信号。影像诊断：双侧眼肌改变，符合Graves病（病例18图2）。

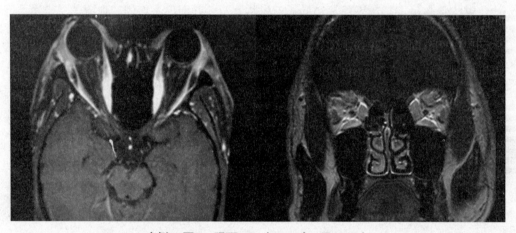

病例18图2　眼眶MRI（2017年4月25日）

二、诊疗经过

入院后根据患者病史、体征、辅助检查，诊断为"甲状腺功能亢进症，Graves病，甲状腺相关眼病，CAS评分：双眼6/7分，EUGOGO分级：双眼威胁视力"。予甲硫咪唑、眼部护理等治疗，并分别于2017年4月29日至2017年5月1日和2017年5月6日至2017年5月8日两次行甲强龙0.5g连续3天静脉冲击治疗（剂量共3.0g）；患者眼痛、畏光、流泪好转，球结膜水肿、充血稍好转，右眼裸眼视力0.01，矫正视力无改善，左眼裸眼视力0.5，矫正视力0.7（病例18图3）。后于2017年5月15日行右眼双侧壁开眶减压术；2017年5月22日行左眼双侧壁开眶减压术（病例18图4）；期间予丙种球蛋白静脉滴注治疗；术后球结膜水肿、充血改善不明显，复查视力：左眼指数1m，右眼指数50cm（病例18图5）。继续予甲强龙0.5g每周1次静脉冲击治疗，并于2017年6月5日起予眼眶放疗，每天1次，共20天，累计剂量20Gy。2017年6月23日开始改为甲强龙0.25g每周1次静脉冲击治疗。2017年6月28日复查双侧球结膜充血、水肿较前好转，右眼裸眼视力0.05，矫正视力0.1，左眼裸眼视力0.9，矫正视力1.2，CAS评分：双眼4/10分。2017年7月28日结束甲强龙冲击（累计剂量8.0g）；2017年8月8日复查双侧球结膜充血、水肿较前明显好转，右眼裸眼视力0.3，矫正视力0.9，左眼裸眼视力0.5，矫正视力0.8，CAS评分：双眼2/10分（病例18图6）。2017年8月17日患者双眼睑充血水肿较前明显加重，伴畏光、流泪、眼痛，右眼视力较前减退，左眼视力无改变，CAS评分：左眼4/10分，右眼7/10分（病例18图7）；2017年8月25日复查眼眶MRI示：双侧视器改变，符合Graves眼病；累及眼肌伴水肿；双侧眼外肌水肿程度较前加重（病例18图8）。于2017年8月28日和2017年9月11日分别予利妥昔单抗500mg静脉滴注治疗，后患者畏光、流泪、眼痛症状逐渐消失，球结膜充血、水肿较前明显好转，视力明显改善。2017年9月27日复查右眼矫正视力0.6，左眼矫正视力0.7，CAS评分：右眼3/10分，左眼2/10分。2018年7月31日复查右眼裸眼视力0.4，矫正视力1.2，左眼裸眼视力0.8，矫正视力1.2，CAS评分：右眼2/10分，左眼1/10分；患者生活、工作基本不受影响（病例18图9）。

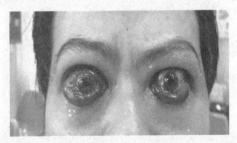

病例18图3 连续两周（3.0g）甲强龙治疗后眼部外观

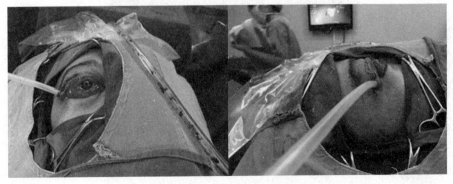

病例18图4 开眶减压术

右眼：2017年5月15日；左眼：2017年5月22日。

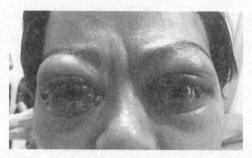

病例18图5　开眶减压术后眼部外观（2017年5月31日）

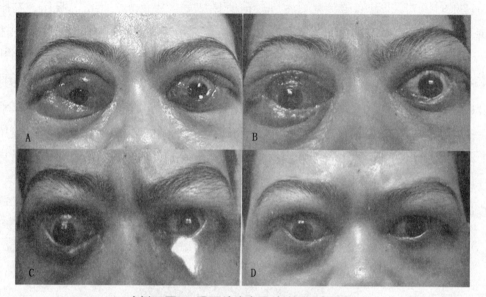

病例18图6　眼眶放疗中及放疗后眼部外观

A：2017年6月8日；B：2017年6月28日；C：2017年7月7日；D：2017年8月1日。

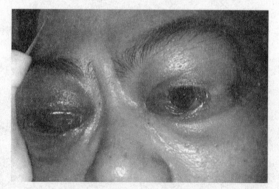

病例18图7　眼眶放疗结束1个月后复发时眼部外观（2017年8月17日）

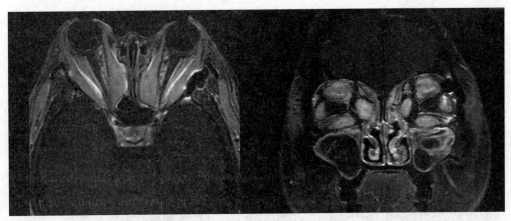

病例18图8 眼眶放疗结束1个月后复发时眼眶MRI（2017年8月25日）

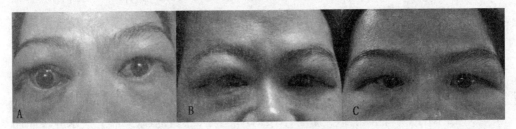

病例18图9 利妥昔单抗治疗后眼部外观

A：2017年9月27日；B：2018年1月31日；C：2018年7月31日。

三、病例讨论

甲状腺相关眼病（thyroid-associated ophthalmopathy，TAO）又名Graves眼病（graves' orbitopathy，GO），是甲状腺功能亢进症（甲亢）Graves病的眼部表现，也是成人最常见的眼眶疾病之一。流行病学研究表明，25%～50%的Graves病患者伴有眼病。TAO可与甲亢同时出现，也可出现于甲亢之前或之后，还可发生于甲状腺功能减退症患者。严重的TAO如得不到及时、有效的治疗，可导致角膜暴露、溃疡、感染，危及视力、导致失明，严重危害患者身心健康。根据病情严重程度，TAO可分为轻度、中重度和威胁视力，根据活动性分为活动期和非活动期。东亚人因眼眶骨骼结构特点，重症TAO更为常见。根据EUGOGO指南，除一般治疗包括戒烟、维持甲状腺激素水平正常、眼睛局部用药外，应根据TAO不同严重程度以及疾病的活动性，采取相应的治疗策略。

本例患者为青年男性，根据病史、体格检查和辅助检查，"甲亢，Graves病，TAO CAS评分：双眼6/7分，EUGOGO分级：双眼威胁视力"诊断明确。威胁视力为最严重的TAO。根据EUGOGO和国内指南推荐意见，对于威胁视力TAO患者，应立即予以大剂量糖皮质激素冲击治疗，若1～2周视力无提高甚至进一步下降则需尽快行眼眶减压手术。因此，在排除禁忌证后，该患者进行了为期两周、每周连续3次、每次剂量为0.5g的甲强龙静脉冲击治疗（总剂量3.0g），治疗后患者眼痛、畏光、流泪稍好转，视力稍改善，但右侧角膜上皮受损无好转，眼球固定。经内分泌内科、眼科、耳鼻喉科、放疗科、影像学科等多学科会诊（MDT）后，先后行右眼和左眼开眶减压术＋双眼睑缝合术，同时予丙种球蛋白治疗，并继续予甲强龙0.5g每周1次静脉冲击治疗。经上述治疗后，患者病情曾一度稍有好转，但随后结膜充血更严重、视力又明显下降。那么，该患者下一步应选择何种治疗方案呢？

眼眶放疗应用于TAO的治疗已有50年历史；在糖皮质激素治疗基础上，加用眼眶放疗是TAO临床二线治疗方法之一。放疗具有非特异性抗炎作用，可抑制淋巴细胞的浸润和增生，减少细胞因子的产生，抑制眼眶成纤维细胞增生及黏多糖的合成，从而减轻眼眶的炎症反应、水肿及纤维化。经再次MDT及征得患者同意后，患者接受了眼眶放疗（总剂量20Gy），并继续静脉甲强龙冲击治疗（总剂量8g），后患者眼部症状、体征较前明显改善（右眼矫正视力0.9，左眼矫正视力0.8，CAS评分：双眼2/10分）。然而，眼眶放疗结束约1个月后，患者双眼结膜充血水肿较前加重，伴畏光、流泪、眼痛，CAS评分：右眼7/10分，左眼4/10分。至此，该患者已经经过大剂量糖皮质激素冲击、开眶减压术、丙种球蛋白、眼眶放射治疗，但眼部病情又反复，接下来又该如何治疗呢？

免疫抑制剂也是EUGOGO指南推荐的TAO二线治疗方法；但使用免疫抑制剂治疗TAO时一般应联合糖皮质激素。然而，该患者前期使用糖皮质激素的剂量已达到指南推荐的最大累积剂量（8.0g），考虑到糖皮质激素停用时间短（3周）以及大剂量激素冲击的潜在不良反应，对该患者而言，再次应用糖皮质激素联合免疫抑制剂治疗可能不是最佳的治疗方案。

生物制剂是国内外指南推荐的另一治疗方案，其中之一是利妥昔单抗。利妥昔单抗是一种靶向CD20的单克隆抗体，CD20表达于B淋巴细胞；利妥昔单抗通过与细胞膜CD20抗原结合而抑制B淋巴细胞的增殖和成熟，耗竭B淋巴细胞，从而发挥抗肿瘤和免疫调节作用。利妥昔单抗主要用于淋巴瘤的治疗，也应用于风湿性疾病如类风湿性关节炎的治疗；此外，2006年，利妥昔单抗也开始应用于TAO的治疗。2015年，Salvi M等的随机对照研究显示，与静脉甲强龙冲击治疗相比较，利妥昔单抗对活动性中重度TAO的治疗效果更好；然而，Stan MN等报道，与安慰剂组相比较，利妥昔单抗对活动性中重度TAO治疗并没有获益。以后的荟萃分析认为，利妥昔单抗对TAO疗效高于激素冲击治疗或安慰剂，但需更大样本、高质量的研究加以证实。EUGOGO和国内指南将其作为TAO的二线治疗方法。目前文献报道治疗TAO的利妥昔单抗剂量为100～2000mg。本例患者经MDT后，先后两次予利妥昔单抗500mg静脉滴注治疗，后眼部症状、体征逐渐好转；经过近1年的随访显示，利妥昔单抗疗效显著，患者眼部炎症显著减轻，视力明显改善。

TAO是成人最常见的眼眶疾病之一，严重者若得不到及时、有效的治疗，可能危及视力、导致失明，危害患者身心健康。本例TAO患者在内分泌内科、眼科、耳鼻喉科、放疗科、影像科等协作下，经大剂量糖皮质激素冲击、双侧开眶减压术、丙种球蛋白、眼眶放疗及生物制剂（利妥昔单抗）等综合治疗，最终患者眼部病情得以缓解，双眼视力得到较大程度的改善，日常生活及工作不受影响。

四、病例点评

TAO是成人常见的眼眶疾病，其中严重TAO占3%～5%。对于活动期、威胁视力的TAO患者，必须进行及时、有效的治疗，以抢救视力。

本例患者入院时眼部炎症严重、突眼明显，视力只有眼前指数，并且右眼可见角膜受损，"活动期、威胁视力TAO"诊断明确。对于该病例，我们先后予大剂量甲强龙静脉冲击、双侧壁开眶减压术、丙种球蛋白和眼眶放疗等治疗后，眼部症状和体征一度明显改善；但随后又复发，为典型的难治性TAO。随后，我们采用指南推荐的二线治疗方法——利妥昔单抗治疗该患者，获得良好效果。据我们所知，这是国内首次以利妥昔单抗治疗TAO。

值得注意的是，目前利妥昔单抗治疗TAO的疗效仍有争议；指南推荐可选择的其他生物制剂包括托珠单抗和替妥木单抗。

从该病例的治疗过程中，我们可以看出，对严重TAO患者的治疗，MDT尤其重要，应根据病情的不同阶段制订相应的治疗方案；此外，对难治性TAO，利妥昔单抗等生物制剂可能是一种有效的治疗方法。

（病例提供者：严悦溶　吴木潮　中山大学孙逸仙纪念医院）

（点评专家：吴木潮　中山大学孙逸仙纪念医院）

参考文献

[1]Suzuki N，Noh JY，Kameda T，et al.Clinical course of thyroid function and thyroid associated-ophthalmopathy in patients with euthyroid Graves' disease[J].Clin

Ophthalmol，2018，12：739-746.doi：10.2147/OPTH.S158967.PMID：29719374.

[2]中华医学会眼科学分会眼整形眼眶病学组，中华医学会内分泌学分会甲状腺学组.中国甲状腺相关眼病诊断和治疗指南（2022年）[J].中华眼科杂志，2022，58（9）：646-668.doi：10.3760/cma.j.cn112142-20220421-00201.PMID：36069085.

[3]Chin YH，Ng CH，Lee MH，et al.Prevalence of thyroid eye disease in Graves'disease：A meta-analysis and systematic review[J].Clin Endocrinol（Oxf），2020，93（4）：363-374.doi：10.1111/cen.14296.PMID：32691849.

[4]Bartalena L，Kahaly GJ，Baldeschi L，et al.The 2021 European Group on Graves'orbitopathy（EUGOGO）clinical practice guidelines for the medical management of Graves'orbitopathy[J].Eur J Endocrinol，2021，185（4）：G43-G67.doi：10.1530/EJE-21-0479.PMID：34297684.

[5]Şahlı E，Gündüz K.Thyroid-associated Ophthalmopathy[J].Turk J Ophthalmol，2017，47（2）：94-105.doi：10.4274/tjo.80688.PMID：28405484.

[6]Chen J，Chen G，Sun H.Intravenous rituximab therapy for active Graves'ophthalmopathy：a meta-analysis[J].Hormones（Athens），2021，20（2）：279-286.doi：10.1007/s42000-021-00282-6.PMID：33783712.

[7]Stan MN，Salvi M.MANAGEMENT OF ENDOCRINE DISEASE：Rituximab therapy for Graves'orbitopathy-lessons from randomized control trials[J].Eur J Endocrinol，2017，176（2）：R101-R109.doi：10.1530/EJE-16-0552.PMID：27760790.

[8]Salvi M，Vannucchi G，Currò N，et al.Efficacy of B-cell targeted therapy with rituximab in patients with active moderate to severe Graves'orbitopathy：a randomized controlled study[J].J Clin Endocrinol Metab，2015，100（2）：422-431.doi：10.1210/jc.2014-3014.PMID：25494967.

[9]Stan MN，Garrity JA，Carranza Leon BG，et al.Randomized controlled trial of rituximab in patients with Graves'orbitopathy[J].J Clin Endocrinol Metab，2015，100（2）：432-441.doi：10.1210/jc.2014-2572.PMID：25343233.

[10]Wang J，Li Y，Wang C，et al.Efficacy and Safety of the Combination Treatment of Rituximab and Dexamethasone for Adults with Primary Immune Thrombocytopenia（ITP）：A Meta-Analysis[J].Biomed Res Int，2018，2018：1316096.doi：10.1155/2018/1316096.PMID：30648105.

病例19 桥本甲状腺炎伴甲状腺功能减退症

19

一、病历摘要

（一）病史简介

患者女性，27岁，因"颈前不适1个月"于2020年4月22日就诊于我院门诊。

现病史：患者1个月前无明显诱因出现颈前不适，自诉颈前轻度压气感，无颈部疼痛、吞咽困难、声音嘶哑、饮水呛咳，无困倦、乏力，无多汗、易怒，无心慌、多食，就诊于当地医院查甲状腺功能异常：游离三碘甲状腺原氨酸（FT$_3$）8.20pmol/L（2.76～6.45pmol/L），游离甲状腺素（FT$_4$）24.90pmol/L（11.2～23.81pmol/L），促甲状腺激素（TSH）0.00mIU/L（0.35～5.1mIU/L），抗甲状腺过氧化物酶抗体（TPOAb）546.90U/ml（0～9U/ml），抗甲状腺球蛋白抗体（TgAb）407.53U/ml（0～4U/ml），诊断为"甲状腺功能亢进症"，予"甲巯咪唑每天10mg口服"，嘱2周复查。患者服药1周后，颈部不适无缓解，自行复查甲状腺功能，FT$_3$4.42pg/ml（1.8～4.2pg/ml），FT$_4$1.76ng/dl（0.87～1.85ng/dl），TSH 0.004μIU/ml（0.35～5.10μIU/ml），甲巯咪唑减量为5mg，继续服用2周，患者颈部不适感无明显减轻，自觉轻度困倦感，来我院门诊就诊。患者发病以来饮食、睡眠正常，大小便正常，体重无明显增减。

既往史：体健。否认近3个月内"感冒、腹泻"病史。

个人史：否认慢性病史。否认药物过敏史。否认毒物及放射性物质接触史。月经规律。

家族史：无特殊。

（二）体格检查

体温36.3℃，脉搏72次/分，呼吸16次/分，血压118/76mmHg，身高162cm，体重61kg。神清语明，查体合作，营养中等，皮肤光滑，未见黄疸、皮损。眼部：双眼突出度均16mm，无眼睑挛缩，无眼睑充血、水肿，无结膜充血、水肿，无泪阜水肿，瞳孔等大正圆，角膜无溃疡，眼球活动自如，凝视无球后疼痛。颈部：甲状腺Ⅱ度，质韧，无触痛，随吞咽上下移动，未触及结节，未触及震颤，未闻及血管杂音。心肺部：呼吸音清，心率72次/分，心律齐，无心界增大。四肢肌力Ⅴ级。无杵状指。双下肢无水肿，未见胫前黏液水肿。

（三）辅助检查

1. 外院化验检查

（1）初次就诊、服用甲巯咪唑1周后检测甲状腺功能及自身抗体如上述。

（2）2020年4月7日甲状腺超声：甲状腺双侧叶体积增大，形态饱满，实质回声增粗、不均匀。甲状腺双侧叶血流信号未见明显异常。甲状腺右侧叶中部见0.7cm×0.6cm中等回声结节，边界清，形态规则，内回声均匀，结节内未见明显血流信号。超声诊断：甲状腺肿大并弥漫性病变，请结合甲状腺功能检查。甲状腺右侧叶实性结节，TI-RADS 2类。

（3）2020年3月30日血常规（无明显异常）：白细胞计数$4.28×10^9$/L，粒细胞计数$2.77×10^9$/L，血小板计数$225×10^9$/L，血红蛋白132g/L。

2020年3月30日肝功能（无明显异常）：谷丙转氨酶31U/L，谷草转氨酶18U/L，白蛋白40.6g/L。

2. 入院后检查

（1）2020年4月22日甲状腺功能及甲状腺自身抗体（病例19表1）

病例19表1　2020年4月22日甲状腺功能及甲状腺自身抗体

项目名称	结果	单位	参考区间
FT_3	2.07（↓）	pmol/L	2.43 ~ 6.01
FT_4	7.42（↓）	pmol/L	9.01 ~ 19.05
TSH	8.4928（↑）	μIU/ml	0.35 ~ 4.94
TPOAb	＞600.00（↑）	U/ml	0 ~ 115
TgAb	524.13（↑）	U/ml	0 ~ 34
TRAb	1.14	U/L	0 ~ 1.22

（2）2020年4月22日血常规（无明显异常）：白细胞计数$3.97×10^9$/L，粒细胞计数$2.38×10^9$/L，血小板计数$220×10^9$/L，血红蛋白130g/L。

2020年4月22日肝功能（肝损害）：谷草转氨酶57U/L↑，谷丙转氨酶94U/L↑，碱性磷酸酶131U/L↑，谷氨酰转肽酶45U/L，总胆红素27.9μmol/L↑，直接胆红素3.8μmol/L，IBIL 24.1μmol/L↑，白蛋白41g/L。

2020年4月22日血沉（正常）：12mm/h。

2020年4月22日血电解质（无明显异常）：钾3.9mmol/L，钠136.7mmol/L。

（3）2020年4月22日甲状腺超声：甲状腺左侧叶宽2.0cm，厚2.1cm，右侧叶宽2.0cm，厚2.0cm，峡部厚0.2cm。甲状腺双侧叶体积增大，形态饱满，包膜光滑连续，实质回声增粗、不均匀，呈网格样改变，内见条索状高回声。甲状腺双侧叶实质血流信号未见明显异常。甲状腺右侧叶中部见0.7cm×0.5cm中低均匀回声结节，边界清，形态规则，纵横比<1，结节内未见明显血流信号。颈部双侧淋巴结未显示。（超声诊断：桥本氏甲状腺炎，请结合甲状腺功能。甲状腺右侧叶结节，TI-RADS 2类。）

二、诊疗经过

1. 诊断思路

（1）初步诊断：桥本氏甲状腺炎（一过性甲状腺毒症）；甲状腺功能减退症（药物性？原发性？）；甲状腺结节；肝损害。

（2）诊断依据

1）患者青年女性，慢性病程，否认前驱感染病史。主诉"颈前不适"，自发病无明显高代谢症状。甲状腺Ⅱ度，质地韧，无触痛，未触及震颤，未闻及特征性血管杂音。治疗前甲状腺功能示FT_3、FT_4升高、TSH减低，TPOAb、TgAb滴度显著升高，入院完善TRAb阴性，超声示甲状腺弥漫性肿大，双侧叶实质回声增粗、不均匀，甲状腺双侧叶血流信号未见明显异常。结合患者症状、体征、辅助检查，考虑诊断为"桥本氏甲状腺炎（甲状腺毒症期）"。

2）患者服用甲巯咪唑5~10mg治疗3周（剂量较小、疗程短），FT_4下降显著，出现甲状腺功能减退，考虑药物性甲减可能，不能排除桥本氏甲状腺炎甲状腺滤泡破坏所致原发性甲减，随访病情变化可进一步诊断。

3）甲状腺结节诊断主要参考甲状腺超声报告，甲状腺触诊未触及。

4）患者否认既往肝病病史，肝功异常考虑ATD相关肝损害。

（3）鉴别诊断

1）Graves病（GD）甲状腺功能亢进症：GD的诊断：①甲亢诊断确立；②甲状腺弥漫性肿大；③GO眼征；④皮肤黏液性病变；⑤TRAb阳性。①、②项为诊断必备条件，③、④、⑤项具备其一项GD诊断成立。

该患者于当地医院初次就诊检测FT_3、FT_4升高，TSH减低，容易被误诊为"GD甲亢"，但患者高代谢症状不明显，超声示甲状腺实质内血流未见明显异常，因此，"甲亢"诊断证据不足，甲状腺功能改变考虑一过性甲状腺毒症可能性大，需密切随访症状、甲状腺功能、TRAb变化，必要时可行甲状腺腺[131]I摄取率（RAIU）

或甲状腺静态显像（ECT）检查进一步明确诊断。

2）亚急性甲状腺炎：根据急性起病、发热等全身症状及甲状腺疼痛、肿大且质硬，结合血沉显著增快，血清甲状腺激素浓度升高与甲状腺摄碘率降低的"双向分离"现象可诊断本病。该患者否认前驱病毒感染病史，全身症状及颈部疼痛不明显，血沉正常，与此病不符合，可行甲状腺RAIU或ECT检查进一步明确诊断。

2. 治疗意见　患者服用小剂量ATD共3周，复查甲状腺功能示"甲减"，同时合并肝损害，权衡药物治疗存在不良反应，治疗必要性不明确，建议停用甲巯咪唑，密切监测甲状腺功能（2~4周复诊），予保肝对症处理。

3. 随访　TSH、FT₄变化趋势见病例19图1。

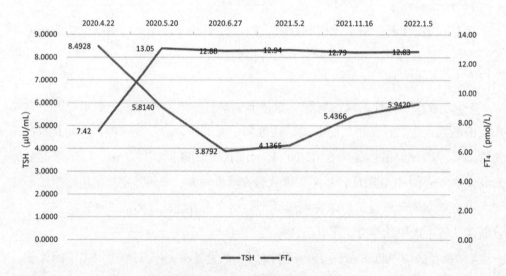

病例19图1　TSH、FT₄变化趋势所见

（1）2020年5月20日复诊：颈前不适较前缓解，无其他不适主诉。查体：甲状腺Ⅱ度，质韧，无触痛，随吞咽上下移动，未触及结节，未触及震颤，未闻及血管杂音。

甲状腺功能＋TRAb（病例19表2）：

病例19表2　2020年5月20日复查甲状腺功能及TRAb

项目名称	结果	单位	参考区间
FT₃	4.72	pmol/L	2.43 ~ 6.01
FT₄	13.05	pmol/L	9.01 ~ 19.05
TSH	5.8140（↑）	mIU/L	0.35 ~ 4.94
TRAb	1.14	IU/L	0 ~ 1.22

血常规无异常。肝功恢复正常。

诊断：桥本氏甲状腺炎；甲状腺结节。

治疗意见：患者停用甲巯咪唑后FT$_3$、FT$_4$恢复到正常范围，考虑前次甲状腺功能结果为药物性甲减；目前TSH高于参考范围上限，考虑药物性甲减尚未完全恢复，不能排除原发性亚临床甲减。暂不治疗，继续监测甲状腺功能变化，1～2个月复查。

（2）2020年6月27日复查甲状腺功能（病例19表3）

病例19表3　2020年6月27日复查甲状腺功能及TRAb

项目名称	结果	单位	参考区间
FT$_3$	4.63	pmol/L	2.43 ～ 6.01
FT$_4$	12.88	pmol/L	9.01 ～ 19.05
TSH	3.8792	mIU/L	0.35 ～ 4.94
TRAb	1.16	IU/L	0 ～ 1.22

诊断：桥本氏甲状腺炎（甲状腺功能正常期）；甲状腺结节。

治疗意见：无须治疗，每半年到一年随访，复查甲状腺功能、甲状腺超声。

（3）2021年5月2日复诊，患者无不适。查体：甲状腺Ⅱ度，质韧，无触痛，随吞咽上下移动，未触及结节。

甲状腺功能＋自身抗体（病例19表4）：

病例19表4　2021年5月2日复查甲状腺功能＋抗体

项目名称	结果	单位	参考区间
FT$_3$	4.78	pmol/L	2.43 ～ 6.01
FT$_4$	12.94	pmol/L	9.01 ～ 19.05
TSH	4.1365	μIU/ml	0.35 ～ 4.94
TPOAb	＞600.00（↑）	U/ml	0 ～ 115
TgAb	412.08（↑）	U/ml	0 ～ 34
TRAb	1.15	IU/L	0 ～ 1.22

甲状腺超声：桥本氏甲状腺炎，甲状腺右侧叶结节TI-RADS 2类（0.6×0.5cm，较前无明显增大）。

诊断：桥本氏甲状腺炎（甲状腺功能正常期）；甲状腺结节。

治疗意见：无须治疗，每半年到一年随访，复查甲状腺功能、甲状腺超声。

（4）2021年11月16日复诊，无不适（病例19表5）。

病例19表5　2021年11月16日复查甲状腺功能＋抗体

项目名称	结果	单位	参考区间
FT$_3$	4.54	pmol/L	2.43 ~ 6.01
FT$_4$	12.79	pmol/L	9.01 ~ 19.05
TSH	5.4366（↑）	mIU/L	0.35 ~ 4.94
TPOAb	＞ 600（↑）	U/ml	0 ~ 115
TgAb	456.94（↑）	U/ml	0 ~ 34
TRAb	1.16	IU/L	0 ~ 1.22

诊断：桥本氏甲状腺炎（亚临床甲减？）；甲状腺结节。

亚临床甲减诊断主要依赖实验室检查，需2～3个月复查TSH及FT$_4$或TT$_4$，TSH升高且FT$_4$、TT$_4$正常，方可诊断亚临床甲减。

治疗意见：亚甲减诊断不明确，若无备孕要求，暂不治疗，待复查甲状腺功能明确诊断。

（5）2022年1月5日复诊（病例19表6）

病例19表6　2022年1月5日复查甲状腺功能

项目名称	结果	单位	参考区间
FT$_3$	4.65	pmol/L	2.43 ~ 6.01
FT$_4$	12.83	pmol/L	9.01 ~ 19.05
TSH	5.9420（↑）	mIU/L	0.35 ~ 4.94

诊断：桥本氏甲状腺炎（亚临床甲减）；甲状腺结节。

治疗意见：LT4每天25μg口服，4～6周复诊，调整LT4剂量，直至TSH达到正常范围。治疗达标后，至少需要每6～12个月复查1次上述指标。

三、病例讨论

甲状腺炎是一类累及甲状腺的异质性疾病，由遗传与环境因素共同作用致病。易感基因突变、病毒感染、放射损伤、碘过量、自身免疫等多种原因致甲状腺滤泡结构破坏。甲状腺炎可按不同方法分类：按发病缓急可分为急性、亚急性及慢性甲状腺炎；按组织病理学可分为化脓性、肉芽肿性、淋巴细胞性、纤维性甲状腺炎；按病因可分为感染性、自身免疫性、放射性甲状腺炎等。慢性淋巴细胞性甲状腺炎又称桥本甲状腺炎（hashimoto's thyroiditis，HT），是自身免疫性甲状腺炎（autoimmune thyroiditis，AIT）的一个类型。除HT以外，AIT还包括萎缩性甲状腺炎

（atrophic thyroiditis，AT）、无痛性甲状腺炎（painiess thymiditis）以及产后甲状腺炎（postpartum thyroiditis，PPT）。HT高发年龄在30～50岁，女性发病率是男性的15～20倍。

HT一般起病隐匿，进展缓慢，早期的临床表现常不典型。甲状腺肿大呈弥漫性，质地韧硬，常有咽部不适或轻度咽下困难，有时有颈部压迫感。随病程进展，甲状腺组织破坏可出现甲状腺毒症期、甲状腺功能正常期、甲状腺功能减退期，患者症状与甲状腺功能相关，甲减期可表现为怕冷、心动过缓、皮肤粗糙、便秘甚至黏液性水肿等典型症状及体征。多数患者无甲状腺毒症期，部分患者终生甲状腺功能正常不出现甲减。少数HT患者可以出现甲状腺相关眼病。

根据《中国甲状腺疾病诊治指南-甲状腺炎》，TgAb、TPOAb是HT的血清标志，TgAb阳性率为80%，TPOAb阳性率为97%，TPOAb的水平与甲状腺组织内淋巴细胞的浸润程度相关。甲状腺超声一般表现为弥漫性肿大，不均匀低回声，可呈网各样改变，可伴多发性低回声区域或甲状腺结节，部分患者可伴有颈部淋巴结肿大。RAIU或ECT非HT诊断常规检查，常用于甲状腺毒症期鉴别诊断，HT可显示不规则浓集或稀疏，甲状腺滤泡破坏严重时也可表现为低摄取。甲状腺细针穿刺或病理检查具有确诊意义，因其有创性一般很少用于HT诊断。一般甲状腺弥漫性肿大，特别是伴有峡部椎体叶肿大，无论是否伴有甲状腺功能改变，均应考虑HT诊断，伴有TPOAb或TgAb阳性，诊断即可成立。

目前尚无针对HT病因的治疗方法，提倡适碘饮食。如果甲状腺功能正常，随访是HT的主要处理措施。一般主张每半年到一年随访1次，主要检查甲状腺功能，必要时可行甲状腺超声检查。补硒或中药治疗可用于降低自身抗体滴度，临床疗效及安全性仍需大型临床试验证实。甲状腺毒症明显者可用β受体阻滞剂对症治疗。

根据《成人甲状腺功能减退症诊治指南》，补充LT4是临床甲减与亚临床甲减主要治疗措施，LT4的治疗剂量取决于患者的病情、年龄及体重，要个体化。成年甲减患者的LT4替代剂量为每日50～200μg，平均每日125μg。补充LT4治疗初期，每间隔4～6周测定血清TSH及FT_4，根据TSH及FT_4水平调整LT4剂量，直至达到治疗目标。治疗达标后，至少需要每6～12个月复查1次上述指标。

重度亚临床甲减（TSH≥10mIU/L）患者，主张给予LT4替代治疗，治疗的目标和方法与临床甲减一致。轻度亚临床甲减（正常参考范围上限＜TSH＜10mIU/L），如果伴甲减症状、TPOAb阳性、血脂异常或动脉粥样硬化性疾病，应予LT4治疗。亚临床甲减LT4起始治疗剂量一般小于临床甲减。

本例患者以"颈部不适"就诊，甲状腺Ⅱ度，超声提示甲状腺弥漫性肿大，病程中未予相关治疗，颈前不适自行缓解，是局部压迫适应性改变？症状是否与甲状腺有关？应进一步排查咽喉部疾病。甲状腺功能正常伴甲状腺肿大的患者，可给予LT4治疗，可能与TSH抑制有关，治疗剂量目前没有明确建议。夏枯草等具有"消瘿"作用中药制剂可做治疗参考。

本例患者随访过程出现两次FT_4、FT_3正常，TSH升高的情况，第一次是服用ATD后出现药物性甲减的恢复期，第二次是随访病程中TSH逐渐增高，反应甲状腺储备功能不足，亚临床甲减待诊。根据《成人甲状腺功能减退症诊治指南》，亚临床甲减通常缺乏明显的临床症状和体征，诊断主要依赖实验室检查，需2～3个月复查甲状腺功能，TSH升高且FT_4、TT_4正常方可诊断。因此，甲状腺疾病临床诊断一定要充分结合患者治疗及病情发展情况，严密随访、监测，且不可单纯依赖化验单决定治疗方案。

四、病例点评

HT是内分泌系统常见疾病，本例患者甲状腺功能呈现了HT典型的甲状腺毒症期、甲状腺功能正常期、甲减期动态改变，结合多项甲状腺疾病诊治指南，系统地梳理了HT的临床表现及诊断、治疗、随访的原则。

HT甲状腺毒症临床表现不典型，要与其他病因充分鉴别，该患者高代谢症状不典型，因甲状腺毒症被误诊为"甲亢"，服用ATD治疗造成甲减、肝损害。这提示我们甲状腺疾病的临床诊断不能过于依赖化验单，要充分结合患者症状、体征，参考超声、摄碘率等影像学、功能学检查做出综合判断，尽量避免误诊、误治。

本例患者病程中临床症状轻微，随访和指标监测在治疗决策中至关重要，随访过程中因甲状腺功能改变对治疗方案、控制目标、随访频率及时做出调整，摄碘率检查在遵守治疗原则的前提下充分尊重患者意愿，体现了慢病长期管理的原则和个体化原则，为广大临床医生管理HT患者提供借鉴。

（病例提供者：郭庆玲　山东第一医科大学附属省立医院）

（点评专家：赵家军　张海清　山东第一医科大学附属省立医院）

参考文献

[1]中华医学会内分泌学分会.成人甲状腺功能减退症诊治指南[J].中华内分泌代谢杂志，2017，33（2）：167-180.

[2]中华医学会内分泌学分会《中国甲状腺疾病诊治指南》编写组.中国甲状腺疾病诊治指南——甲状腺炎[J].中华内科杂志，2008，47（9）：784-788.

[3]《妊娠和产后甲状腺疾病诊治指南》（第2版）编撰委员会，中华医学会内分泌学分会，中华医学会围产医学分会.《妊娠和产后甲状腺疾病诊治指南》（第2版）[J].中华内分泌代谢杂志，2019，35（8）：636-665.

病例20　黏液性水肿昏迷

一、病历摘要

（一）病史简介

患者男性，69岁，因"间断性思绪紊乱1个月，意识丧失1小时"入院。

现病史：患者于1个月前因"拆迁事宜"到精神刺激后出现乏力、胸闷不适，卧床在家，期间间断出现精神恍惚识物或认人障碍，休息后可缓解，但反应迟钝，对答不流畅。2天前摔倒后，头部着地，当时突发意识不清，小便失禁，10分钟后由亲属唤醒，意识恢复，未就诊。就诊当天，无明显诱因再次出现突发意识丧失，呼之不应，以120急救车送入医院急诊。急诊CT提示头皮血肿（考虑与2天前摔倒有关）；急诊生化提示低钠、低钾，肌酸激酶明显升高，以"意识障碍原因待查"收入ICU。

自患病以来，患者神志嗜睡，醒来亦言语模糊，精神萎，胃纳差，大便秘结，小便如常，体重无明显变化。

既往史：高血压病史10余年。否认糖尿病等慢性病史，10年前因甲状腺肿大行甲状腺大部切除术，术后以"左甲状腺素100μg"治疗，甲状腺功能未定期监测，由于近期家中事务杂乱，自停用优甲乐3个月余。

否认乙肝、结核等传染病史，否认家族相关遗传病史。

（二）体格检查

体温35.8℃，血压100/65mmHg，心率60次/分，呼吸16次分。指尖氧分压99%。浅昏迷，呼之不应，对疼痛反射有反应，双侧瞳孔等大等圆，直径3mm，直接、间接对光反射正常。皮肤粗厚，干燥。颈部可见手术瘢痕。双下肺可闻及湿啰音，双侧呼吸音粗，可闻少许湿性啰音。心率60次/分，律齐，心音弱，心脏各瓣膜听诊区未及明显杂音。腹软，无肌卫。双下肢轻度凹陷性水肿，神经系统查体病理征阴性。

（三）辅助检查

急诊检查所见：血气分析示：酸碱度7.42，氧分压103mmHg，二氧化碳分压29.9mmHg，乳酸0.9mmol/L。血常规：白细胞计数12.31×10^9/L，中性粒细胞88.7%，中性粒细胞绝对值10.91×10^9/L，红细胞计数3.1×10^{12}/L，血红蛋白100g/L，红细胞压积28%。血生化：血钾3.2mmol/L，血钠121mmol/L，血氯93.1mmoL/L，血钙1.89mmol/L，血糖4.76mmol/L，MDRD计算eGFR 100ml/（min·1.73m²）。谷丙转氨酶37U/L，谷草转氨酶125U/L，血清总蛋白34.9g/L，乳酸脱氢酶657U/L，肌酸激酶3777U/L，总胆红素、直接胆红素、间接胆红素正常。脂代谢指标 TC 10.56mmol/L，HDL 1.92mmol/L，LDL 8.26mmol/L，TG 1.47mmol/L；血氨正常。D-二聚体0.66mg/L，心肌损伤标志物CK-MB 141.8ng/ml，Myo 689ng/ml，TnI 0.01ng/ml。

心电图ST-T改变。肺部CT：肺感染，心影增大，心包积液，胸腔积液。

入院后予以告病重，完善各项评估检查（炎症指标、甲状腺功能及激素、自身免疫等实验室指标，心脏超声及头颅MRI等检查）。皮质醇、ACTH指标正常，甲状腺激素提示严重甲状腺功能减退（病例20表1）。头颅MRI提示：硬膜下血肿、脑萎缩、脑白质病。心脏彩超提示：各瓣膜活动、回声、结构正常；二尖瓣、三尖瓣瓣口可见少量反流；左心室各节段搏动未见异常；室间隔、左室后壁厚度正常；各心腔内径大小正常。心功能测定：心脏射血分数57%。

病例20表1　治疗前后检查对比

时间	TT₃ (1.23 ~ 2.93nmol/L)	TT₄ (66.35 ~ 167.26nmol/L)	TSH (0.3 ~ 4.2μIU/ml)	FT₃ (3.1 ~ 6.5pmol/L)	FT₄ (10.2 ~ 22.5pmol/L)	rT₃ (0.54 ~ 1.46pmol/L)
治疗前	0.14	0.10	53.56	0.25	0.10	0.39
治疗后 3 天	0.31	10.21	33.6	0.92	2.97	0.37
治疗后 6 天	0.56	14.55	20.4	2.44	6.88	1.90

二、诊疗经过

结合患者症状、体征、辅助检查，入院诊断考虑为：①黏液性水肿昏迷；②肺部感染；③外伤性硬膜外血肿；④高脂血症。入院后生命体征尚平稳，即刻予以吸氧，严密心电监护，留置深静脉导管，补液扩容，营养支持及抗感染，记24小时出入量。当日胃管鼻饲给药LT4 100μg 3次/日×2天，100μg 2次/日×2天，150μg 1次/日维持给药，同时给予氢化可的松琥珀酸钠100mg 2次/日静脉滴注，次日患者出现躁狂症状，立即减量糖皮质激素至50mg 2次/日×3天，继续减量至50mg 1次/日×3天停用。患者于第3天开始神志逐渐清醒，语言、行为逐渐活跃，食欲好转，体温36.2℃，于治疗后第5天体温36.5℃，精神可，拔除胃管，给予口服进食给药，LT4 100μg 1次/日口服。过程中始终入量大于出量，直至第5天出入平衡。

三、病例讨论

黏液性水肿昏迷是一种甲状腺功能减退未能及时发现或诊治的失代偿状态，虽罕有发生但死亡率极高。日本报告其每年发生率为百万分1.08，死亡率为26.5%，在西班牙每年发生率为0.22/1 000 000。

冬季发病人数最多，常常误诊为心脑血管意外。由于黏液水肿昏迷的罕见性和突发性，至今尚无通用的诊断标准和治疗措施。日本和美国的甲状腺学会分别制定了黏液性水肿的诊断评分系统，有助于疾病的早期识别。日本标准包括：甲状腺功能减退、中枢神经系统症状、低体温、低血容量、低钠血症、呼吸衰竭和循环衰竭。美国标准包括：体温调节功能障碍、中枢神经系统影响、胃肠道症状、心血管功能障碍、代谢紊乱和突发事件的存在，详见病例20图1。黏液水肿评分与血清TSH和游离T4水平并无相关性。黏液性水肿低体温的严重程度与不良预后有关，患者的体温越低，死亡风险越高。严重低体温（体温<28℃）与心搏骤停的高风险特别相关。

黏液性水肿需要综合治疗，包括呼吸、循环管理，肾上腺皮质激素使用和甲状腺激素替代，但即使如此，死亡率也仍然很高。基于临床症状、体征的早期疾病识别，立即启用甲状腺激素替代尤为重要而无须等待甲状腺功能实验室结果，即可开始治疗。

印度的一项回顾性观察性研究报道了基于美国ATA诊断评分系统对诊断为黏液水肿昏迷的患者进行口服LT4替代的治疗方案（病例20图1）。该方案中黏液水肿评分为25～59分的患者，至少250～300μg剂量的口服LT4替代。在该项研究中有13例患者存活而死亡患者仅1例。在日本的研究中LT4的最大日剂量对黏液水肿昏迷的死亡率没有显著影响：149例黏液水肿昏迷患者中约有四分之一接受了100μg或更低剂量的LT4治疗。ATA建议黏液性水肿昏迷患者，初始甲状腺激素替代应采用负荷剂量200～400μg的LT4静脉注射，含或不含三碘甲状腺原氨酸（T_3）。2020年静脉注射LT4在日本上市后，日本也将其作为黏液性水肿昏迷抢救的首选用药，后续逐渐过渡到口服LT4。启用静脉LT4负荷量后，以后每日以100μg静脉给药，待低体温和心动过缓逐渐缓解后，以1.6μg/kg给予维持剂量，冠状动脉疾病、心律失常、身材矮小和老年人应使用较低剂量。直至能够使用口服给药。该患者抢救过程中，需要充分考虑高龄（69岁）可能引起的大剂量LT4给药产生的心血管意外，然而在黏液性水肿昏迷抢救争分夺秒的矛盾下，结合患者既往无心脏基础疾病史，目前的生命体征相对平稳，但低体温、低血容量、低钠血症可能预示不良预后，在取得家属知情同意和严密监护基础上，在应用糖皮质激素之后，选择给予充足剂量的LT4鼻饲给药，最终争取了抢救的机会。

糖皮质激素在黏液性水肿抢救中极其重要，ATA建议患者在开始左甲状腺素治疗前，接受经验剂量的静脉注射糖皮质激素以避免肾上腺危象出现。但对于糖皮质激素用量尚无共识性策略。通过既往病例报告的检索，在应用静脉LT4或T_3患者中糖皮质激素（氢化可的松）剂量200～300mg/d拮抗应激的剂量，个别病例会出现过度兴奋甚至躁狂发作。本病例在早期抢救过程中出现的精神症状，即为上述原因。治疗还包括适当的支持措施和对感染等合并症的治疗。

Diagnostic Scoring System for Myxedema Coma[a]			
Thermoregulatory dysfunction (temperature, °C)		**Cardiovascular dysfunction**	
>35	0	Bradycardia	
32-35	10	Absent	0
<32	20	50-59	10
Central nervous system effects		40-49	20
Absent	0	<40	30
Somnolent/lethargic	10	Other EKG changes[b]	10
Obtunded	15	Pericardial/pleural effusions	10
Stupor	20	Pulmonary edema	15
Coma/seizures	30	Cardiomegaly	15
Gastrointestinal findings		Hypotension	20
Anorexia/abdominal pain/constipation	5	**Metabolic disturbances**	
Decreased intestinal motility	15	Hyponatremia	10
Paralytic ileus	20	Hypoglycemia	10
Precipitating event		Hypoxemia	10
Absent	0	Hypercarbia	10
Present	10	Decrease in GFR	10

Abbreviations: EKG = electrocardiogram; GFR = glomerular filtration rate.
[a] A score of 60 or higher is highly suggestive/diagnostic of myxedema coma; a score of 25 to 59 is suggestive of risk for myxedema coma, and a score below 25 is unlikely to indicate myxedema coma.
[b] Other EKG changes: QT prolongation, or low voltage complexes, or bundle branch blocks, or nonspecific ST-T changes, or heart blocks.

病例20图1　美国ATA黏液性水肿诊断评分表

四、病例点评

该患病程为典型的黏液性水肿昏迷发病进程，患者既往甲状腺手术病史，术后一直以左甲状腺素替代治疗，发病前数月自行停用药物，在精神因素（房屋拆迁纠纷）以及外伤应激（跌倒硬膜下血肿）双重因素下，出现逐步进展加重的意识障碍直至昏迷。患者同时表现为典型的低体温、心动过缓、高脂血症，低钠血症，并合并肺部感染，进展数日亦出现低血容量为表现的循环障碍。庆幸的是，该患就医相对及时，表现的低体温等症状相对较轻，预示其预后相对较好。对于黏液性水肿治疗中首先需要积极去除诱因，控制感染，纠正容量及电解质紊乱，对于低体温注意外周保暖，持续吸氧以改善呼吸和循环障碍，同时及时进行甲状腺激素补充，对于紧急情况可根据经验直接给予抢救剂量左甲状腺素。因我国目前尚无静脉制剂，对于危重的黏液性水肿极为不利，但该患症状相对较轻（按照ATA评分标准，尚不足60分）我们以鼻饲给药的方式，及时补充左甲状腺素，考虑到鼻饲给药起效的时间和利用度问题，我们负荷剂量相对较大，时间较长，减至维持量的速度相对较慢，以患者体温和意识障碍恢复的情况为标准，调整药物剂量，而非以血清中甲状腺激素的浓度，同时也定期监测了甲状腺激素浓度，以评估症状与甲状腺激素恢复的关系。同时，对于糖皮质激素补充的剂量以及减量的速度，在口服LT4患者中可能需要较静脉给药患者糖皮质激素剂量在负荷给药期间相对剂量要小一些。在既往另一位严重甲减患者中以相似剂量补充糖皮质激素时也有躁狂发作，对比国外静脉负荷量左甲状腺素患者，可能需要糖皮质激素在用量和时间上的调整。

（病例提供者：冯晓云　上海交通大学医学院附属第一人民医院）

（点评专家：彭永德　上海交通大学医学院附属第一人民医院）

参考文献

[1]Ono Y，Ono S，Y asunaga H，et al.Clinical characteristics and outcomes of myxedema coma：analysis of a national inpatient database in Japan[J].J Epidemiol，2017，27（3）：117-122.

[2]Rodr í guez I，Fluiters E，P é rez-M é ndez LF，et al.Factors associated with mortality of patients with myxoedema coma：prospective study in 11 cases treated in a single institution[J].J Endocrinol，2004，180（2）：347-350.

[3]Aoki C，Kasai K.The diagnosis and treatment of myxedema coma[J].Nihon Rinsho，2012，70（11）：1995-1999.

[4]Popoveniuc G，Chandra T，Sud A，et al.A diagnostic scoring system for myxe-dema coma[J].Endocr Pract，2014，20：808-817.

[5]Rajendran A，Bhavani N，Nair V，et al.Oral levothyroxine is an effective option for myxedema coma：a single-centre experience[J].Eur Thyroid J，2021，10（1）：52-58.

[6]Paal P，Gordon L，Strapazzon G，et al.Accidental hypothermia—anupdate：the content of this review is endorsed by the International Commission for Mountain Emergency

Medicine（ICAR MEDCOM）[J].Scand J Trauma Resusc Emerg Med，2016，24（1）：111.

[7]Ylli D，Klubo-Gwiezdzinska J，Wartofsky L.Thy-roid emergencies[J].Pol Arch Intern Med，2019，129：526-534.

[8]Takamura A，Sangen R，Furumura Y，et al.Diagnosis of myxedema coma complicated by renal failure：a case report[J].Clin Case Rep，2017，5（4）：399-402.

[9]Jonklaas J，Bianco AC，Bauer AJ，et al.Guidelines for the treatment of hypothyroidism：prepared by the american thyroid association task force on thyroid hormone replacement[J].Thyroid，2014，24：1670-1751.10.1089/thy.2014.0028.

21

病例21 中枢性甲状腺功能减退症

一、病历摘要

（一）病史简介

患者女性，45岁，因"甲状腺功能异常4个月余"入院。

现病史：患者于2016年4月无明显诱因出现颈前疼痛，无发热、无心悸等症状，化验甲状腺功能：促甲状腺素（TSH）0.159mIU/L、游离T_4（FT_4）和游离T_3（FT_3）正常，未予特殊处置。仍有颈前部不适，偶有心悸，无发热。2016年5月19日再诊，化验甲状腺功能：TSH 0.035mIU/L、FT_4 12.59pmol/L、FT_3 6.11pmol/L（轻度升高），抗甲状腺球蛋白抗体（TgAb）18.94U/L，抗甲状腺过氧化物酶抗体（TPOAb）和促甲状腺素受体抗体（TRAb）阴性。血沉正常、甲状腺核素显像提示甲状腺显影不良，双叶摄取功能降低，诊断为"甲状腺炎"，对症给予倍他乐克25mg每日2次口服、洛索洛芬钠片60mg每日3次口服。患者疼痛症状缓解。2016年6月30日复查甲状腺功能仍提示TSH降低FT_3轻度高于正常上限，FT_4在正常下限，继续观察。2016年7月19日复查提示TSH和FT_3恢复正常，但FT_4<5.15pmol/L。2016年8月20日复查FT_4 6.57pmol/L，仍显著降低。为明确FT_4降低原因收入院进一步诊治。

患者病来有乏力和头晕，无头痛、无视力下降和视野缺损，无多饮多尿，无恶心、呕吐，无怕冷、怕热，无便秘、腹泻；饮食、睡眠可，二便正常，体重无明显变化。患者近5个月月经未来潮。

否认高血压、糖尿病病史，否认产后大出血病史。母亲患有糖尿病。

（二）体格检查

体温36.4℃，脉搏86次/分，呼吸14次/分，血压120/84mmHg，体重48kg。甲状腺Ⅰ度肿大，质软，无压痛。双侧呼吸音清，未闻及明显干湿啰音。乳腺无溢乳，心率80次/分，律齐，心脏各瓣膜听诊区未及明显杂音。腹软，无抵抗。双下肢无水肿。

（三）辅助检查

甲状腺功能和甲状腺自身抗体变化见病例21表1。

病例21表1　甲状腺功能和甲状腺自身抗体变化

时间	FT$_4$ （9.01～ 19.05pmol/L）	FT$_3$ （2.63～ 5.70pmol/L）	TSH （0.35～ 4.94mIU/L）	TPOAb （0～ 5.61U/L）	TGAb （0～ 4.11U/L）	TRAb （0.3～ 1.75U/L）
2016年4月21日	9.38	4.28	0.1596	0.02	13.97	--
2016年5月19日	12.59	6.11	0.030	0.00	18.94	0.3
2016年6月25日	9.01	5.72	0.018	--	--	--
2016年7月19日	<5.15	3.47	3.720	0.31	29.07	--
2016年9月10日	6.57	3.56	2.218	--	--	--

血沉13mmH$_2$O；空腹血糖5.1mmol/L。

电解质：钾3.93mmol/L，钠142.9mmol/L，氯105.3mmol/L。血钙、磷、镁正常。

血常规、肝功能、肾功能、心肌酶正常、风湿病相关抗体均阴性，IgG4 0.68g/L。

肿瘤标志物：甲胎蛋白（AFP）2.03ng/ml、癌胚抗原（CEA）3.0ng/ml、血清绒毛膜促性腺激素（HCG）<0.1mIU/ml。

尿常规：正常，尿比重1.020。

甲状腺ECT（2016年5月19日）（病例21图1）：

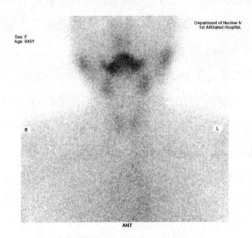

病例21图1　甲状腺ECT

甲状腺超声：甲状腺回声减低不均，网状，未见结节，常见于桥本病伴甲减趋势。

二、诊疗经过

患者以颈前区疼痛首次就诊，无发热，无呼吸道前驱症状。连续多次甲状腺功能化验提示甲状腺毒症。甲状腺毒症病因包括甲状腺功能亢进（甲亢）和非甲亢两大类。甲亢最常见病因是Graves病，以及毒性多结节性甲状腺肿或毒性腺瘤。非甲亢病因主要包括亚急性甲状腺炎、桥本甲状腺炎、产后甲状腺炎、无痛性甲状腺炎、急性甲状腺炎或人为甲状腺毒症。通过完善甲状腺ECT、TRAb、ESR、甲状腺超声、TPOAb和TgAb鉴别甲状腺毒症病因。患者甲状腺ECT显影不良、TRAb阴性提示为非甲亢原因的破坏性甲状腺炎。患者虽然有颈前疼痛不适，但无呼吸道症状、甲状腺压痛不显著、无发热、ESR正常，TgAb升高，甲状腺超声提示腺体回声不均，网状，因此考虑为桥本甲状腺炎的甲状腺毒症期。针对甲状腺炎仅需控制心率等对症治疗，无须抗甲状腺药物。典型的破坏性甲状腺炎患者会经历甲状腺滤泡上皮破坏，储存的甲状腺激素入血引起的甲状腺毒症期、滤泡细胞破坏后合成激素不足的甲减期，细胞修复使甲状腺功能恢复正常三个阶段，一部分患者炎症破坏较重，甲状腺功能不能恢复正常而遗留永久甲减。

该患者经历甲状腺毒症后进入甲减期，表现为FT$_4$持续降低，但不符合原发甲减的TSH水平升高，而是处于正常范围内。凡是存在低FT$_4$水平，同时有正常或减低的TSH水平时应怀疑中枢性甲状腺功能减退（CH）。CH病因广泛，影响到垂体下丘脑功能的肿瘤、炎症、外伤、脑血管意外等均可引起垂体分泌TSH或TRH降低，从而对甲状腺滤泡细胞刺激不足，进而导致甲减。CH患者可合并其他垂体和靶腺激素分泌降低。该患者出现闭经，无视野缺损。因此，完善其他轴垂体和靶腺激素化验和垂体影像学检查。结果如下所示：

性激素六项：血清雌二醇＜73.4pmol/L、血清睾酮＜0.69nmol/L、促黄体生成素1.44mIU/ml、促卵泡刺激素6.00mIU/ml、血清泌乳素＞3180mIU/L、血清孕酮＜0.64nmol/L、生长激素0.12μg/L、IGF-1 220ng/ml。行胃复安（甲氧氯普胺）兴奋试验和溴隐亭抑制试验，显示PRL未被兴奋或抑制。

促肾上腺素（ACTH）8：00、15：00、24：00节律为18.86pg/ml、4.83pg/ml、1.00pg/ml；皮质醇（COR）8：00、15：00、24：00节律为113.8nmol/L、58.6nmol/L、16.2nmol/L。

垂体增强磁共振：蝶鞍扩大，鞍底下陷，鞍区内见一大小约2.2cm×1.8cm×3.3cm（上下×前后×左右）团块影（病例21图2）。诊断意见：垂体大腺瘤伴瘤卒中可能性大。

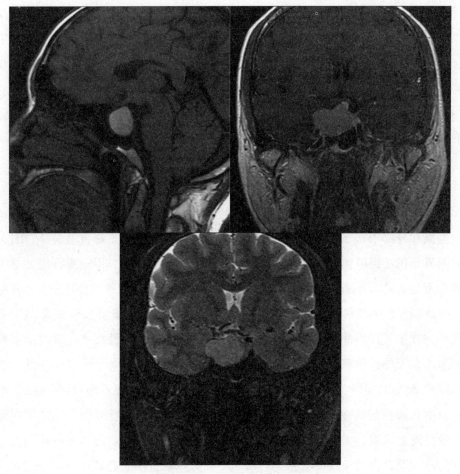

病例21图2　垂体增强磁共振

视野测定，无视野缺损。

诊断垂体瘤卒中，垂体泌乳素瘤可能性大，腺垂体功能减退症（中枢性甲状腺功能减退症，继发肾上腺皮质功能低下，性腺功能低下）。

CH的治疗与原发甲减同样补充左甲状腺素，但甲减治疗前一定要排查肾上腺皮质功能，当同时存在肾上腺皮质低功时应先给予糖皮质激素，再给予左甲状腺素，以免因补充甲状腺素后引起肾上腺皮质低功危象。该患者同时存在肾上腺皮质功能不全，给予氢化可的松10mg每日2次口服，优甲乐50μg每日1次口服。因患者垂体瘤卒中，经多学科会诊（MDT），建议手术治疗，转入神经外科神经外科，于全身麻醉下行经颅内镜经蝶入路垂体瘤切除术。术后病理：免疫组化：A：CK（弱+），ACTH（+），HGH（+），PRL（+），Synaptophysin（+），P53（-），Ki-67（+2%）。诊断意见：A.鞍区瘤组织；B.靠近垂体：符合垂体腺瘤伴卒中。

术后继续氢化可的松10mg 2次/日口服和左甲状腺素50μg 1次/日口服。1个月后复查FT_4 11.06pmol/L、FT_3 3.95pmol/L、TSH 1.923mIU/L，PRL 388.0mIU/L，ACTH 40.09pg/ml，COR 850.2nmol/L。停用氢化可的松，左甲状腺素减少为25μg每日口服。术后4个月复查FT_4 12.08pmol/L、FT_3 3.67pmol/L、TSH 1.435mIU/L，PRL 231.0mIU/L，ACTH 37.48pg/ml，COR 460.4nmol/L。雌二醇<130pmol/L、LH 3.87mIU/L，FSH 16.3pmol/L、孕酮0.73nmol/L。肾上腺皮质功能恢复正常，停用优甲乐甲状腺功能仍正常，PRL恢复正常，月经恢复，至49岁绝经。

三、病例讨论

TSH由垂体前叶TSH细胞合成分泌，与甲状腺细胞的TSH受体结合刺激甲状腺细胞生长和分泌甲状腺素。TSH既受下丘脑分泌的促甲状腺素释放激素（TRH）的正向调节，也受到甲状腺激素的负反馈调节。原发性甲减时，甲状腺合成分泌甲状腺激素不足，若下丘脑-垂体-甲状腺轴完整，则通过负反馈导致TSH合成和分泌增加，因此原发性甲减时TSH是最敏感指标，其升高早于甲状腺素水平降低。CH是垂体性和（或）下丘脑性甲减的统称，由于TSH分泌不足或活性降低，对健康甲状腺的刺激不足而导致甲状腺激素分泌缺陷，因此TSH和甲状腺素水平同向降低，或者甲状腺素降低时TSH不适当的在正常范围内或轻度升高，一般不超过10mIU/L。本例患者以甲状腺炎起病，表现为FT_3升高、FT_4正常，TSH被明显抑制，加之甲状腺核素显像呈现低摄取，为甲状腺不显影的甲状腺毒症，结合甲状腺自身抗体阳性和超声回声改变符合自身免疫甲状腺炎暨桥本甲状腺炎的诊断，患者在第一、二次就诊时处于一过性甲状腺毒症期。此时的甲状腺破坏释放了储存的甲状腺素，使循环甲状腺素水平升高，从而掩盖了TSH不足导致的中枢性甲减。通常随甲状腺炎病程发展，储存的激素释放殆尽进入甲减期，FT_4降低和TSH升高，最后随着甲状腺修复，甲状腺功能恢复正常。本例患者在甲状腺毒症期后FT_4降低，TSH没有升高。虽然甲状腺毒症的患者，可能存在下丘脑-垂体-甲状腺轴反应滞后，在甲状腺毒症恢复过程中，甲状腺素降低，TSH反应相对滞后，检测时点时TSH尚未升高，但是该患者毒症后连续两次8周以上仍表现为FT_4降低，TSH正常范围内，提示患者下丘脑-垂体-甲状腺轴完整性受到破坏，因此不能除外中枢性甲减。

CH的发病由多种机制参与，包括先天基因缺陷或继发于其他疾病。相较于原发甲减，CH少见。成人起病以继发于下丘脑和垂体病变或破坏为主，垂体外照射、垂体大腺瘤、颅咽管瘤、席汉氏综合征是较常见病因，也可由垂体柄的浸润性疾病引起。继发下丘脑、垂体结构病变的CH常伴有其他下丘脑-垂体-靶腺轴功能异常。该患者45岁，诊断甲状腺炎前已有一次月经不来潮，之后甲状腺炎病程中持续闭经，存在性腺功能异常。但患者45岁处于卵巢功能衰退阶段，需通过激素检验来明确闭经的原因是原发卵巢功能低下还是继发于下丘脑垂体疾病。性激素检测结果提示雌激素低，FSH和LH水平低，泌乳素显著升高。完善了胃复安兴奋试验和溴隐亭抑制试验，显示泌乳素未被兴奋和抑制。ACTH、皮质醇水平降低，提示肾上腺皮质功能低下。尿量和尿浓缩功能正常，提示垂体后叶功能正常。行垂体增强MRI明确下丘脑–垂体形态结构变化，发现垂体大腺瘤，其内密度不均提示垂体瘤卒中可能性大。至此根据垂体和靶腺激素水平，垂体影像学表现可以明确诊断为垂体大腺瘤，泌乳素瘤可能性大，中枢性甲减，继发肾上腺皮质功能低下，性腺功能减退。CH患者临床表现不典型，如果有其他轴激素缺乏则出现相应的临床表现。长期CH可导致血脂紊乱、动脉硬化，但该患者血脂水平正常。

同原发甲减，LT4是CH的一线治疗药物。但是必须注意的是，CH患者中，应在明确皮质醇分泌正常后，开始LT4替代治疗。如果不能排除共存中枢性肾上腺皮质功能不全，则必须在糖皮质激素治疗后开始甲状腺替代，以防止可能诱发肾上腺危象。本患者虽然没有恶心、呕吐、血钠降低的肾上腺皮质功能低下的临床表现，早8点皮质醇水平低于120nmol/L，因此先给予糖皮质激素后再给予LT4 50μg每日1次口服。指南推荐根据年龄和体重决定成人CH患者LT4起始治疗剂量：年龄小于60岁的患为1.2~1.6μg/（kg·d），60岁以上成人或伴有心脏病的较年轻患者1.0~1.2μg/（kg·d）。在起始LT4替代后6~8周检测FT_4和TSH，以明确替代治疗的充分性，抽血应在清晨LT4服药前或服药至少4小时后，与原发甲减根据TSH调整药量不同，CH患者替代治疗应以FT_4为目标调整，将FT_4维持在正常范围的中值以上。

本例患者CH病因为垂体大腺瘤，泌乳素瘤可能性大，虽然泌乳素瘤以药物治疗为首选，但本患者存在垂体大腺瘤卒中，并压迫周围腺体导致甲状腺和肾上腺皮质功能低下，经与脑外科、影像科进行MDT后建议手术治疗垂体瘤。肿瘤被完整切除。术后继续给予糖皮质激素和甲状腺素口服，1个月后复查甲状腺功能、皮质醇（当日未服药情况下）和PRL均在正常范围内，提示泌乳素瘤治愈，由于垂体瘤对正常腺体压迫解除，ACTH肾上腺皮质功能恢复正常，继续对于甲状腺轴功能是否恢复，则通过逐渐减少LT4药量来明确。最后停用LT4后甲状腺功能仍正常，并且术后4个月患者月经恢复来潮，说明患者垂体瘤切除后垂体功能恢复正常。

四、病例点评

当发现血清FT_4浓度低且TSH水平低或正常的患者，均应考虑CH的诊断。CH诊断依赖于实验室检查，因此需要排除其他疾病、药物或实验室干扰，如非甲状腺疾病病态综合征、孤立妊娠期低T_4血症、LT4戒断综合征（原发性甲减患者，突然停用LT4，下丘脑垂体反应滞后）、甲状腺毒症的恢复期，以及一些减少TSH分泌的药物（糖皮质激素、多巴胺、可卡因、抗癫痫或抗精神病药物及二甲双胍等）。遗传性TBG缺陷使TT_4水平降低，但FT_4正常。询问患者临床表现、进行体格检查，通常CH的临床症状比原发性甲减的临床症状轻，同时甲减的临床症状又会掩盖垂体其他激素缺乏所导致的临床症状。CH在大多数情况下会同时合并垂体其他轴激素分泌紊乱，少数情况下表现为仅甲状腺轴受累。应检测其他下丘脑-垂体-靶腺轴激素水平，行鞍区增强MRI明确诊断和病因。结合垂体其他激素水平异常以及影像学表现或垂体外伤、手术史等CH不难诊断，如本例患者在甲状腺毒症后2016年6月25日随访时FT_4处在正常下限，TSH呈较低水平，此结果与甲状腺毒症恢复期（TSH反应滞后）不易鉴别。随后经过8周连续两次化验，FT_4持续低，TSH不适当地正常，并且仔细询问病史，患者已有闭经，提示性腺轴功能异常，因此应该怀疑CH的存在，经性激素、PRL、ACTH皮质醇检测，以及垂体MRI检查，获得了明确诊断。

但是对于轻度的CH，FT_4水平处于正常值下限时，或当下丘脑原因所致CH，TSH水平轻度升高（存在无生物活性的TSH），甲状腺功能化验显示FT_4轻度降低伴TSH轻度升高，容易误诊为轻度原发性甲减或亚临床甲减。TRH兴奋试验有助于鉴别甲减病因，当TRH刺激后TSH无反应，提示病变在垂体，TSH延迟反应提示病变在下丘脑，TSH过度反应提示为原发性甲减。目前国内尚无法获得TRH注射液。

垂体大腺瘤或颅咽管瘤压迫正常腺体，垂体手术、放疗、外伤破坏，垂体炎、垂体缺血坏死，严重的空泡蝶鞍，以及其他少见疾病均可继发CH，垂体增强MRI是重要的检查。怀疑炎症肿瘤等时完善肿瘤标志物、自身免疫抗体、免疫球蛋白化验。对于那些已知有下丘脑和（或）垂体疾病，进行随访中的患者，若FT_4较前明显降低至正常下限（降低20%以上），也应怀疑轻度CH。先天性、儿童CH或有家族遗传史的CH患者病因以基因缺陷为主，应进行候选基因检测或全外显子/基因组测序。

CH治疗方法同原发性甲减，补充LT4，但补充前必须明确是否存在糖皮质激素不足，如若同时存在，则先补充糖皮质激素后给予LT4替代。由于TSH无法作为一项评价治疗效果的指标，血清FT_4的水平是唯一可以衡量LT4的用量是否充足的指标，所以CH治疗的效果的评估相对于原发性甲减更困难。

（病例提供者：于晓会　李玉姝　中国医科大学附属第一医院）

（点评专家：李玉姝　中国医科大学附属第一医院）

参考文献

[1]中华医学会内分泌学分会.成人甲状腺功能减退症诊治指南[J].中华内分泌代谢杂志，2017，33（2）：14.

[2]Bartalena L，Bogazzi F，Chiovato L，et al.European Thyroid Association（ETA）Guidelines for the Management of Amiodarone-Associated Thyroid Dysfunction[J].Eur Thyroid J，2018，7（2）：55-66.doi：10.1159/000486957.

[3]Beck-Peccoz P，Rodari G，Giavoli C，et al.Central hypothyroidism-a neglected thyroid disorder[J].Nat Rev Endocrinol，2017，13（10）：588-598.doi：10.1038/nrendo.2017.47.

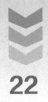
病例22　新生儿先天性甲状腺功能减退症

一、病历摘要

（一）病史简介

患儿女性，5岁，因"被确诊为新生儿先天性甲减拟进行停药实验"就诊。

现病史：患儿出生后新生儿筛查发现促甲状腺激素（TSH）水平24.7mIU/L↑，再次外周血甲状腺功能检查显示：甲状腺素（T_4）70.70nmol/L（66～181nmol/L），游离甲状腺素（FT_4）9.77pmol/L（12～22pmol/L），三碘甲状腺原氨酸（T_3）3.73nmol/L（1.3～3.1nmol/L），游离三碘甲状腺原氨酸（FT_3）7.17pmol/L（3.1～6.8pmol/L），TSH 97.10mIU/L（0.27～4.20mIU/L），被确诊为先天性甲减。30天开始规律服用优甲乐37.5μg/d，随后根据甲状腺功能调整剂量，目前服用剂量为25μg/d；甲状腺功能正常，考虑停药。自发病以来，患儿精神、胃纳可，智力、体格及语言发育与同龄女童无差异。

既往史：患儿为G1P1，足月剖宫产，出生体重3600g，身长52cm，Apgar评分10分。母亲怀孕早期呕吐剧烈，其余无不适。

家族史：患儿父母非近亲婚配，无甲状腺疾病病史；患儿外婆有甲亢病史；患儿弟弟目前1岁，亦被诊断为先天性甲减不伴甲状腺肿，回顾病史，患儿弟弟新生儿筛查时的TSH水平为1.23mIU/L，出生4个月后足底血TSH 4.3mIU/L，2021年7月3日出生后2～4月连续3次甲状腺功能TSH高于正常，（波动在5.27～9.82mIU/L，正常参考值：0.27～4.20mIU/L），T_3 1.42nmol/L（1.3～3.1nmol/L），T_4 71.56nmol/L（66～181nmol/L），FT_3 3.6pmol/L（3.5～6.5pmol/L），FT_4 12.1pmol/L（11.5～22.7pmol/L），2021年7月4日给优甲乐50μg/d，2021年8月4日TSH 0.12mIU/L，FT_3、FT_4高，优甲乐37.5μg/d维持至今，2022年8月22日甲状腺功能正常；检查：心率72次/分。

（二）体格检查

心率72次，身高80cm，体重13.5kg。神志清楚，查体合作。面部及肢体发育无畸形。皮肤黏膜色泽正常，毛发分布正常。

（三）辅助检查

1．外院检查 患者出生后到目前的甲状腺功能检查见病例22表1。甲状腺B超：5月龄：甲状腺峡部厚0.15cm，甲状腺右侧叶大小2.3cm×0.8cm×0.7cm，左侧叶大小2.2cm×1.0cm×0.7cm，包膜光整，声均匀。CDFI：未见异常血流信号。17月龄：右叶11mm×9mm，左叶11mm×9mm，峡部厚约2.8mm，内回声均匀，未见明显异常包块。

病例22表1　患儿从确诊到我院首次就诊时的甲状腺功能检查结果及服用优甲乐的剂量

月龄（月）	FT_3 （2.5 ~ 3.9pg/ml）	FT_4 （0.58 ~ 1.64ng/dl）	TSH （0.34 ~ 5.6μIU/ml）	优甲乐剂量 （μg/d）
1.5	2.34	1.00	21.10	37.5
2	2.39	1.01	4.83	37.5
3	2.42	1.24	1.33	37.5
4	3.28	1.73	0.57	37.5
5	3.57	1.54	0.08	37.5
7	4.04	1.16	0.67	25
9	2.41	0.98	4.83	25
11	2.41	1.24	6.93	25
15	3.84	1.56	4.81	43.75
17	4.43	1.55	4.91	43.75
18	3.87	1.45	2.92	43.75
20	4.39	1.19	2.83	18.75
23	3.95	1.29	2.20	18.75
26	3.93	1.68	7.07	18.75
28	4.10	1.77	0.90	31.25
29	3.88	1.79	1.03	31.25
35	4.21	1.59	6.32	31.25
40	3.38	1.53	2.04	25/37.5 交替
46	4.51	1.79	2.79	25/37.5 交替
50	3.15	1.71	1.24	25/37.5 交替
54	4.72	2.04	0.04	25/37.5 交替
62	4.36	1.85	4.17	25×5天 /37.5×2天

2. 我院门诊检查

患者停药实验前甲状腺功能检查显示如病例22表2。

病例22表2　患者停药前甲状腺功能检查情况

检验项目	检验结果值	单位	参考范围
促甲状腺激素	1.75	μIU/ml	0.56 ~ 5.91
游离三碘甲状腺原氨酸	4.5	pg/ml	2.30 ~ 4.80
游离甲状腺素	1.24	ng/dl	0.62 ~ 1.24
三碘甲状腺原氨酸	1.51	ng/ml	0.60 ~ 1.55
甲状腺素	9.54	μg/dl	5.42 ~ 12.74
甲状腺球蛋白抗体	12.5	U/ml	0.00 ~ 115.00
抗甲状腺过氧化物酶抗体	0.3	U/ml	0.00 ~ 9.00
抗促甲状腺激素受体抗体	0.87	U/L	0.00 ~ 1.75
甲状腺球蛋白	21.55	ng/ml	1.15 ~ 131.00

甲状腺静态显影：静脉注射显像剂后30分钟，取仰卧位行甲状腺核素显像。甲状腺两叶显影清晰，大小、位置、形态基本正常，核素分布均匀，未见明显异常核素分布浓聚或稀疏影。口腔及唾液腺本底影尚可。检查提示：甲状腺摄"锝"功能基本正常。

希-内学习能力测试评估：受试者实际年龄为5岁11月，测得中位数智龄为5岁6个月，学习能力商为95，百分位数为61%。测试项目中短期记忆及记颜色得分欠佳，建议加强注意力及短期记忆力能力的训练。

纯音测试：言语清晰度97.5%。

基因检测：经过对先证者及其弟弟的二代测序以及其父母的一代验证发现该患儿和其弟弟分别携带有DUOX2（转录本为NM_014080.5）基因的复合杂合变异，患儿母亲携带有两个DUOX2变异，分别遗传给了一个儿子（DUOX2：NM_014080.5：exon18：c.2251G＞A：p.E751K）和女儿（DUOX2：NM_014080：exon13：c.G1547A：p.R516H）；先证者及其弟弟均又都遗传了父亲携带的一个DUOX2变异（DUOX2：NM_014080.5：exon26：c.3478_3480del：p.L1160del）（病例22图1和病例22表3）。

病例22表3 先天性甲减病例携带的DUOX2变异位点信息

变异基因	染色体位置	变异位点	氨基酸改变	变异合子类型	变异频率	ACMG 分级
DUOX2	15：45391615	c.3478_3480del	p.L1160del	杂合	2.78E−05	致病性
DUOX2	15：45397924	c.2251G > A	p.E751K	杂合	4.72E−05	临床意义未明
DUOX2	15：45400272	c.G1547A	p.R516H	杂合	1.07E−04	临床意义未明

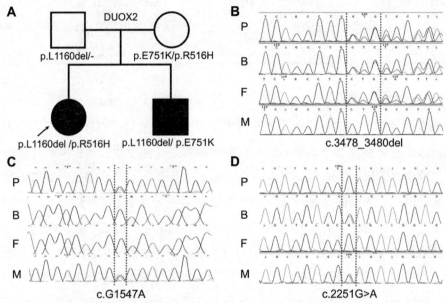

病例22图1 1例携带有DUOX2基因复合杂合变异的先天性甲减家系图

A：患儿 DUOX2 基因变异家系图，黑色实心圆圈为先证者，黑色实心正方形为先证者弟弟；B ~ D：患儿及其家系携带的 DUOX2 变异位点的一代验证，其中 P 代表先证者，B 代表先证者弟弟，F 代表先证者父亲，M 代表先证者母亲。

二、诊疗经过

1. 诊断经过 患者入院前已在外院行相关检查并诊断为"先天性甲减"，本次来我院首诊于内分泌科，拟进行停药实验判断是永久性还是暂时性先天性甲减。患者在我院门诊予以完善甲状腺功能、甲状腺静态显影、智力检测及基因检测，明确了先天性甲减的诊断。

2. 治疗经过 患者明确诊断后，嘱停止服用优甲乐并于1个月、3个月以及半年后复查甲状腺功能（病例22表4）及甲状腺B超随访，其中停药后3个月甲状腺B超显示：左侧叶11.8mm × 8.2mm × 33.7mm，右侧叶7.7mm × 9.4mm × 39.5mm。峡部2.3mm；而停药后6个月的B超显示：右侧叶前后径11mm，左右径9mm，上下径

28mm，左侧叶前后径12mm，左右径7mm，上下径35mm。峡部厚1.4mm，形态大小正常内部回声均匀，包膜平滑。目前78月龄，在停药随访中，身高140cm，体重31kg。

病例22表4　患者停药后甲状腺功能及B超检查结果

停药时间（月）	T_3（0.92 ~ 2.79nmol/L）	FT_3（3.5 ~ 6.5pmol/L）	T_4（58.1 ~ 140.6nmol/L）	FT_4（11.5 ~ 22.7pmol/L）	TSH（0.64 ~ 6.27mIU/L）	TG（1.28 ~ 50ng/ml）
1个月	2.04	6.30	100.50	15.24	6.26	NA
3个月	1.78	4.97	120.30	16.50	1.87	80.19 ↑
6个月	1.90	6.59	113.70	13.20	6.35	65.60 ↑

三、病例讨论

患者系儿童，因出生后新生儿筛查发现促甲状腺激素（TSH）水平高于正常上限，且再次外周血进行甲状腺功能检查被确诊为先天性甲减。根据欧洲儿科内分泌协会的建议，若滤纸法测定的TSH浓度在40mIU/L以下时，需要等待静脉血甲状腺功能检查的结果，如果静脉血FT_4低于正常，无论静脉血中TSH浓度的高低，建议开始药物治疗；如果静脉血TSH大于20mIU/L，即使FT_4正常，也要开始药物治疗。如果复查静脉血中TSH浓度在6 ~ 20mIU/L，且FT_4浓度在正常范围内，这类患者需要进一步对甲状腺进行影像学如B超、同位素显影检查，有条件的进行先天性甲减的分子诊断，如能明确诊断有甲状腺异位、缺如或有明确致病基因突变的患者，要及时开始药物治疗。病因不明确的患者，如果血清中的TSH浓度在2 ~ 4周，仍然高于正常水平，考虑到在出生到3岁之间是患儿智力和脑发育的关键时期，在和患儿父母充分沟通的基础上，建议这些患儿要立即给予药物治疗，小心维持甲状腺功能在正常水平，待患儿3岁后，停药重新评估，是否需要继续治疗。

如何设定先天性甲减的筛查标准才更为合适呢？先天性甲减患儿出生时缺乏特异性症状或症状轻微，只有进行新生儿先天性甲减的筛查，才能及时诊断和治疗。在进行新生儿甲减筛查之前，多数患儿出现身体和智力发育障碍等症状后才来就诊，往往失去治疗的最佳时机，多数患者治疗后将会遗留明显的智力障碍。虽然在20世纪70年代中期以前，测定外周血中T_4和促甲状腺素（TSH）浓度的方法已经用于临床诊断甲状腺疾病，但要进行新生儿甲减的筛查是非常困难的，主要是因为这些方法需要的血清量大，因此样本采集和运输的困难，限制了新生儿甲减筛查的可行性。直到法国裔加拿大医生Jean Dussault发明简易的用放射免疫测定方法（RIA）检测纸片中毛细血管血T_4浓度后，才使得人类历史上第一次新生儿先天性甲减筛查成为可能。由于TSH作为指标诊断甲减的敏感性高，漏诊的中枢性先天性甲减的患病率非常低，目前国际上筛查的方法多数采用以TSH作为主要的筛选指标来进行，我国的新生儿先天性甲减的筛查也是采用TSH浓度来进行的。先天性甲减的筛查常规采用出生后3～5天的足跟全血中TSH浓度作为指标，但通知患儿进行确诊实验的TSH浓度的标准，在不同的筛查方案中是不同的。我们建议TSH浓度大于10mIU/L作为召回复诊的标准，是值得推广应用的一个指导新生儿复诊的指标。我国自1981年开始对新生儿进行先天性甲减的筛查，1995年列入母婴保健法，成为法定筛查的新生儿疾病。2006年我国开展先天性甲减的新生儿免费筛查，发现了大量的患儿。目前我国先天性甲减筛查的总体覆盖率在60%以上。

被诊断为先天性甲减后需要明确其病因。先天性甲减的病因主要分为永久性和暂时性。永久性先天性甲减主要由单基因突变引起的甲状腺功能不足，按其发病的部位，可以分为中枢性、原发性和外周性先天性甲减三大类。中枢性先天性甲减又称为继发性先天性甲减，是由于下丘脑或垂体病理引起的甲状腺刺激受损从而导致先天性甲减，我们目前的新生儿筛查策略很难发现中枢性先天性甲减患者。而外周性CH则是甲状腺激素运输、代谢或作用缺陷所引起的另一类疾病，被称为甲状腺激素敏感降低综合征。原发性先天性甲减是临床上最常见的一类先天性甲减，目前根据病因不同，大致分为两类，一类是由于甲状腺发育异常引起的先天性甲减，可以表现为甲状腺异位、缺如或发育不良，主要是由控制甲状腺发育过程中的关键基因如PAX8、NKX2-1、FOXE1、NKX2-5等突变导致，在欧美先天性甲减患者中，约85%的患者是由甲状腺发育异常引起的。另一类是由甲状腺激素合成障碍导致的先天性甲减，在欧美先天性甲减中占15%左右，这种类型的先天性甲减，是由于甲状腺激素合成过程中的关键基因，如TG、TPO、TSHR、DOUX2、Pendrin（又称SLC26A4）和NIS（又称SLC5A5）等基因突变引起的。暂时性新生儿先天性甲减多是由于母亲抗甲状腺药物治疗不当，母亲或新生儿缺碘或碘过量，以及母体内有针对TSHR的阻断性自身抗体引起的，这类先天性甲减多是短暂的，不需要终身治疗，需要及时将该类型患者鉴别出来。我们自2014年开始与国内多家单位合作，收集了部分先天性甲减的样本，建立了先天性甲减的遗传资源库和前瞻性随访的微信群，通过对目前已知的21个先天性甲减致病基因的外显子靶向测序，发现在中国先天性甲减的患者中，49%患者携带有同一个基因的两个等位基因的突变，表明这些患者的致病基因是明确的。这些患者都是由控制甲状腺激素合成过程中的关键基因突变导致，其中中国人群中，最常见的致病基因是DOUX2基因突变，37%的患者是由于该基因双等位基因突变导致，其次是TG、TPO和TSHR等基因突变引起。在这1例先天性甲减四联家系中，先证者及其同胞对弟弟均携带的是DUOX2基因的复合杂合变异，而其父亲携带DUOX2基因的单一杂合突变，其母亲携带有DUOX2基因的两个杂合变异，而且父母甲状腺功能均是正常，证实了DUOX2基因导致的先天性甲减是符合常染色体隐性遗传模式。

先天性甲减的治疗原则和成人甲减不同，其治疗原则是甲状腺激素要早期、大剂量、迅速使甲状腺激素恢复正常，要求在治疗后2周内，使患儿的甲状腺激素恢复正常，4周内使TSH浓度恢复正常。药物治疗最好在患儿出生2周内开始，或在血清学诊断明确后立即开始。有研究表明，出生后2周内开始治疗，是新生儿神经发育和先天性甲减患儿智力达到正常水平的关键。因此，对于先天性甲减患儿，治疗的越早越好。治疗的首选药物是左甲状腺素（LT4），推荐的起始治疗剂量是每天 $10 \sim 15 \mu g/kg$ 体重，口服给药。在大剂量优甲乐应用之后，每 $1 \sim 2$ 周检测甲状腺功能，直到甲状腺功能完全恢复正常。在1岁以内，建议每 $1 \sim 2$ 个月检测甲状腺功能。患儿在 $1 \sim 3$ 岁建议每 $2 \sim 4$ 个月检测甲状腺功能1次。3岁以上每6个月复查1次甲状腺功能，直到患儿生长发育完成。药物的维持剂量必须根据检测血清中甲状腺激素及TSH浓度进行调整，剂量稳定后，要长期维持，不要随意减量或停药。甲状腺激素替代治疗的目标，是要维持患儿体内的TSH浓度在2mIU/L以下，FT_4 和 T_4 浓度在正常值的上限。

由于新生儿筛查诊断的先天性甲减患者中，有部分患儿是暂时性先天性甲减，这部分患者往往不需要终生服药。对这部分患者及时评估并识别出来，是非常重要的。磁共振成像（MRI）显示，人中枢神经系统中神经髓鞘的形成在出生后 $36 \sim 40$ 个月才能完成，在这个过程中，甲状腺激素发挥重要的作用。因此先天性甲减的患者，停药评估建议在3岁以后进行。评估的方法是，停药 $4 \sim 6$ 周，进行甲状腺功能、甲状腺影像学检查，明确先天性甲减的病因，评估患儿是否为暂时性甲减；如果患儿不需要进行病因诊断，仅仅是判断是否为暂时性甲减，可以将LT4剂量减少30%或减半，1个月后复查甲状腺功能，如果TSH升高大于10mIU/L，表明永久性甲减；如果甲状腺激素减量期间，甲状腺功能仍然正常，可以停用甲状腺激素，1个月后再次检测甲状腺功能，并每月检测，连续观察半年以上，方可停药。最近的研究发现，有些单基因突变引起的CH，由于致病基因突变后，仍然保留部分基因功能，如DUOX2和TPO等基因的双等位基因突变，在儿童期后，随着生长发育需要的甲状腺激素减少，且由于甲状腺过度肿大的代偿，可以引起伴有甲状腺过度肿大的暂时性CH的发生，对这类暂时性CH，需要认真鉴别。

四、病例点评

先天性甲减是最常见的内分泌系统遗传病。若患儿出生后治疗不及时，将会导致生长迟缓和智力低下，给家庭和社会造成严重的负担。随着新生儿筛查的普及，虽然明确诊断先天性甲减的临床诊断以及及时给予正确的替代治疗至关重要，但仍有近一半的患者尚未明确其致病基因。但对于TSH水平或者甲状腺素水平处于临界的患者仍然应当及时的随访及进行替代治疗，防止影响患儿的智力和生长发育。此外，在3周岁左右对患者进行合理正确的评估是否永久性还是暂时性甲减非常重要。

（病例提供者：赵双霞　吴枫瑶　万家平　上海交通大学医学院附属第九人民医院）

（点评专家：宋怀东　上海交通大学医学院附属第九人民医院）

参考文献

[1]van Trotsenburg P，Stoupa A，Leger J，et al.Congenital Hypothyroidism：A 2020-2021 Consensus Guidelines Update-An ENDO-European Reference Network Initiative Endorsed by the European Society for Pediatric Endocrinology and the European Society for Endocrinology[J].Thyroid 2021，31（3）：387-419.

[2]Stoupa A，Kariyawasam D，Muzza M，et al.New genetics in congenital hypothyroidism[J].Endocrine，2021，71（3）：696-705.

[3]Sun F，Zhang JX，Yang CY，et al.The genetic characteristics of congenital hypothyroidism in China by comprehensive screening of 21 candidate genes[J].Eur J Endocrinol，2018，178（6）：623-633.

[4]Zhang RJ，Sun F，Chen F，et al.The TPO mutation screening and genotype-phenotype analysis in 230 Chinese patients with congenital hypothyroidism[J].Mol Cell Endocrinol，2020，506：110761.

23

病例23 妊娠期甲状腺功能减退症

一、病历摘要

（一）病史简介

患者女性，32岁，主因"怕冷、乏力半年，发现甲状腺功能异常1个月"就诊。

现病史：患者近半年无明显诱因出现怕冷、乏力，日常生活不受影响，上楼梯3楼感腿沉、酸。食欲缺乏，便秘2～3天1次，需要间断口服乳果糖。未诊治。1个月前，患者因婚后3年，未避孕，未妊娠，生殖医学中心不孕症门诊筛查发现甲状腺功能异常，TSH＞150 mU/L，FT₄降低，TPOAb阳性。追问病史，患者13岁初潮，开始月经规律。近1年出现月经周期延长，30～60天1次，出血时间延长，月经量增加，每次7～10天。血常规显示轻度贫血，血红蛋白105g/L。

既往史：否认慢性疾病史，否认长期用药史。

个人史、月经及婚育史：出生体重正常，足月顺产。13岁初潮，5～10/30～45天。$G_0P_0A_0$。已婚未育。

家族史：家族中无类似疾病史。

（二）体格检查

体温36.3℃，脉搏60次/分，呼吸16次/分，血压100/65mmHg，身高163cm，体重60kg。发育正常，面色㿠白，毛发分布均匀。皮肤黏膜无异常色素沉着，腋毛、阴毛稀疏，乳晕颜色无加深、无减退。甲状腺Ⅱ度肿大，质地韧，无压痛。双肺呼吸音清，未及干湿啰音。心率60次/分，心律齐，未及额外心音和心脏杂音。双下肢无水肿。

（三）辅助检查

2019年6月2日甲状腺功能：TSH＞150μIU/ml↑，FT₄ 0.59ng/dl↓，TT₄ 2.5μg/dl↓，TPOAb＞1300mIU/ml，TGAb＞600mIU/ml。

2019年6月21日甲功五项：TSH＞150μIU/ml↑；FT₄ 0.55ng/dl↓；TT₄ 2.4mg/dl↓；FT₃ 1.5pg/ml↓；TT₃ 0.51ng/ml↓。

2019年6月21日甲状腺超声：甲状腺左叶厚1.9cm，右叶厚2.1cm，甲状腺弥漫病变，回声不均。

2019年6月21日血常规：血红蛋白105g/L↓，红细胞计数3.25×10⁹/L，白细胞计数6.25×10⁹/L，中性粒细胞百分比55%，血小板计数243×10⁹/L。

二、诊疗经过

患者青年女性，存在甲减的临床症状：怕冷、便秘、乏力。化验显示TSH升高，FT_3、FT_4降低。原发性甲状腺功能减退症诊断成立。甲减的病因：患者无甲状腺手术及放射碘等甲状腺破坏性治疗史，化验显示TPOAb和TGAb阳性，甲状腺超声显示甲状腺弥漫病变，甲状腺增大。考虑原发性甲状腺功能减退症的病因为慢性淋巴细胞性甲状腺炎。

甲状腺功能减退症因症状隐匿，导致诊断延迟。该患者以不孕症首诊的甲减，表明甲减确实可影响生育力，临床表现不仅限于月经紊乱，还包括排卵异常和不孕。患者贫血，考虑甲减有关，并且不除外与近期月经量增加有关。积极治疗甲减，应给予补铁治疗。

确诊后，患者给予左甲状腺素片口服，起始50μg 1次/日，2周后调整为75μg 1次/日。服药6周复查：2019年8月10日甲功五项：TSH 6.73μIU/ml↑；FT_4 1.16ng/dl；TT_4 8.5mg/dl；FT_3 2.93pg/ml；TT_3 0.92ng/ml

根据化验结果调整为左甲状腺素100μg 1次/日。1个月后，复查结果：

2019年9月18日甲功五项：TSH 1.81μIU/ml；FT_4 1.44ng/dl；TT_4 10.0mg/dl；FT_3 2.45pg/ml；TT_3 0.99ng/ml。

嘱患者规律用药，2～3个月复查，确定妊娠后立即复诊。

2个多月后，患者再次来诊，发现停经6周，测尿HCG阳性，确定自然妊娠6周余。建议患者立即复查甲状腺功能：2019年11月28日：甲功五项：TSH 3.91μIU/ml；FT_4 1.34ng/dl；TT_4 12.1mg/dl↑；FT_3 2.35pg/ml；TT_3 1.19ng/ml。

患者左甲状腺素片增加剂量，调整为125μg/d，2周后复查：2019年12月14日甲功五项：TSH 0.91μIU/ml；FT_4 1.64ng/dl；TT_4 14.1mg/dl；FT_3 3.35pg/ml；TT_3 1.79ng/ml。

嘱患者维持目前左甲状腺素片125μg/d，每4周复查甲状腺功能。治疗期间维持TSH 0.1～2.5μIU/ml。

患者遵嘱随访，孕期左甲状腺素片剂量125μg/d，TSH波动于0.6～2.5μIU/ml，于孕39w⁺³天，顺产1健康男婴，出生体重3200g。

分娩后嘱患者恢复到左甲状腺素片100μg/d。服用左甲状腺素片不影响母乳喂养。

新生儿甲状腺功能筛查（产后6天）：足跟血TSH 10mIU/ml，复查甲状腺功能，TSH 13.67mIU/ml；FT_4 1.75ng/dl；TT_4 17.3mg/dl；FT_3 7.5pg/ml↑；TT_3 3.30ng/ml。

考虑FT_4及FT_3均正常，考虑是否存在一过性甲减，建议2~3周复查。

新生儿甲减筛查应当在生后3~7天进行。足跟血（滤纸干血斑标本）TSH切点值是10~20mIU/L，建议2~4周复查。

产后20天：TSH 1.27mIU/ml；FT_4 1.17ng/dl；TT_4 14.5mg/dl；FT_3 4.75pg/ml↑；TT_3 1.58ng/ml；TRAb阴性。

考虑为新生儿一过性甲减，不需要治疗。

三、病例讨论

患者以不孕症首诊，发现甲状腺功能减退症，桥本氏病。甲状腺功能减退症经替代治疗纠正后，自然受孕，顺利分娩。提示甲状腺激素在女性生殖健康中的重要作用。我国《妊娠和产后甲状腺疾病诊治指南》（下称《指南》）明确指出不孕症女性应筛查甲状腺功能。研究表明甲状腺功能减退可直接影响生育力：首先，人类卵巢颗粒细胞、基质细胞、卵母细胞等均有TR和TSHR的表达，提示卵巢也是甲状腺素和TSH的靶器官之一。多数研究表明甲状腺功能减退时血FSH水平升高；LH分泌相对减少，使得FSH/LH值升高，提示卵巢储备功能减退。此外，原发性甲减的患者催乳素（PRL）水平升高也可间断性减少GnRH的分泌，导致卵巢储备功能减退及月经紊乱。甲状腺激素对卵泡发育具有重要作用，动物体外实验表明T_3以剂量依赖的方式调节猪颗粒细胞对FSH的反应性；并可促进黄体颗粒细胞的增生。生理剂量的T_3协同FSH促进窦前卵泡的生长，该作用可能是通过同时上调X连锁凋亡抑制蛋白（Xiap）和下调促凋亡因子Bad介导的。甲状腺功能减退的新生大鼠卵巢始基卵泡、次级卵泡、排卵前卵泡数目均减少甲状腺激素分泌不足可能影响卵泡发育，使窦卵泡数目减少，损害卵巢储备力。这与我们临床上观察到甲减患者常伴有月经不调一致。其次，甲状腺功能减退对输卵管功能也存在不利影响。动物实验显示，在输卵管组织中可检测到TR和TSHR的表达，尤其是纤毛上皮中TR高表达。最后，甲状腺功能减退也影响子宫内膜的容受性。研究显示人类子宫内膜中有TSHR、TRα1、TRα2、TRβ1 mRNA和蛋白的表达，其表达量随月经周期变化。早期动物实验表明，甲状腺功能减退影响子宫内膜细胞对雌激素的反应，导致内膜厚度降低。在甲状腺功能减退猴中检测可见子宫内膜基质细胞中的白血病抑制因子LIF和白血病抑制因子受体（LIFR）mRNA表达显著增加，且LIF水平与TSH水平相关。甲状腺激素在不同动物模型中发挥促内膜血管生成作用。

《指南》明确定义妊娠期甲状腺功能减退症的诊断标准：临床甲减指血清TSH超过孕期特异的参考值上限（97.5%[th]，早孕期可简化为4.0mIU/ml），且FT$_4$小于妊娠期特异的参考值的下限（2.5%[th]）；妊娠期亚临床甲状腺功能减退症指血清TSH超过孕期特异的参考值上限（97.5%[th]，早孕期可简化为4.0mIU/ml），且FT$_4$在妊娠期特异的参考范围内（2.5%[th]，97.5%[th]）。妊娠前确诊的甲状腺功能减退症孕前应当将TSH控制在0.1~2.5mIU/ml的范围再受孕。这是因为妊娠后，孕期的生理变化包括雌激素水平升高，导致肝脏甲状腺激素结合球蛋白（TBG）合成增加，清除减慢，TBG水平升高，TT$_4$升高达非孕期的1.5倍；此外，胎盘产生的HCG可刺激甲状腺合成分娩甲状腺素，早孕期TSH降低，并在孕10~12周达最低点，因此需要采用孕期特异的甲状腺功能的参考范围。而甲减患者因为甲状腺储备功能降低，HCG的刺激效应不足，导致TSH升高，因此孕前甲减的孕妇孕期左甲状腺素剂量常需要增加20%~50%。原发性甲状腺功能减退症的女性孕期如未得到有效治疗，其孕期发生子痫前期、妊娠期糖尿病、早产及剖宫产率明显上升；且母体严重甲状腺功能减退与自然流产、胎死宫内、子代呆小症等相关。甲状腺功能减退的不孕症患者行辅助生育治疗的胚胎种植率、临床妊娠率、活产率较正常对照组均降低，纠正甲减后可改善妊娠结局。患者孕前确诊甲减，控制达到适合妊娠的范围（TSH 0.1~2.5mIU/ml），然而孕期复查TSH升高，达3.91mIU/ml，虽然尚在早孕期TSH的参考范围内（0.1~4.0mIU/L），但是对于甲减患者，孕期TSH治疗的靶值为TSH 0.1~2.5mIU/ml，因此，需要增加剂量，经调整后，患者孕期甲状腺功能维持在目标范围内，并且在孕期始终维持在目标范围内。孕期未见并发症，新生儿足跟血也未见异常。

《指南》提出，不论母亲是否孕前/孕期甲状腺疾病、母亲孕期甲状腺功能控制理想/不理想，足月新生儿均在生后3~7天查甲状腺功能；早产儿在生后1~2周查甲状腺功能，TSH 10~20mIU/ml为筛查阳性，筛查阳性患儿，进一步测血清FT$_4$和TSH。复测TSH大于40mIU/ml诊断新生儿甲减，需尽早开始治疗。10mIU/ml<TSH<40mIU/ml，建议2~4周复查，新生儿2~12周TSH的上限为9.1mIU/ml，目前指南推荐，TSH>10mIU/ml，就应当干预。新生儿先天性甲减应在2个月龄内开始治疗，治疗前尽量明确病因，服用左甲状腺素片，初始治疗剂量10~15μg/（kg·d），干预的目标是TSH 5.0mIU/ml以内，最好2.0mIU/ml以内。接受治疗的患儿应定期复查甲状腺功能，6个月内每1~2个月、6个月至3岁每2~4个月、3岁以上每6个月复查。本例患者的新生儿，复查恢复正常，不需要治疗。

四、病例点评

甲状腺功能减退症可导致月经紊乱，多数证据显示甲减增加女性不孕症风险，影响女性生育力。甲减的治疗药物左甲状腺素片孕期使用是安全的，因此，对不孕症女性孕前需积极干预达到治疗的靶值，不仅可改善生育力，并能够降低围产期各种母婴并发症。甲减起病隐匿，症状不典型，常常难以早期发现，此患者以不孕为首发症状发现甲减，甲减纠正后自然妊娠。强调对不孕症女性应注意甲状腺疾病的筛查，助孕治疗前将其甲状腺功能调整到正常范围是合理和必要的。我国的指南中指出，单纯对甲状腺疾病高危人群筛查可能导致30%～80%的甲减、亚临床甲减、甲亢漏诊，考虑到成本效益，基于甲状腺疾病为育龄女性常见病，妊娠期甲状腺疾病对母婴妊娠结局和子代神经发育的不利影响，而甲减治疗的药物左甲状腺素片安全、经济、有效。因此，推荐有条件的地区所有孕妇均应筛查甲状腺功能和甲状腺抗体，推荐筛查的指标包括TSH、FT_4和TPOAb；筛查的时机应选择在早孕8周以前或者孕前。

对于临床甲减女性确定妊娠后，左甲状腺素的替代剂量应增加20%～30%，应及时复查甲状腺功能，孕期建议TSH控制在妊娠特异的正常参考范围的下1/2，如无法获得妊娠特异的正常参考范围，则建议TSH控制目标为0.1～2.5mIU/ml，可降低子痫、妊娠期糖尿病、早产、流产及胎儿甲状腺功能减退的风险。妊娠期甲减患者对甲状腺素的需求增加是妊娠本身的生理改变所致，在产后应及时恢复到孕前的剂量，避免药物过量所致甲状腺毒症。但是，也有部分患者分娩后左甲状腺素的剂量不变或增加，可能与自身免疫所致的甲状腺损伤产后恶化有关。因此，调整后应在产后6周复查甲状腺功能，及时调整用药。

所有新生儿，应进行足跟血TSH筛查先天性甲减，新生儿先天性甲减筛查的时间为出生后3～7天，TSH的切点值是10～20mU/L。服用抗甲状腺药物，母亲甲减及TRAb阳性者尤其要重视，新生儿可出现一过性甲减。

（病例提供者：路　然　王海宁　北京大学第三医院）

（点评专家：王海宁　北京大学第三医院）

参考文献

[1]《妊娠和产后甲状腺疾病诊治指南》（第2版）编撰委员会，中华医学会内分

泌学分会，中华医学会围产医学分会.妊娠和产后甲状腺疾病诊治指南（第2版）[J].中华内分泌代谢杂志，2019，35（8）：636-665.DOI：10.3760/cma.j.issn.1000-6699.2019.08.003.

[2]Korevaar TIM，Medici M，Visser TJ，et al.Thyroid disease in pregnancy：new insights in diagnosis and clinical management[J].Nat Rev Endocrinol，2017，13（10）：610-622.doi：10.1038/nrendo.2017.93.

[3]单忠艳，王临虹.孕产期甲状腺疾病防治管理指南[J].中国妇幼卫生杂志，2022，13（04）：1-15.DOI：10.19757/j.cnki.issn1674-7763.2022.04.001.

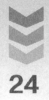

24

病例24　部分性甲状腺结合球蛋白减少症合并妊娠

一、病历摘要

（一）病史简介

患者女性，24岁，主因"停经12周，发现甲状腺功能异常2周"就诊我院。

现病史：患者12周前停经，2周前诊断早孕，外院行甲状腺功能检测，提示"甲状腺功能异常"，B超提示甲状腺弥漫病变，桥本病可能性大，遂就诊我院。病程中患者无明显不适。

既往史：两年前当地医院诊断"甲状腺功能亢进症"，予"甲巯咪唑"治疗1.5年停药，诉停药前"甲状腺功能正常"，具体不详。平素月经规律，孕1产1，6年余前（2014年）因"胎儿窘迫"行剖宫产娩一男婴，2800g，因生长发育迟缓，行基因检测诊断"单基因代谢病"（ATN4基因突变），于6岁时因呼吸衰竭夭折。否认高血压、糖尿病、慢性肾病病史，否认肝炎、结核等传染病史，否认认知功能障碍等精神类病史，否认外伤、输血史，无药物、食物过敏史，无烟酒嗜好。否认家族遗传病史及类似疾病史。

（二）体格检查

一般情况可，发育正常，体型中等，沟通无障碍。甲状腺未及肿大，心肺查体未见异常。腹部略膨隆，肝脾未及肿大。双下肢不肿。

（三）辅助检查

2周前外院甲状腺功能及甲状腺相关抗体：TT_3 0.78nmol/L（0.66 ~ 1.61nmol/L），TT_4 5.44ng/ml（5.44 ~ 11.85ng/ml），FT_3 3.64pmol/L（2.14 ~ 4.21pmol/L），FT_4 1.12pmol/L（0.59 ~ 1.25pmol/L），TSH 0.08μIU/ml（0.55 ~ 4.95μIU/ml），TgAb 170.6U/ml（0 ~ 34U/ml），TPOAb 97.46U/ml（0 ~ 60U/ml），TRAb 0.99U/L（0 ~ 1.75U/L）。甲状腺B超：甲状腺弥漫病变，桥本病可能大。

二、诊疗经过

初步诊断：甲状腺功能亢进症史、甲状腺功能异常、早孕期、不良产史。

考虑到患者"甲亢"病史，目前甲状腺功能仍提示TSH降低，TgAb升高，B超支持桥本甲状腺炎，虽TT$_4$偏低，亦暂未予特殊处理。嘱患者适碘饮食（参考妊娠期碘摄入量要求），2周后（孕14周）复查甲状腺功能示TT$_3$ 1.2nmol/L（0.92~2.79nmol/L），TT$_4$ 63.3nmol/L（58.1~140.6nmol/L），FT$_3$ 5.4pmol/L（3.5~6.5pmol/L），FT$_4$ 18.36pmol/L（11.48~22.7pmol/L），TSH 0.06μIU/ml（0.55~4.78μIU/ml），TgAb 154U/ml（0~115U/ml），TPOAb 92.35U/ml（0~60U/ml），TRAb 1.84U/L（0~1.75U/L）。

继续观察2周后（孕16周），TT$_3$、TT$_4$进一步下降，分别为1.17nmol/L及46.2nmol/L，TSH 0.24μIU/ml。结合患者不良产史，胎儿珍贵，且处于孕中期早期，遂予左甲状腺素钠25μg/d纠正甲状腺功能，3周后（孕19周）复查甲状腺功能，仍显示TT$_3$、TT$_4$水平偏低，左甲状腺素钠加量至50μg/d，以保证胎儿生长发育所需甲状腺激素。分析患者近几周甲状腺功能变化趋势，结合妊娠期甲状腺功能生理性变化规律，及患者对左甲状腺素治疗反应，考虑患者TT$_3$、TT$_4$持续偏低可能与TBG不足相关，遂行TBG检测，结果示TBG 15.4μg/ml（孕期参考范围27~66μg/ml，非孕期13~39μg/ml），基本明确患者存在部分性TBG缺乏。全外显子基因检测示患者携带SERPINA7基因c.944A＞G（p.D315G）杂合变异，即编码区第944位碱基由A突变为G，该变异导致编码蛋白的第315位氨基酸由天冬氨酸变异为甘氨酸。c.944A＞G（p.D315G）变异未见文献报道，不属于常见多态位点（PM2_Supporting）。生物信息分析软件SIFT、PolyPhen2_HVAR和Mutation_Taster均预测良性。该基因所致疾病与患者表型高度相符，见病例24图1。之后左甲状腺素钠减停，并规律监测甲状腺功能，具体见病例24表1。

因患者存在不良产史，于孕20周行羊水穿刺检查，核型及单基因均未见明显异常，单基因检测排除ATN4基因变异，排畸B超未见明显异常。孕25周行75g OGTT，0分钟、60分钟、120分钟血浆葡萄糖分别为5.26mmol/L、9.48mmol/L、9.17mmol/L，确诊"妊娠期糖尿病"，予医学营养治疗＋适当运动，监测空腹及三餐后2小时血糖，基本控制达标，即空腹血糖<5.3mmol/L，餐后2小时血糖<6.7mmol/L，孕期未应用胰岛素控制血糖。孕期血压正常，无头痛头晕、阴道流血等不适，胎动好。孕期精神、饮食睡眠可，大小便正常，体重增加约7kg。患者于孕39^{+2}周出现规律宫缩，尝试自然分娩失败，遂行子宫下段剖宫产术＋盆腔粘连松解术，分娩一活婴，女，2820g，无宫内窘迫，1分钟、5分钟Apgar评分均为10分。羊水、脐带、胎盘无异常。手术顺利，术后恢复良好，72小时新生儿足跟血正常。

病例24表1　患者孕期及产后甲状腺相关指标

检验时间	TT$_3$（0.92~2.79 nmol/L）	TT$_4$（58.1~140.6 nmol/L）	FT$_3$（3.5~6.5 pmol/L）	FT$_4$（11.48~22.7 pmol/L）	TSH（0.55~4.78 μIU/ml）	TBG（孕期27~66μg/ml，非孕期13~39μg/ml）	TgAb（0~115U/ml）	TPOAb（0~60U/ml）	TRAb（0~1.75U/L）	左甲状腺素钠
孕14周	1.20	63.30	5.40	18.36	0.06	/	154.00	92.35	1.84	/
孕17周	1.17	46.20	5.00	14.64	0.24					25μg/d
孕19周	1.52	46.00	4.73	15.56	0.12					50μg/d
孕21周	1.26	45.90	5.08	18.36	0.03	15.40				50μg/d
孕25周	0.96	53.50	4.92	16.47	0.04					停
产后	1.0	50.1	5.2	16.35	0.65	10.5	185	100	1.76	停

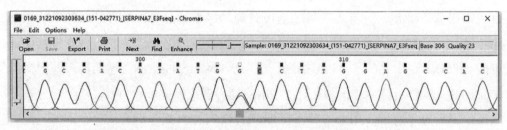

病例24图1　SERPINA7基因c.944A＞G（p.D315G）杂合变异

三、病例讨论

甲状腺激素在循环中，以结合与游离两种方式存在，以结合型为主，只有0.3%的T$_4$及0.03%的T$_3$处于非结合状态。其中T$_3$由T$_4$在三碘脱碘酶的作用下转化而来。T$_3$、T$_4$均与三种甲状腺激素结合蛋白结合，分别为甲状腺结合球蛋白（thyroxinbinding globulin，TBG）、甲状腺素转载蛋白（transthyretin，TTR）和人血白蛋白（human serum albumin，HSA）。其中TBG最为主要，分别结合75%的T$_4$和70%的T$_3$。TTR结合15%~20%的T$_4$，大约5%的T$_3$。HSA结合5%的T$_4$，20%的T$_3$。虽然白蛋白最充足，但与甲状腺激素的亲和力远低于TBG，T$_4$与TBG的亲和力是TTR和HSA的50~7000倍。TBG不仅是最重要的甲状腺激素结合蛋白，还对甲状腺外甲状腺激素储池的稳定性、TBG与T$_4$的亲和力发挥重要作用。而且T$_4$在血液中浓度高，因此，当以TBG为主的结合蛋白减少时，会迅速导致甲状腺外甲状腺激素储池中T$_4$浓度下降。

导致TBG缺乏的原因，包括遗传性及获得性。最常见的获得性因素包括应用雄激素、合成类固醇、糖皮质激素、严重肝病、严重非甲状腺疾病、肾病综合征等导致蛋白大量丢失的肾病及炎症性肠病等。病因判断上，获得性因素很容易排除，则可考虑遗传性TBG减少症。

TBG在肝脏合成，是含有395个氨基酸、分子量54kDa的单多肽链酸性糖蛋白，并通过4个糖基链进行翻译后糖基化。编码TBG的基因为丝氨酸蛋白酶抑制基因家族A成员7（serpin family A member 7，SERPINA7），是位于X染色体长臂（Xq21-22）的单个基因，SERPINA7基因由5个外显子组成，其中4个为编码外显子。因此，TBG基因突变是以X连锁方式遗传的，受累男性与女性表现往往不同，半合子男性和纯合子女性通常充分表达，临床表现较为典型。但由于女性细胞中来自父亲或母亲的活性等位基因（未甲基化）的比率平均为50：50，女性两条X染色体中的一条，可能出现随机性失活。因此，受累杂合子女性的TBG浓度可与正常范围有重叠，即可表现为类似男性半合子的表型，也可能只表现为TBG轻度降低。

根据血清TBG浓度，TBG异常分为三种亚型：TBG完全缺乏（TBG-CD）、部分缺乏（TBG-PD）及过多（TBG-E）。TBG-CD检测不到TBG，TBG-PD可检测得到TBG但水平降低，是最常见亚型。文献报道先天性TBG-CD、TBG-PD平均患病率1：15 000，分别为1：4000和1：25 000。不同种族TBG-CD发病率不同，亚洲人更常见，高加索人1：（5000～13 000），日本人1：（1200～1900）。导致TBG-CD或TBG-PD的基因突变类型已多达数十种（50余种）不同变异型，大多分散在TBG编码区和剪接位点，很少发生在TBG基因的下游。而且，TBG基因既可以表现为单个突变，也可以表现为多个基因同时突变。不同的突变类型对TT_4及TBG影响不同，影响最大的（TT_4及TBG最低）分别为p.A27V和p.L283F半合子、p.A27V和p.L283F杂合子及p.L283F半合子，纯合子p.L283F患者TBG水平波动范围很大。同一家系也可能存在多种突变，我国学者报道了一个四代部分性TBG缺乏的家系，存在多种突变方式，先证者为一例32岁的孕妇，曾流产3次，证实为p.A27V和p.L283F杂合突变，家族中另有四人存在类似突变，TBG水平从6.63～19.3μg/ml（参考范围13～39μg/ml）不等。提示TBG基因变异可能是流产的原因之一，p.L283F纯合子TBG水平更低，在这个中国家族中有相对高发（9/100），但可能仍需要更大的队列研究证实p.L283F纯合子与流产的关系。

TBG缺乏通常会导致甲状腺功能异常，但存在显著异质性，导致临床上存在比较普遍的误诊、误治现象。无论是获得性还是遗传性原因所致的TBG缺乏，不同的TBG降低程度，对甲状腺外甲状腺激素储池的稳定性、TBG与T_4的亲和力都产生不同影响，甲状腺功能便会表现出明显的异质性。遗传性TBG-CD或TBG-PD均可能由于上述因素导致FT_4水平的间歇性波动，TSH水平也随之变化，因此需密切监测这些患者甲状腺功能变化且进行相应分析。TBG-PD患者，不仅TBG浓度降低，TBG与T_4的亲和力也下降，不同的亲和力，又导致T_4水平的离散性（不同患者类似的TBG水平，相差较大的T_4水平），这些因素都可能增加诊断的难度，同时对治疗带来困扰。

相较于单纯TBG缺乏，当TBG缺乏合并其他甲状腺相关疾病时，又会进一步增加诊断的难度。

雌激素是常见的引起TBG水平升高的因素，生理情况下，妊娠TBG水平会升高2~3倍，加之HCG对甲状腺的刺激作用，妊娠期TT_3、TT_4水平也会相应升高。但先天性TBG缺乏的女性，孕期TBG无法升高，甲状腺功能不能体现妊娠期生理性适应的表现，因此TT_3、TT_4水平不能相应升高，甚至仍然处在较低的水平，显示与正常妊娠完全不符的甲状腺功能状态，如本例患者。当妊娠女性出现类似本患者的甲状腺功能状态时，应想到TBG缺乏的可能性。另外，TBG缺乏对妊娠会带来什么影响？相关研究较少，理论上来说，TBG缺乏导致的甲状腺功能异常是可以不干预的，但妊娠期可能需要酌情谨慎判断；上述的中国家系中，提示TBG基因变异可能是流产的原因之一，虽然需要进一步印证，但也是需要考虑的一个因素。

TBG缺乏常常需与中枢性甲减相鉴别。两者TBG可能有重叠，甲状腺功能也可能类似。但中枢性甲减TBG很少降低，FT_4水平通常更低，往往伴随其他激素如皮质醇、性激素、生长激素缺乏，影像学可有阳性发现，T_3摄取试验常常大于35%，而TBG缺乏患者除TBG水平降低之外，FT_3、FT_4水平通常是正常的，可资鉴别。

如果TBG减少合并甲状腺疾病，甲状腺功能表现会进一步复杂化，需仔细甄别。印度报道了一个TBG-CD家系，先证者在诊断十年后发生了甲状腺功能减退症（除原有的TT_3、TT_4下降外，FT_3、FT_4也下降，TSH升高），接受了左甲状腺素钠治疗，且随访过程中剂量有增加。家族中受累女性TBG正常者也有发生甲减的，提示TBG缺乏患者自身免疫性甲状腺病（AITD）的发生风险增加，有报道受累姐妹中AITD风险增加50%。提示这些患者需常规筛查甲状腺相关抗体，及时发现同时合并的自身免疫性甲状腺病，提高诊断与治疗的准确性。韩国报道了一例诊断为桥本甲状腺炎并发甲状腺功能减退症的患者，应用左甲状腺素钠纠正甲状腺功能的过程中，TT_3、TT_4一直维持在较低水平，遂行TBG检测，最终行基因检测证实合并TBG缺乏。这样的患者，在纠正甲状腺功能的过程中，TT_3、TT_4可不作为纠正甲状腺功能的主要指标。美国报道了两个家系，诊断分别为TBG-PD合并桥本病及垂体瘤，曾经均予左甲状腺素钠治疗，治疗过程中出现TSH抑制但TT_3、TT_4仍处在较低水平，诊断TBG-PD后均停用左甲状腺素钠治疗，TSH抑制恢复，患者无不适主诉。

TBG减少症不仅可合并甲状腺功能减退症，也可能合并甲状腺功能亢进症。美国报道了一例临床表现支持甲亢，FT_4升高、TSH下降，TT_4正常低限，TSI显著升高的患者，确诊Graves病，经基因检测证实为TBG-CD合并Graves病。其他国家也有零星的类似报道。提示当我们看到一张甲亢患者的甲状腺功能化验单，如果TT_4降低或正常低限，应想到甲亢合并TBG减少的可能性。本患者曾经诊断甲亢，并接受甲巯咪唑治疗1.5年，也属于类似的现象。

TBG缺乏患者虽然可能表现为各种甲状腺功能异常，但如果没有合并其他甲状腺疾病，临床通常无相关症状，无须特殊处理。因此，正确的诊断，才能避免不必要的治疗。

四、病例点评

这是一例相对少见的部分性TBG减少合并原发性甲状腺疾病的病例，且在孕期获得诊断，对拓展临床思维，有一定借鉴意义。TBG是最重要的甲状腺激素结合蛋白，不仅结合血循环中75%的T_4、70%的T_3，还对甲状腺外甲状腺激素储池的稳定性及甲状腺激素结合蛋白与T_4的亲和力产生显著影响。T_4在血中浓度高，因此当TBG缺乏时，受影响最大的便是TT_4水平。导致TBG缺乏的原因包括获得性因素与遗传性因素，获得性因素容易排除，之后要想到遗传性因素的可能。X连锁的遗传方式，决定了男性/女性患者临床表型的不同，加上上述的甲状腺外甲状腺激素储池变化及甲状腺激素结合蛋白与T_4亲和力的影响，甲状腺功能的表现会显示非常显著的异质性，这些都需要在判读化验结果的时候进行综合考量。即使如此，单纯TBG缺乏，无论是TBG-CD还是TBG-PD，诊断相对容易一些，临床无明显症状＋甲状腺功能异常＋TBG降低，基本可判断，基因检测则可进一步确诊。但是，当TBG缺乏合并其他原发性甲状腺疾病的时候，就会给诊断与治疗带来一些困扰，无论是TBG缺乏合并甲状腺功能减退症，还是合并甲状腺功能亢进症，或者只是合并桥本病，甲状腺功能的表现都与单纯甲状腺疾病存在区别。本患者曾经治疗"甲亢"长达1.5年，但一直未被怀疑甲状腺功能的"反常"，是需要进行反思的。患者孕12周来我院就诊的时候，TT_4及TSH均降低，甲状腺相关抗体升高，呈"桥本病、亚临床甲亢"，观察4周后TT_4水平未见明显变化，这与妊娠期甲状腺功能生理性变化规律不符，遂行TBG检测，并最终经基因检测确诊部分性TBG缺乏。

这个患者应用了小剂量甲状腺素钠片，该不该用？如果孕前确诊TBG-PD，结合之前"甲亢"病史，不干预是可以接受的，而且，还要考虑到，患者的TSH降低，不一定是真正的亚临床甲亢，也可能是因为甲状腺结合蛋白与T_4亲和力变化导致的TSH水平的波动。但患者此次为刚过孕早期来诊，结合有不良产史，为谨慎起见加用了小剂量甲状腺素钠片，最终确诊TBG-PD后减停。

此病例提醒我们，对"异常的甲状腺功能"化验单的解读，要有更开阔的临床思维，无论是完全没有临床表现，或者有甲状腺功能亢进症及减退症的临床表现，T_4及T_3反常降低或对治疗没有反应，应想到TBG缺乏的可能性，避免不必要的治疗。

（病例提供者：吴红花　高　莹　北京大学第一医院）

（点评专家：张俊清　北京大学第一医院）

参考文献

[1]Chen LD，Lu HJ，Gan YL，et al.Partial thyroxine-binding globulin deficiency in a family with coding region mutations in the TBG gene[J].J Endocrinol Invest，2020，43（12）：1703-1710.doi：10.1007/s40618-020-01245-1.

[2]Connelly KJ，Pierce MJ，Hanna C，et al.Detecting Congenital Central Hypothyroidism by Newborn Screening：Difficulty in Distinguishing from Congenital Thyroxine-Binding Globulin Deficiency[J].Horm Res Paediatr，2017，88（5）：331-338.doi：10.1159/000479367.

[3]Gawandi S，Jothivel K，Kulkarni S.Identification of a novel mutation in thyroxine-binding globulin（TBG）gene associated with TBG-deficiency and its effect on the thyroid function[J].J Endocrinol Invest，2022，45（4）：731-739.doi：10.1007/s40618-021-01697-z.

[4]Heo J，Kim SM，Ryu HJ，et al.Identification of Mutations in the Thyroxine-Binding Globulin（TBG）Gene in Patients with TBG Deficiency in Korea[J].Endocrinol Metab（Seoul），2022，37（6）：870-878.doi：10.3803/EnM.2022.1591.

[5]Pappa T，Moeller LC，Edidin DV，et al.A Novel Mutation in the TBG Gene Producing Partial Thyroxine-Binding Globulin Deficiency（Glencoe）Identified in 2 Families[J].Eur Thyroid J，2017，6（3）：138-142.doi：10.1159/000455097.

[6]Berger HR，Creech MK，Hannoush Z，et al.A Novel Mutation Causing Complete Thyroid Binding Globulin Deficiency（Tbg-Cd Mia）in a Male with Coexisting Graves Disease[J].AACE Clin Case Rep，2017，3（2）：e134-e139.doi：10.4158/EP161421.CR.

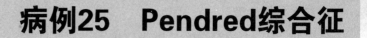

一、病历摘要

（一）病史简介

患者女性，31岁，因"耳聋31年，颈部肿大14年"入院。

现病史：患者出生后即无法发音，同时，家人发现其对声音反应差，遂就诊当地医院，诊断为"感音神经性耳聋"，具体诊疗过程不详。14年前家人发现其颈部肿大，遂就诊当地医院，考虑诊断为"甲状腺肿"，当时的具体诊疗过程不详。2017年4月27日患者因颈部明显肿大，就诊江苏省某医院。查甲状腺功能示总三碘甲状腺原氨酸（TT_3）1.15ng/ml、总甲状腺素（TT_4）87.3pmol/L，血清游离三碘甲状腺原氨酸（FT_3）3.5pg/ml，血清游离甲状腺素（FT_4）0.86ng/dl，血清促甲状腺激素（TSH）0.86μIU/ml。甲状腺彩超示甲状腺肿大，甲状腺双侧叶结节样病灶，甲状腺影像报告和数据系统（TI-RADS）3类（左侧大小约1.8cm×1.7cm，右侧大小约1.4cm×0.9cm）。此后间断随访，定期复查甲状腺彩超。2022年6月20日患者因颈部肿大较前明显，遂就诊我院门诊。门诊查甲状腺功能示FT_3 5.38pmol/L，FT_4 14.93pmol/L，TSH 2.6μIU/ml，甲状腺球蛋白抗体（TgAb）14.90U/ml，甲状腺过氧化物酶抗体（TPOAb）12.02U/ml，甲状腺球蛋白（Tg）409.70ng/ml。甲状腺彩超示甲状腺弥漫性病变；甲状腺两叶及峡部多发等回声结节，C-TIRADS 3类（左侧大小约2.9cm×2.0cm，右侧大小约1.8cm×1.0cm）。今为求进一步诊治，患者于2022年8月15日入住我科。入院时可见颈部肿大，偶感吞咽异物感，无法发音，听力障碍，无怕热多汗、心悸手抖，无声音嘶哑、吞咽困难、呼吸困难等不适。

既往史：否认糖尿病、高血压、冠状动脉粥样硬化性心脏病病史。无传染病史。预防接种史随当地。无手术史，无外伤史。无输血史。否认药物及食物过敏史。从小听力障碍，无法发音。智力与同龄人相仿，大学学历。

月经及婚育史：14岁月经初潮，6/27～28天，末次月经2022年8月1日，经量正常，无痛经。已婚，配偶耳聋，未育。

家族史：父母健康状况良好；无近亲结婚；家中2姐1弟，其二姐有"耳聋"病史。

（二）体格检查

体温36.3℃，心率85次/分，呼吸18次/分，血压113/73mmHg，体重49kg，身高160cm，BMI 19.14。神志清晰，精神正常，发育正常，良好，自主体位，查体合作。全身皮肤黏膜正常，无黄染，无出血点，浅表淋巴结未触及肿大。颈软，气管居中，甲状腺Ⅲ度肿大，左侧可触及一直径约2.0cm结节，右侧可触及一直径约1.0cm结节，质地较韧，活动度良好，无压痛。双肺未及干湿性啰音。心率85次/分，律齐，未闻及病理性杂音。腹部平坦，全腹软，无压痛、反跳痛，未触及明显包块。脊柱及四肢检查正常，无双下肢水肿。外生殖器未见异常。生理反射存在，病理征反射未引出。

（三）辅助检查

入院后检查：血常规、尿常规、粪常规、生化、血清促肾上腺皮质激素、血浆皮质醇、性激素、凝血功能及传染病八项均未见明显异常。甲状腺功能：FT_3 5.53pmol/L，FT_4 15.66pmol/L，TSH 3.06μIU/ml，TgAb 11.60U/ml，TPOAb 5.95U/ml，Tg＞500ng/ml。尿碘300μg/L。过氯酸盐释放试验：23.4%（＜10%为碘有机化正常；≥10%且＜50%为碘有机化部分障碍；≥50%为碘有机化重度障碍）。

心电图：窦性心律，正常心电图。甲状腺彩超：甲状腺弥漫性病变，甲状腺两叶及峡部多发等回声结节。

心脏、肝胆胰脾及泌尿系彩超均未见明显异常。

CT检查：颈部CT示甲状腺弥漫性病变伴多发结节，气管受压，轻度右移。颞骨CT示双侧前庭导水管扩张；双侧半规管增粗，考虑大前庭导水管畸形。胸部CT示两肺未见明确实质性病变。

耳鼻喉科检查：电测听检查示外耳及前庭功能正常，蜗神经反应差，高频听力受损，提示感音神经性耳聋。

眼科检查：视力、视网膜电流图及暗适应视力阈值未见异常。

右侧甲状腺结节粗针穿刺活检病理：纤维结缔组织及大小不等的滤泡。

基因检测：该样本分析到SLC26A4基因有2个杂合突变，在2168号核苷酸由腺嘌呤A变为鸟嘌呤G（c.2168A＞G）的杂合突变，导致第723号氨基酸由组氨酸变为精氨酸（p.H723R）；c.1707+5G＞A杂合突变，导致氨基酸发生剪接突变（病例25表1）。

病例25表1　SLC26A4基因检测结果

基因	染色体位置	转录本外显子	核苷酸氨基酸	纯合/杂合	正常人频率	预测	ACMG致病性分析	疾病/表型（遗传方式）
SLC26A4	chr7: 107350577	NM_000441; exon19	c.2168A > G（p.H723R）	het	0.0017	D	Pathogenic	1. Pendred综合征（AR） 2. 常染色体隐性耳聋4型伴前庭导水管扩大（AR）
SLC26A4	chr7: 107340625	NM_000441; exon15	c.1707+5G > A（splicing）	het	0.0002	–	Pathogenic	1. Pendred综合征（AR） 2. 常染色体隐性耳聋4型伴前庭导水管扩大（AR）

注：预测：蛋白功能预测软件REVEL，D：预测为有害；LD：预测为可能有害；U：预测为不确定；LB：预测为可能良性；B：预测为良性；–：未知。

父母基因检测：母亲侯某某（M2927）SLC26A4基因c.1707+5G＞A杂合变异。父亲范某某（M2926）SLC26A4基因c.2168A＞G（p.His723Arg）杂合变异。

二、诊疗经过

结合病史、临床表现及辅助检查，诊断为Pendred综合征。患者甲状腺肿大明显，予以小剂量左甲状腺素25μg口服改善甲状腺肿。完善相关检查并签署微波消融手术知情同意书后，予以行甲状腺结节微波消融治疗。术后病情稳定并出院，门诊随诊。建议患者耳鼻喉科随诊，必要时佩戴助听器改善听力。

三、病例讨论

该病例为Pendred综合征。Pendred综合征即家族性先天性耳聋—甲状腺肿综合征，主要表现为先天性耳聋、甲状腺肿、碘有机化障碍，伴或不伴甲状腺功能减退症。Pendred综合征是最常见的一种综合征型耳聋，其患病率估计为（7.5～10）/10万人。Pendred综合征为常染色体隐性遗传，占先天性耳聋的10%，可能是综合征性耳聋最常见的原因。

Pendred综合征是由于编码Pendrin/SLC26A4蛋白的基因（PDS/SLC26A4）发生突变。SLC26A4位于染色体7q22.3上，在多个器官中表达，包括内耳、肾脏、甲状腺和支气管上皮细胞等。Pendrin是一种多功能的阴离子交换器，对氯、碘、碳酸氢盐和其他阴离子有亲和力。

Pendred综合征常见的临床表现包括听力障碍、甲状腺肿及肾脏酸碱代谢异常等。①听力障碍：Pendred综合征患者常伴有广泛的不同程度的感音神经性听力丧失。听力障碍通常是先天性的或发生于语言障碍前，也可出现在婴儿期后期，并逐渐恶化，通常因暴露于听觉创伤、气压创伤或头部损伤而加重。听力障碍通常是双侧的，也可能存在不对称性。部分患者可能表现为颞骨异常；②甲状腺肿：是Pendred综合征的典型表现。由于碘有机化障碍而出现甲状腺肿大。可能在儿童晚期或青春期早期出现多结节性甲状腺肿，部分在成年后发展为甲状腺肿。大约75%的Pendred综合征患者在体检中发现甲状腺肿。碘有机化并非仅仅依赖于Pendrin蛋白，且碘有机化障碍可能为部分性，因此，大约50%的患者甲状腺功能正常，部分可能有亚临床甲状腺功能减退；③肾脏酸碱代谢异常：Pendred综合征患者可能存在酸碱平衡异常导致的危及生命的代谢性碱中毒。

临床怀疑Pendred综合征时应进行基因检测。50%的Pendred综合征患者存在SLC26A4基因突变，不到2%的Pendred综合征患者存在FOXI1和KCNJI0基因突变。耳蜗薄层CT扫描可观察是否合并颞骨异常以及前庭导水管扩张。甲状腺超声有助于评估甲状腺的体积和结节特征。Pendred综合征患者应定期进行甲状腺功能检查，常与自身免疫性甲状腺炎共存。过氯酸盐试验可评估甲状腺组织的碘有机化功能，小于10%，则表明存在碘有机化障碍（部分碘有机化障碍：10%~50%），但阴性测试并不排除Pendred综合征。

Pendred综合征目前还没有明确的治疗方法，根据临床表现制订相应的治疗方案，需要多学科团队随访。通过助听器和人工耳蜗植入促进听力康复。监测甲状腺功能和甲状腺体积，根据病情进行内科或手术治疗。遗传咨询及产前诊断对该病具有重要指导意义。本患者术后建议耳鼻喉科随诊，必要时佩戴助听器改善听力。

四、病例点评

Pendred综合征，亦称为耳聋—甲状腺肿综合征，是一种以感觉神经性耳聋、甲状腺肿及部分碘有机化障碍为特征的常染色体隐性遗传疾病。前庭导水管扩张是Pendred综合征最常见的内耳畸形。多结节性甲状腺肿是Pendred综合征最具特征性的临床表现。绝大部分患者甲状腺功能正常或仅为亚临床功能减退。可以伴有碘有机化障碍（部分碘有机化障碍：10%~50%），过氯酸盐释放试验阳性。

Pendred综合征的发病率并不低，其临床表现不典型或医生缺乏经验时可导致漏诊。若出现感觉神经性耳聋、甲状腺肿及部分碘有机化障碍的典型特征时，应高度怀疑本病。本患者结合病史、临床表现及辅助检查，可诊断为Pendred综合征。基因诊断是Pendred综合征诊断的重要依据，50%的Pendred综合征患者存在SLC26A4基因突变。遗传咨询及产前诊断对该病具有重要指导意义。当患者明确诊断Pendred综合征时，除非甲状腺肿大出现明显压迫症状或恶性风险，其他情况均不宜轻易采用手术治疗，以免出现术后甲状腺再次肿大、甲减及其他严重术后并发症。目前，尚无明确的治疗方案，常根据临床表现制订治疗方案。Pendred综合征治疗需要团队合作，包括耳鼻喉科、内分泌科、外科及遗传学专家。

（病例提供者：孙洪平　江苏省中西医结合医院）

（点评专家：刘　超　江苏省中西医结合医院）

参考文献

[1]Garabet Diramerian L，Ejaz S.Pendred Syndrome[M].In：StatPearls[Internet].Treasure Island（FL）：StatPearls Publishing，2022，PMID：31751029.

[2]Wémeau JL，Kopp P.Pendred syndrome[J].Best Pract Res Clin Endocrinol Metab，2017，31（2）：213-224.doi：10.1016/j.beem.2017.04.011.PMID：28648509.

[3]Tesolin P，Fiorino S，Lenarduzzi S，et al.Pendred Syndrome，or Not Pendred Syndrome？That Is the Question[J].Genes（Basel），2021，12（10）：1569.doi：10.3390/genes12101569.PMID：34680964.

26

病例26　难治性甲状腺功能减退症

一、病历摘要

（一）病史简介

患者女性，70岁，以"全身水肿、乏力、怕冷4年余，加重1个月"为主诉入院。

现病史：患者于2017年11月无明显诱因出现全身水肿，主要以眼睑、颜面和手足等部位明显，伴怕冷、乏力、懒动、反应迟钝及食欲欠佳，偶有胸闷，无胸痛、呼吸困难，在当地医院就诊，诊断为"甲状腺功能减退症、多浆膜腔积液"，予以优甲乐口服，水肿逐渐改善和消退，怕冷、乏力症状有所改善，之后定期随诊复查甲状腺功能，并根据结果调整优甲乐剂量，血清促甲状腺激素（TSH）可维持在正常范围内。2019年3月复查甲状腺功能时发现血清TSH显著升高，伴明显乏力、怕冷及颜面部水肿，逐渐增加优甲乐剂量，但血清TSH值未见下降，仍呈进行性升高（优甲乐使用剂量与甲状腺功能动态变化详见病例26表1）。2021年1月因优甲乐剂量增至225μg/d时血清TSH＞49.5mIU/L，遂来院就诊。

既往史：既往有"精神分裂症"病史20年，表现为淡漠型，未正规诊治，目前病情稳定，仍有表情淡漠，未使用抗精神疾病药物。否认糖尿病、高血压和肝肾疾病，无胃肠道手术等病史。

个人史：适龄婚育，育有3女1子，配偶及子女均体健。既往月经规律，50岁绝经。

（二）体格检查

脉搏78次/分，呼吸19次/分，血压142/78mmHg，身高155cm，体重49kg，BMI 20.4。神志清，精神欠佳，表情淡漠，颜面部无水肿。双肺呼吸音清，未闻及干湿啰音。心率89次/分，律齐。腹软，无压痛及反跳痛，双肾区叩痛阴性。双手及踝关节轻度水肿，双侧足背动脉搏动正常。

（三）辅助检查

1. 外院及本院甲状腺功能检查（病例26表1）

病例26表1 甲状腺功能及优甲乐使用剂量

检测日期	FT$_3$（1.71 ~ 3.71pg/ml）	FT$_4$（0.7 ~ 1.48ng/dl）	TSH（0.35 ~ 4.94mIU/L）	TPOAb（0 ~ 5.61U/ml）	优甲乐（μg）
2017 年 11 月 17 日	< 1.00 ↓	< 0.40 ↓	> 100.00 ↑	616.22 ↑	37.5
2018 年 2 月 26 日	2.53	0.52 ↓	89.84 ↑	655.82 ↑	50 ~ 75
2018 年 3 月 22 日	2.99	0.68 ↓	39.88 ↑	795.02 ↑	87.5 ~ 100
2018 年 7 月 16 日	3.90	1.44	0.35	475.98 ↑	87.5
2018 年 8 月 16 日	3.54	1.42	0.47	67.00 ↑	87.5
2019 年 3 月 5 日	1.86	0.54 ↓	63.56 ↑	560.00 ↑	100
2020 年 6 月 18 日	4.41	5.60 ↓	> 49.00 ↑	242.20 ↑	100
2020 年 8 月 24 日	3.95	7.33 ↓	> 49.00 ↑	141.70 ↑	150
2020 年 10 月 7 日	3.62	6.80 ↓	> 49.00 ↑	178.80 ↑	200
2021 年 1 月 27 日	3.70	9.56	> 49.50 ↑	198.30 ↑	225
2021 年 3 月 4 日	3.68	8.67	> 49.50 ↑	219.00 ↑	早 100 晚 125
2021 年 10 月 6 日	4.61	4.96 ↓	> 50.50 ↑	132.00 ↑	早 100 晚 125

注：FT$_3$：游离三碘甲状腺原氨酸，FT$_4$：游离甲状腺素，TSH：促甲状腺素，TPOAb：甲状腺过氧化物酶抗体。

血常规：血红蛋白146.00g/L，白细胞计数6.39×10^9/L，中性粒细胞59.50%，血小板计数230×10^9/L，血沉4.00mm/h（0 ~ 20mm/h）。

2. 入院后实验室检查

血常规：血红蛋白129.00g/L，白细胞计数7.16×10^9/L，中性粒细胞63.20%，血小板计数339×10^9/L；血沉26.00mm/h（0 ~ 20mm/h），CRP 2.37mg/dl（0 ~ 0.6mg/dl）。

肝肾功、电解质、肝炎病毒、肿瘤标志物及骨代谢指标均未见明显异常。

rT_3（0.31~0.95ng/ml）：2021年1月0.62ng/ml，2021年10月0.52ng/ml；性激素未见明显异常。

皮质醇节律：8：00 289.00nmol/L（166.0~507.0nmol/L）、16：00 166.30nmol/L（73.8~291.0nmol/L）、0：00 87.23nmol/L（55.0~165.0nmol/L）。免疫指标：抗核抗体（ANA）阳性、抗核抗体–核颗粒型（ANA–G）阳性，余未见异常。

3. 入院后其他辅助检查

甲状腺B超：右侧41mm×11mm×11mm，左侧34mm×9mm×14mm，峡部厚约3mm，双侧甲状腺弥漫性病变。

腹部超声：胆囊多发结石，肝脏、胰腺和脾脏未见明显异常；泌尿系超声未见异常。

超声心动图：右肺动脉增宽，二尖瓣钙化并微量反流，主动脉瓣增厚并微量反流，左室收缩、舒张功能正常。

胸片：支气管炎改变。

胃镜：慢性萎缩性胃炎，十二指肠球炎；Hp（–）。

二、诊疗经过

结合患者症状、体征及外院和入院后实验室及辅助检查，诊断考虑为原发性甲状腺功能减退症、慢性萎缩性胃炎、十二指肠球炎、轻度贫血、胆囊结石。入院后对患者饮食情况、服药依从性、药品保存方式、合并用药、消化道疾患及其他合并症进行了详细询问，该患者无乳糖不耐受，按时规律服药，药品保存完好（未暴露在日晒或潮湿环境），无合并用药。首先，为排除实验室误差，同时外送第三方检测平台复查甲状腺功能，同样提示TSH水平明显升高（病例26表2）。其次，为除外可能存在的异嗜性抗体特异性干扰致TSH检测水平假性升高可能，行TSH连续倍比稀释试验和聚乙二醇沉淀试验，结果均不支持（病例26表3）。再次，结合患者存在慢性萎缩性胃炎的病史，尤其是即使优甲乐用量明显增加时，甲状腺功能仍显示FT_4一直处于正常低限或明显低于正常状态，考虑存在吸收不良的可能性，遂行左甲状腺素（LT4）吸收试验，结果提示FT_4峰值仅为5.13pmol/L，FT_4升高幅度13.75%，吸收率11.17%（病例26表4），提示存在LT4吸收不良。综上，该患者TSH居高不下的原因考虑与LT4吸收不良有关，经调整优甲乐剂型即将其研碎后并早、晚分次服用，2个月后复查甲状腺功能TSH明显下降，患者一般情况明显好转，根据甲状腺功能复查结果逐渐调整优甲乐剂量，目前为150μg/d，仍在持续随访中（病例26表5）。

病例26表2 不同机构检测甲状腺功能结果

2021 年 10 月 11 日	FT$_3$（pmol/L）	FT$_4$（pmol/L）	TSH（mIU/L）
我院（贝克曼）	3.83	9.53	> 50.50 ↑
参考范围	3.53 ~ 7.37	7.98 ~ 16.02	0.38 ~ 5.33
金域（罗氏）	3.03	14.02	79.48 ↑
参考范围	3.10 ~ -6.80	12.00 ~ 22.00	0.27 ~ 4.20

病例26表3 血清TSH连续倍比稀释试验

稀释倍数	原倍	2 倍	4 倍	8 倍	16 倍	32 倍
稀释后	> 49.00	39.56	18.30	9.86	4.85	2.67

病例26表4 LT$_4$吸收试验

2021 年 10 月 7 日	FT$_3$（pmol/L）	FT$_4$（pmol/L）	TSH（mIU/L）	优甲乐（μg）
6：00（未服药）	3.68	4.51 ↓	> 50.50 ↑	500（10 片）
7：00（服药 1 小时）	3.54	4.32 ↓	> 50.50 ↑	
8：00（服药 2 小时）	3.31 ↓	4.54 ↓	> 50.50 ↑	
9：00（服药 3 小时）	2.77 ↓	4.24 ↓	> 50.50 ↑	
10：00（服药 4 小时）	3.39 ↓	4.77 ↓	> 50.50 ↑	
11：00（服药 5 小时）	3.76	3.69 ↓	> 50.50 ↑	
12：00（服药 6 小时）	3.37 ↓	5.13 ↓	> 50.50 ↑	

病例26表5 调整优甲乐服药剂型后甲状腺功能及优甲乐剂量动态变化

检测日期	FT$_3$（pmol/L）	FT$_4$（pmol/L）	TSH（mIU/L）	优甲乐（μg）
2021 年 10 月 11 日	3.83	9.53	> 50.50 ↑	早 150 晚 150（研碎）
2022 年 1 月 13 日	9.74 ↑	54.08 ↑	0.01 ↓	早 100 晚 100（研碎）
2022 年 4 月 1 日	6.31	27.72 ↑	0.00 ↓	早 150（研碎）
2023 年 1 月 9 日	5.21	32.83 ↑	0.04 ↓	早 125（研碎）
2023 年 3 月 10 日	4.22	14.87	18.84	早 150（研碎）

三、病例讨论

患者女性，70岁，原发性甲减病史4年，主要表现为全身水肿、乏力、怕冷、懒动、反应迟钝、情绪低落，疾病初期口服左甲状腺素（LT4）替代治疗有效，1年余之后因疗效欠佳逐渐增加LT4剂量但TSH水平仍无法达标且呈逐渐升高的趋势。

原发性甲减的治疗目标是甲减的临床症状和体征消失，血清TSH和甲状腺激素水平维持在正常范围。通常情况下，成年甲减患者LT4替代剂量为每日

50～200μg，平均每日125μg，为1.6～1.8μg/（kg·d）。然而，部分患者在给予了超常规替代剂量的LT4后TSH水平仍无法达标，此时通常被定义为难治性甲减。所谓难治性甲减是指存在典型的甲减生化或临床证据，LT4替代剂量＞1.9μg/（kg·d）并维持至少6周，仍存在甲减的临床证据且血清TSH水平高于目标水平上限（＞4.5mIU/L）。该患者既往LT4替代剂量最高达4.59μg/（kg·d），TSH仍无法达标。因此，难治性甲减的诊断可以明确。然而，寻找导致难治性甲减的原因至关重要。

难治性甲减发生的原因很多，可以分为非病理性和病理性两大类。在寻找导致难治性甲减的原因之前，首先需要排除实验室检验误差导致血清TSH水平假性升高，经过认真核实实验室血清TSH检查质控情况，同时将血液标本同时外送第三方检测机构（不同试剂盒），结果提示血清TSH水平均明显升高，结合之前在其他医院不同试剂盒的检查结果可以明确排除因检验误差导致血清TSH水平假性升高的可能性。其次，异嗜性抗体干扰检测导致血清TSH水平假性升高的可能性也应考虑：异嗜性抗体是由已知的或未知的抗原物质刺激人体产生的一类具有足够滴度、能与多个物种的免疫球蛋白发生相对较弱结合的多重特异性的免疫球蛋白。异嗜性抗体可以与许多动物免疫球蛋白Ig的Fc、Fab和F（ab）'2部位上的表位结合，模拟被测抗原的免疫活性，同时结合捕获抗体、标记抗体或标记抗原干扰实验结果。本病例中通过倍比稀释法观察血清TSH浓度改变以及聚乙二醇沉淀后复测血清TSH水平，结果均提示嗜异性抗体干扰的可能性不大。

导致难治性甲减发生的非病理性因素包括服药的依从性差、药物或食物影响LT4的吸收以及服药时间不恰当等，这些因素可能引起LT4假性吸收不良。研究显示，服药依从性差是LT4异常大剂量替代治疗的最常见原因。由于半衰期长，漏服1天对体内甲状腺激素和TSH水平的影响可持续数天。另外，LT4是一种钠盐，相比内源性T_4亲水性更强、亲脂性更低，其片剂主要在空肠和回肠上段吸收，已证明影响其吸收和效力的几种非病理因素包括饮食和药物。高纤维膳食、浓咖啡、牛奶、豆浆以及某些营养补充剂如维生素（包括维生素D）可干扰LT4吸收，而影响LT4的吸收的药物如质子泵抑制剂、氢氧化铝、碳酸钙、消胆胺、硫糖铝和硫酸亚铁等以及加速LT4清除的药物如苯巴比妥、苯妥英钠、卡马西平、利福平、胺碘酮和氯喹等亦可以导致LT4达标剂量增加。由于食物可干扰LT4吸收，2014美国甲状腺协会和2017年中国甲减治疗指南建议最好在早餐前60分钟或睡前（晚餐后至少3小时）规律服药，以保证LT4最佳稳定吸收。除此之外，针对难治性甲减症患者的原因，易被忽略的是LT4储存不当（如防止光照、避免潮湿和极端温度）导致药物失效。该患者既往服药规律，依从性良好，药物保存适当，没有上述饮食和药物等因素的干扰。因此，寻找可能存在的导致难治性甲减发生的病理性因素。

LT4片剂的胃肠道吸收率可达70%~80%，其吸收峰值在正常人和甲减患者中出现时间分布为2小时和3小时。血清FT_4浓度在达到平台期前60~90分钟呈线性上升，62%~82%的LT4在隔夜禁食后的前3小时内吸收。Hays和Nielsen在45例21~69岁的甲减患者中发现，LT4的平均吸收率中位数为68.5%（43.5%~96.9%），70~79岁老年患者中吸收率显著下降，中位数为61.6%（43.7%~86.6%）。因此，LT4吸收受到许多胃肠道疾病的影响，包括幽门螺杆菌感染、炎症性肠病、乳糜泻、乳糖不耐症、萎缩性胃体炎、胃旁路术、胆胰分流和胃轻瘫等。任何上述病症都可能对LT4的吸收及其剂量需求产生明显影响，目前认为这是导致LT4达标剂量显著增加的最重要病理性因素。

LT4片剂口服后首先在胃酸下溶解，胃酸分泌不足会使胃液pH升高，导致LT4释放不完全，影响药物生物利用度和吸收，造成LT4剂量增加，且与年龄相关。国外一项研究探讨了胃炎与LT4剂量的相关性，研究发现合并幽门螺杆菌感染相关性胃炎、萎缩性胃炎患者，相较于无胃炎组，TSH达标所需LT4剂量增加22%~34%。研究认为幽门螺杆菌感染增加抑制性细胞因子释放、H^+-K^+-ATP酶功能被抑制、胃酸—胃泌素反馈破坏，最终导致胃酸分泌功能下降，导致LT4吸收率降低，因此所需剂量显著增加。此外，小肠是LT4吸收的关键部位（主要是十二指肠和空肠），多种肠道疾病均会增加治疗达标所需LT4剂量，其机制是小肠绒毛萎缩、刷状缘上的酶和其他蛋白丢失、淋巴细胞浸润，导致肠黏膜吸收能力进行性下降。

LT4吸收试验可以鉴别真性和假性吸收不良。目前LT4吸收试验尚无标准方案，通常晨起时（至少空腹8小时）口服高剂量LT4（通常500~1000μg），服药前和服药后1小时、2小时、3小时、4小时、5小时和6小时（或每隔2小时，共6小时）分别采血检测FT_3、FT_4和TSH水平，计算LT4吸收率（计算公式：LT4吸收率={[（峰值TT_4浓度—服药前TT_4浓度）×分布体积（dl）/LT4口服剂量（μg）]×100，分布体积（dl）=4.42×BMI}，吸收率大于60%~80%时提示吸收正常，如低于该值则考虑为真性吸收不良。该患者LT4吸收率为11.17%，提示存在明显吸收不良，结合患者既往规律服药，无合并用药，无乳糖不耐受，胃镜提示慢性萎缩性胃炎（Hp感染阴性），考虑LT4吸收不良与慢性萎缩性胃炎有关。

针对胃肠道疾病导致LT4吸收不良导致其治疗达标剂量显著增加的应对，首先可以考虑LT4剂型的替换。近期文献报道了两种LT4新制剂，一种是软胶囊和一种是液体。凝胶胶囊、液体LT4（无须禁食或胃酸吸收，可与食物或其他药物同时服用），静脉注射、肌内注射和直肠给药LT4均成功治疗吸收不良导致的难治性甲减。有研究报道一例LT4肠道吸收不良导致的难治性甲减女性患者，其口服600μg LT4片剂无效，在给予每周1次300μg LT4静脉注射后，血清TSH水平从100mIU/ml降至＜5mIU/ml，后将治疗方案调整为LT4片剂研碎后口服，LT4剂量可减少至300μg/d，甲减症状和体征得到改善。对于本例患者，由于目前无法获得其他剂型LT4，结合文献尝试将LT4片剂研碎后口服，结果显示疗效明确即血清TSH和甲状腺激素水平恢复正常，甲减症状和体征得到改善。

四、病例点评

临床中我们经常会遇到部分甲减患者对常规替代剂量［1.6～1.8μg/（kg·d）］的LT4治疗反应不佳，这种情况通常称之为难治性甲减［＞1.9μg/（kg·d）至少6周］。在难治性甲减的诊治中，为使TSH达到目标水平通常会提高LT4的剂量，但长期口服超高剂量的LT4可能会增加骨量减少、心血管疾病及其他相关疾病的风险。此外，由于病情不稳定导致的长期频繁复诊也会增加医疗费用，从而降低患者满意度。因此，增加LT4剂量前需明确其效果不佳的原因。当甲状腺激素替代剂量提高后仍未能控制血清TSH水平和甲减症状时，临床医生应采用系统的方法收集相关信息并确定有效的治疗策略，建议采用以下规范化流程：首先，确认诊断和实验室结果，排除可能干扰血清TSH检测水平的因素；其次，询问和了解服药依从性，检查患者的药瓶和药片，了解药物储存和服药时间是否得当，尤其是要注意食物或药物导致的假性吸收不良；再次，多种胃肠道疾病可以导致LT4真性吸收不良，LT4吸收实验可以鉴别真性和假性吸收不良；最后，诊断明确后可以通过调整药物剂型及给药方式等进行治疗，通过观察疗效判断诊断是否正确。

甲状腺功能减退系终身性疾病，需向患者详细解释和说明LT4服药注意事项，当出现难治性甲减时，规范化评估和治疗流程可以指导临床医生发现导致难治性甲减的原因并解决问题。本病例提示我们无法获得特殊新型LT4制剂时，片剂研碎口服可作为有效治疗难治性甲减的新途径。

（病例提供者：李亚楠　青海省人民医院
程　愈　中国人民解放军总医院第一医学中心）
（点评专家：吕朝晖　中国人民解放军总医院第一医学中心）

参考文献

[1]Hays MT, Nielsen K.Human thyroxine absorption: age effects and methodological analyses[J].Thyroid, 1994, 4（1）: 55.

[2]Topf A, Pleininger T, Motloch LJ, et al.Subcutaneous administration of levothyroxine: a novel approach to refractory hypothyroidism−A review and a case report[J].Arch Endocrinol Metab, 2021, 65（5）: 664−668.

[3]Yildirim SI, Soyaltin UE, Ozgen AG.Levothyroxine absorption test results in patients with TSH elevation resistant to treatment[J].Endocrine, 2019, 64: 118−121.

[4]Virili C, Brusca N, Capriello S, et al.Levothyroxine Therapy in Gastric Malabsorptive Disorders[J].Frontiers in Endocrinology, 2021, 11.

[5]Tomohiko Y, Akitoshi N, Ai T, et al.A Case of Hashimoto's Thyroiditis with Multiple Drug Resistance and High Expression of Efflux Transporters[J].The Journal of Clinical Endocrinology and Metabolism, 2019, 105（2）: 399−406.

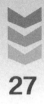

27

病例27　IgG4型桥本甲状腺炎合并甲状腺乳头状癌

一、病历摘要

（一）病史简介

患者女性，61岁，主因"怕冷、发现甲状腺肿物1年，进行性增大伴呼吸不畅1个月"入院。

现病史：患者1年前无明显诱因出现怕冷，活动后疲乏，伴记忆力减退，遂就诊于我院门诊。查甲状腺功能：TSH：11.6μIU/ml（0.55～4.78μIU/ml），FT_3 3.09pmol/L（3.5～6.5pmol/L），FT_4 12.1pmol/L（11.48～22.7pmol/L），TT_3 0.41nmol/L（0.92～2.79nmol/L），TT_4 59.6nmol/L（58.1～140.6nmol/L）；甲状腺抗体：血清甲状腺球蛋白抗体（TgAb）1710U/ml（0～116U/ml），甲状腺过氧化物酶抗体（TPOAb）：11.7U/ml（0～34U/ml）。超声：甲状腺回声不均质，左叶可见两个低回声结节，大小分别为0.7cm×0.5cm、0.4cm×0.5cm，外形欠规则，边界不清，甲状腺右叶可见一直径约0.4cm的实性结节，边缘粗大钙化，Doppler于结节内未探及血流。诊断为桥本甲状腺炎、甲状腺功能减退、甲状腺结节。给予左甲状腺素50μg/d，后患者症状缓解，2个月后复查甲状腺功能正常，规律用药。1个月前患者无意中发现左颈部肿大，有一包块，自觉逐渐增大至"蚕豆"大小，伴有憋气，活动后加重，无颈部疼痛，遂再次就诊于我院门诊，复查甲状腺超声示：甲状腺左叶明显增大，实质回声不均匀，左叶可见两个低回声结节，大小分别为1.0cm×1.0cm×0.9cm、0.9cm×0.8cm×0.7cm，边界欠清，外形不规则，未见明确钙化，Doppler于较大结节内可探及血流。行甲状腺粗针穿刺活检示：增生纤维背景中见甲状腺滤泡上皮细胞密集增生，甲状腺组织间质多量淋巴细胞浸润，淋巴滤泡形成，不除外肿瘤性病变。为进一步治疗，收入院。患者发病以来，无怕热多汗、多食易饥，无声音嘶哑，无饮水呛咳，无食欲缺乏及腹痛，体重无明显变化。

既往史："高脂血症"多年，平素规律服用"瑞舒伐他汀钙片10mg 1次/日"治疗，自诉"浅表性胃炎"多年，否认高血压、糖尿病等慢性病史，否认乙肝、结核等传染病史。无外伤、手术史，无输血史。否认药物、食物过敏史，否认家族相关遗传病史。

（二）体格检查

体温36.5℃，脉搏78次/分，呼吸16次/分，血压143/93mmHg。神清语利，查体合作。颈软，无抵抗，颈部左侧可见隆起包块，无皮肤红肿、皮温升高，无波动感及搏动感，无颈静脉怒张。甲状腺左叶Ⅱ度肿大，质硬韧，可触及一约1cm×1cm质韧肿块，边界尚清，无压痛，可随吞咽上下移动。右侧甲状腺未触及肿大。颈部未触及肿大淋巴结。心肺腹查体无异常。

（三）辅助检查

1. 门诊检查　甲状腺粗针穿刺活检病理诊断（2017年9月13日）：（左叶甲状腺）穿刺甲状腺及骨骼肌组织，局灶于增生纤维背景中见甲状腺滤泡上皮细胞密集增生，呈乳头状及条索状，细胞核体积增大，排列拥挤，可见核内假包涵体，周围甲状腺组织间质多量淋巴细胞浸润，淋巴滤泡形成，不除外甲状腺乳头状癌，并淋巴细胞甲状腺炎。

2. 入院后检查

甲状腺功能：TSH 1.07mIU/ml（0.55～4.78μIU/ml），FT_3 4.55pmol/L（3.5～6.5pmol/L），FT_4 16.95pmol/L（11.48～22.7pmol/L），TT_3 2.09pmol/L（0.92～2.79nmol/L），TT_4 147.2pmol/L（58.1～140.6nmol/L）。

甲状腺抗体：血清甲状腺球蛋白抗体（TgAb）1214.0U/ml（0～116U/ml），甲状腺过氧化物酶抗体（TPOAb）19.43U/ml（0～34U/ml）。

甲状腺球蛋白（Tg）0.26ng/ml。

血常规、肝肾功能、电解质、血糖、出凝血功能、心电图等未见异常。

二、诊疗经过

患者中老年女性，患桥本甲状腺炎、甲状腺功能减退，近期出现甲状腺及肿物较短时间内迅速增大，质地硬韧，伴有呼吸困难。除超声提示甲状腺癌外，应高度警惕原发甲状腺淋巴瘤、Riedel甲状腺炎等。进一步行甲状腺穿刺活检术来明确诊断，病理提示甲状腺乳头状癌可能。诊断为：①甲状腺乳头状癌可能性大；②桥本甲状腺炎（HT）；③甲状腺功能减退；④高脂血症；⑤浅表性胃炎。

完善相关检查，排除手术禁忌证后，行甲状腺左叶＋峡部切除术。患者术后病理诊断为左叶甲状腺乳头状癌两灶，大小约1.2cm×0.9cm×0.8cm、0.8cm×0.6cm×0.6cm，局部侵犯纤维脂肪组织；周边甲状腺为桥本甲状腺炎。考虑患者甲状腺迅速增大，结合其病史及病理特点，进一步行免疫组化染色，结果显示该患者甲状腺组织中IgG4阳性浆细胞数40个/HPF、IgG4+/IgG+浆细胞比值52%，符合IgG4型HT诊断标准（病例27图1）。

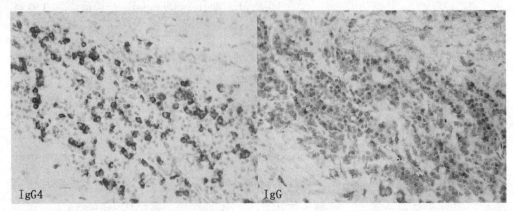

病例27图1　患者甲状腺组织IgG4和IgG免疫组化染色结果（400×）

患者术后门诊随访，未出现甲状腺右叶肿大，无颈部压迫症状，无多器官系统受累表现，术后应用LT4，甲状腺功能维持正常。

三、病例讨论

IgG4型HT是一种独特的HT亚型。2009年，Li等首先根据13例HT患者术后甲状腺组织IgG和IgG4免疫组化染色，将HT分为IgG4型HT组与非IgG4型甲状腺炎。研究报道IgG4型HT的发生率为12.6%～42.4%。另外，IgG4型HT的诊断均基于接受甲状腺手术的HT患者的术后组织病理切片的免疫组化结果，在临床中大多数HT患者不需要接受甲状腺手术治疗，因而推测IgG4型HT发生率可能低于现有报道。

IgG4型HT具有独特的临床表现、血清学和病理学特征。HT多发生于女性，但IgG4型HT男性比例可能增加。与非IgG4型HT相比，IgG4型HT的发病年龄及手术年龄较为年轻，更易进展为甲减，短期内可出现单侧或双侧甲状腺明显肿大，质地较硬，甚至引起呼吸困难等颈部压迫症状。本例患者HT诊断明确，且出现甲状腺功能减退，根据《成人甲状腺功能减退症诊治指南》，给予患者左甲状腺素（LT4）替代治疗，后患者甲减的症状和体征消失，甲状腺功能维持在正常范围。之后，患者出现甲状腺及甲状腺肿物短时间内迅速增大，手术病理诊断为甲状腺乳头状癌（PTC），合并桥本甲状腺炎。因其疾病进展迅速，合并PTC，提示其可能为IgG4型HT。

结合既往研究，IgG4型HT在诊断HT后，主要依据其病理特征诊断：①密集的淋巴细胞、浆细胞浸润，甲状腺组织中IgG4阳性浆数量及占IgG阳性浆细胞的比例明显升高；②间质纤维化。IgG4阳性浆细胞浸润是IgG4型HT主要的诊断依据，一般选取除生发中心外，IgG4阳性浆细胞最为密集的5处高倍镜视野（面积0.034mm²）计数，但不同研究采用研究标准不同。最近研究证实以每高倍镜视野IgG4阳性浆细胞＞20个，且IgG4阳性浆细胞占IgG阳性浆细胞浆的比例＞30%为依据分组，诊断IgG4型HT的敏感性和特异性最高。我们进一步行本例患者甲状腺组织IgG和IgG4免疫组化检测，结果符合IgG4型HT诊断。

在诊断IgG4型HT时，需要注意与Riedel甲状腺炎（riedel thyroiditis，RT）和原发性甲状腺淋巴瘤（primary thyroid lymphoma，PTL）相鉴别。IgG4型HT是器官特异性甲状腺炎症，多具有完整的甲状腺包膜，与正常组织分界清楚，很少出现其他器官受累。Riedel甲状腺炎，是一种罕见的慢性甲状腺炎症，发病率约1.06/10万。RT主要表现为单侧或双侧甲状腺无痛性肿大，质地硬韧，常与甲状腺周围组织粘连固定，可产生压迫症状。与IgG4型HT不同，RT甲状腺功能一般正常，但随着甲状腺组织纤维化程度进展，30%~40%的患者最终也会进展至甲减。RT血清甲状腺自身抗体一般无明显增高，可合并其他类型的多灶性纤维硬化症。RT的病理学特征主要包括甲状腺部分或全部的纤维化改变，且纤维组织侵入临近器官。既往研究发现大约有一半的RT患者随着疾病进展会出现一个或多个器官不同程度的纤维化改变，因此认为RT可能属于IgG4相关性疾病甲状腺受累的表现。

PTL是一种较为罕见的甲状腺恶性淋巴瘤，占甲状腺所有恶性肿瘤的1%~5%。目前的研究认为PTL与HT关系密切，HT患者患PTL的风险增加40~80倍，PTL的形成可能与HT背景下慢性的炎症刺激相关。PTL多发生于50~80岁的女性中，女性的发病率比男性高5倍。甲状腺的迅速肿大是PTL最常见的临床症状，可能会伴有颈部压迫症状，如呼吸困难、吞咽困难、声音嘶哑等，颈部淋巴结的肿大也是PTL的常见临床表现之一。此外，PTL还可能出现典型的B组症状，包括体重减轻、发热以及盗汗。IgG4型HT及PTL，不仅可表现为甲状腺肿大、甲减、甲状腺超声影像出现低回声特点等类似的临床表现，在病理上PTL中也可能伴有IgG4阳性浆细胞的浸润及纤维化，因而两者容易误诊。而IgG4型HT和PTL是在发病机制上完全不一样的两种疾病，治疗策略和相应的预后也大相径庭，因此，注意IgG4型HT和PTL的鉴别诊断，对早期诊断和治疗有很大帮助。

目前的研究表明，恶性肿瘤的发生可能与IgG4有相关性，血清中的IgG4以及IgG4阳性的浆细胞可能参与了肿瘤的产生与发展过程，前者可能导致机体在多种肿瘤微环境中的免疫反应受到抑制。本例患者术后病理诊断为PTC，$T_1N_0M_0$期，复发风险分层为低危。Tasli等及本课题组的研究均发现IgG4型HT患者PTC的发生率明显高于非IgG4型患者，且合并IgG4型HT的PTC肿瘤直径更大，淋巴结转移率更高，提示其预后可能比合并非IgG4型HT的PTC患者更差。

目前认为，糖皮质激素是治疗IgG4相关性疾病的基石，对大多数患者非常有效，因此糖皮质激素对IgG4型HT可能也有良好的治疗效果，若患者甲状腺出现严重纤维化，会造成颈部肿胀出现呼吸、吞咽困难、声音嘶哑等表现，可考虑应用糖皮质激素治疗。本例患者行左侧甲状腺及峡部切除术，术后右叶甲状腺无肿大，未出现压迫症状，进而未接受糖皮质激素治疗，而仅予LT4治疗。

四、病例点评

IgG4型HT占HT的12.6%～42.4%，提示IgG4型HT在临床上并不少见，近十几年关于IgG4型HT的研究让我们认识到这一新的HT亚型的特殊性，该病起病年轻、进展快，更容易发生甲减，更易合并PTC的特点，需引起临床医生的重视。结合血清IgG4型甲状腺自身抗体的检查，必要时行甲状腺粗针穿刺后IgG和IgG4免疫组化染色结果，可初步筛查出IgG4型HT。目前使用糖皮质激素治疗IgG4相关性疾病已经取得了一些良好效果，但能否在IgG4型HT发展到广泛纤维化、出现甲减前应用糖皮质激素及生物制剂治疗，进而延缓乃至阻止甲减的出现，经验仍然十分有限。目前应用糖皮质激素治疗的报道多为个案病例，因此治疗可借鉴之处相对少。

综上，对于IgG4型HT患者，因其具有独特的临床特征，需要引起临床医生的重视。

（病例提供者：赵晨旭　北京大学第一医院）

（点评专家：高　莹　张俊清　北京大学第一医院）

参考文献

[1]Li Y, Wang X, Liu Z, et al.Hashimoto's Thyroiditis with Increased IgG4-Positive Plasma Cells: Using Thyroid-Specific Diagnostic Criteria May Identify Early Phase IgG4 Thyroiditis[J].Thyroid, 2020, 30（2）: 251-261.

[2]Vargas-Uricoechea H.Molecular Mechanisms in Autoimmune Thyroid Disease[J].Cells, 2023, 12（6）: 918.

[3]Li YQ, Bai YH, Liu ZY, et al.Immunohistochemistry of IgG4 can help subclassify Hashimoto's autoimmune thyroiditis[J].Pathology International, 2009, 59（9）:

636-641.

[4]Yu Y，Yu N，Lu G，et al.Hashimoto's thyroiditis with elevated serum IgG4 concentrations is not equivalent to IgG4 Hashimoto's thyroiditis[J].Clin Endocrinol（Oxf），2018，88（6）：943-949.

[5]Hay ID.Thyroiditis：a clinical update[J].Mayo Clin Proc，1985，60（12）：836-843.

[6]Fatourechi MM，Hay ID，McIver B，et al.Invasive fibrous thyroiditis（Riedel thyroiditis）：the Mayo Clinic experience，1976-2008[J].Thyroid，2011，21（7）：765-772.

[7]Pavlidis ET，Pavlidis TE.A Review of Primary Thyroid Lymphoma：Molecular Factors，Diagnosis and Management[J].J Invest Surg，2019，32（2）：137-142.

[8]Travaglino A，Pace M，Varricchio S，et al.Hashimoto Thyroiditis in Primary Thyroid Non-Hodgkin Lymphoma[J].Am J Clin Pathol，2020，153（2）：156-164.

[9]Tasli F，Ozkok G，Argon A，et al.The role of IgG4（+）plasma cells in the association of Hashimoto's thyroiditis with papillary carcinoma[J].APMIS，2014，122（12）：1259-1265.

[10]Yu Y，Zhang J，Lu GZ，et al.Clinical Relationship Between IgG4-Positive Hashimoto's Thyroiditis and Papillary Thyroid Carcinoma[J].J Clin Endocr Metab，2016，101（4）：1516-1524.

[11]Kottahachchi D，and Topliss DJ.Immunoglobulin G4-Related Thyroid Diseases[J].Eur Thyroid J，2016，5（4）：231-239.

28

病例28　甲状腺肿大合并原发性闭经

一、病历摘要

（一）病史简介

患者女性，77岁，因"乏力、困倦半年，颈部增粗2个月余，吞咽困难20天"入院。

现病史：患者半年前无明显诱因出现乏力、困倦不适，就诊于当地医院，查甲状腺功能：FT_3 0.966pmol/L、FT_4 1.38pmol/L、TSH＞100.0mTU/L，诊断为"甲状腺功能减退症"，给予"左甲状腺素50μg 3次/日"治疗，此后每月复查甲状腺功能，根据结果调整治疗方案，逐渐减至75μg 1次/日。2个月前，颈部开始增粗，进行性加重，右侧明显；20天前出现吞咽困难，以流质为主；15天前出现活动时喘憋，伴乏力、困倦，无发热，无烦躁、易怒，无胸腹痛，无腹泻。就诊于当地医院，行甲状腺彩超提示桥本甲状腺炎，给予调整左甲状腺素剂量（具体方案不详）效果不佳。1周前来我院门诊就诊，查甲状腺功能：FT_3 3.09pmol/L、FT_4 14.11pmol/L.TSH 1.907μIU/L、TGAB＞500.00U/ml、TPOAB＞1300.00U/ml，TRAB 1.161U/L；甲状腺彩超提示亚急性甲状腺炎、桥本甲状腺炎；头颈部CT示弥漫性结节性甲状腺肿大、颈部淋巴结肿大。今为进一步诊疗，门诊以"甲状腺肿大原因待查、桥本甲状腺炎"收住院，患者自发病以来，神志清楚，精神正常，大小便正常，体重无明显变化。

既往史："腹膜后纤维化、肾积水"病史5年，在我院泌尿外科住院治疗，未再复发；"类风湿性关节炎"病史2年，已停药1年余。否认高血压、糖尿病及冠状动脉粥样硬化性心脏病病史。否认肝炎、结核等传染病史及密切接触史，否认重大外伤史、手术史，有输血及血制品史。否认药物及食物过敏史。预防接种史不详。

月经及婚育史：无月经来潮。20岁结婚，未育。

（二）体格检查

体温36.5℃，脉搏100次/分，呼吸20次/分，血压91/61mmHg，身高150cm，体重51kg，BMI 22.67，上部量84cm，下部量66cm。老年女性，蹒跚步态，气管右移，甲状腺Ⅲ度肿大，右侧明显，质硬，无压痛，未闻及明显血管杂音。双肺听诊呼吸音粗，未闻及干湿性啰音。肘外翻，左手通贯掌，第四掌指不短。无腋毛，阴毛稀疏，阴蒂肥大，右侧小阴唇发育不良，余（-）。

（三）辅助检查

1.入院前辅助检查

甲状腺功能（我院）见病例28表1。

病例28表1　甲状腺功能检查结果

项目	结果	单位	参考值范围
游离三碘甲状腺原氨酸（FT₃）	3.09 ↓	pmol/L	3.5 ~ 6.5
游离甲状腺素（FT₄）	14.11	pmol/L	11.5 ~ 22.7
促甲状腺激素（TSH）	1.907	μIU/ml	0.55 ~ 4.78
抗甲状腺球蛋白抗体（anti-TgAb）	> 500 ↑	U/ml	0 ~ 60
抗甲状腺过氧化物酶抗体（anti-TPOAb）	> 1300 ↑	U/ml	0 ~ 60
促甲状腺激素受体抗体（TRAb）	1.16	U/L	0 ~ 1.58

血沉（我院）120mm/h。

甲状腺彩超（我院）：可见甲状腺体积显著增大，右叶前后径39mm，左叶前后径30mm，峡部厚度约10mm，形态饱满，被膜回声增强、模糊，被膜邻近脂肪层回声增强，实质回声减低、不均，实质内血流信号稀少；提示亚急性甲状腺炎、桥本甲状腺炎

头颈部CT（我院）见病例28图1。

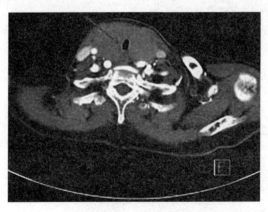

病例28图1　头颈部CT
气管受压、变窄，符合弥漫性结节性甲状腺肿、颈部淋巴结肿大CT表现。

2.入院后检查　入院后完善各项评估检查（常规化验检查；复查血沉；激素水平测定：降钙素、性激素、ACTH＋COR肿瘤标志物＋甲状腺球蛋白；甲状腺

ECT；妇科B超、泌尿系统B超；染色体；甲状腺穿刺活检）（病例28表2至病例28表10，病例28图2）。

病例28表2　常规化验检查-血常规

项目	结果	单位	参考值范围
红细胞计数	4.20	10^{12}/L	3.8 ~ 5.1
血红蛋白	94	g/L	115 ~ 150
红细胞压积	30.60	%	35 ~ 45
平均红细胞体积	72.90	fL	82 ~ 100
平均红细胞血红蛋白含量	22.40	pg	27 ~ 34
平均红细胞血红蛋白浓度	307	g/L	316 ~ 360
红细胞分布宽度（CV）	21.00	%	10.9 ~ 15.4
红细胞分布宽度（SD）	56.40	fL	39 ~ 46
白细胞计数	7.10	10^9/L	3.5 ~ 9.5
淋巴细胞百分比	22.70	%	20 ~ 50
单核细胞百分比	7.0	%	3 ~ 10
中性粒细胞百分比	67.6	%	40 ~ 75
嗜酸性粒细胞百分比	2.7	%	0.4 ~ 8.0
嗜碱性粒细胞百分比	0.0	%	0 ~ 1
淋巴细胞绝对值	1.61	10^9/L	1.1 ~ 3.2
单核细胞绝对值	0.50	10^9/L	0.1 ~ 0.6
中性粒细胞绝对值	4.80	10^9/L	1.8 ~ 6.3
嗜酸粒细胞绝对值	0.19	10^9/L	0.02 ~ 0.52
嗜碱粒细胞绝对值	0.00	10^9/L	0 ~ 0.06
血小板计数	403	10^9/L	125 ~ 350
血小板分布宽度	11.20	fl	
血小板平均体积	9.90	fl	7.6 ~ 13.2
大血小板比率	24.40	%	13 ~ 43
血小板比积	0.40	%	

病例28表3　常规化验检查-血生化

项目	结果	单位	参考值范围
钙（Ca）	2.43	mmol/L	2.2 ~ 2.8
磷（P）	1.61	mmol/L	0.85 ~ 1.51
镁（Mg）	1.01	mmol/L	0.77 ~ 1.03

续表

项目	结果	单位	参考值范围
钾（K）	4.6	mmol/L	3.5 ~ 5.5
钠（Na）	142	mmol/L	137 ~ 147
氯（Cl）	104	mmol/L	99 ~ 110

病例28表4　复查血沉

项目	结果	单位	参考值范围
2016年4月28日（门诊）			
血沉	120 ↑	mm/h	0 ~ 20
2016年5月5日			
血沉	96 ↑	mm/h	0 ~ 20
2016年5月9日			
血沉	97 ↑	mm/h	0 ~ 20

病例28表5　激素水平测定–降钙素

项目	结果	单位	参考值范围
降钙素	< 2.00	pg/ml	< 300

病例28表6　激素水平测定–性激素

项目	结果	单位	参考值范围
卵泡刺激素	51.91	mIU/ml	
黄体生成素	23.96	mIU/ml	
雌二醇	< 5.00	pg/ml	
孕酮	0.62	ng/ml	
睾酮	0.23	ng/ml	0.06 ~ 0.82

病例28表7　激素水平测定–泌乳素

项目	结果	单位	参考值范围
泌乳素	14.68	ng/ml	4.79 ~ 23.30
硫酸脱氢雄甾酮	4.81	μmol/L	0.33 ~ 4.18
性激素结合球蛋白	53.97	nmol/L	26.1 ~ 110.0
游离睾酮指数	1.48	%	0.187 ~ 3.63

病例28表8　激素水平测定–ACTH＋COR（8：00）

项目	结果	单位	参考值范围
Cor	438.50	nmol/L	171 ~ 536
ACTH	13.68	pg/ml	7.2 ~ 63.3

病例28表9　肿瘤标志物

项目	结果	单位	参考值范围
绒毛膜促性腺激素 Beta 亚单位	0.87	mIU/ml	0 ~ 3
甲胎蛋白	6.10	ng/ml	0 ~ 20.0
甲胎蛋白异质体	＜ 1.00	ng/ml	0 ~ 20.0
癌胚抗原	2.20	ng/ml	0 ~ 10
神经元特异性烯醇化酶	9.79	ng/ml	0 ~ 16.3
人附睾蛋白 4	90.18	pmol/L	0 ~ 140
ROMA 指数（绝经前）	23.97 ↑	%	0 ~ 11.4
ROMA 指数（绝经后）	13.33	%	0 ~ 29.9
胃蛋白酶原 I / II 比值	5.86		＞ 3
血清胃泌素释放肽前体	66.18 ↑	pg/ml	0 ~ 50
鳞状细胞癌抗原	0.90	ng/ml	0 ~ 1.5

病例28表10　甲状腺球蛋白

项目	结果	单位	参考值范围
甲状腺球蛋白	＜ 0.04 ↓	ng/ml	1.40 ~ 78.00

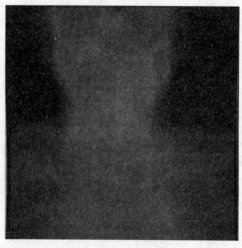

病例28图2　甲状腺ECT

甲状腺摄锝功能明显减低。

妇科超声：子宫位置：前位；子宫形态：规则；宫体长：2.9cm；宽：2.8cm；厚：2.2cm；肌层回声：均质；子宫内膜厚度：0.2cm（单层）；子宫内膜线分离，宽约0.34cm，内透声可；双侧附件区未探及异常包块及液性暗区；提示绝经后子宫，宫腔积液。

泌尿系统彩超：左肾体积缩小，大小约7.9cm×3.6cm，被膜不光滑，肾实质回声增强，实质厚约1.0cm，肾内结构模糊，集合系统未见分离。右肾大小形态尚可，大小约10.2cm×4.5cm，被膜尚光滑，实质厚约1.3cm，回声未见异常，集合系统回声清晰、无分离。左肾动脉主干管径纤细，管腔内血流尚通畅，血流阻力明显增高，PSV 92cm/s，RI 0.87。右肾动脉主干内径正常，血流通畅，频谱形态未见异常，PSV 75cm/s，RI 0.70。提示左肾萎缩并肾内血流分布减少；左肾动脉血流阻力指数增高。

染色体检查：45，XO（病例28图3）。

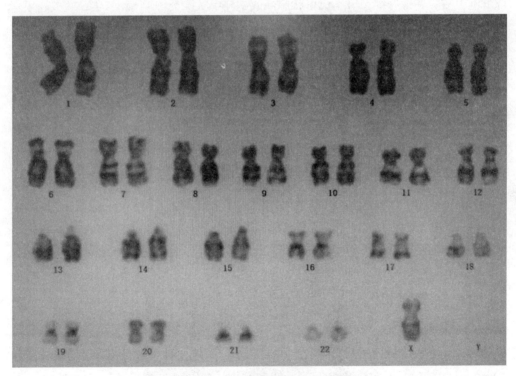

病例28图3　染色体检查：45，XO

甲状腺超声引导下穿刺活检-病理结果（病例28图4）：

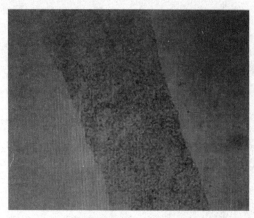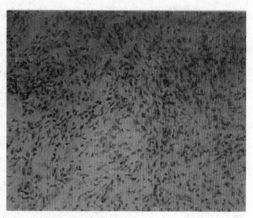

病例28图4　甲状腺超声引导下穿刺活检-病理结果（100倍）

送检广泛增生的纤维组织，局灶伴玻璃样变性，内见大量淋巴细胞及少量浆细胞及嗜酸性粒细胞浸润，炎性细胞浸润骨骼肌，周围淋巴滤泡形成，未见明显甲状腺滤泡上皮，考虑纤维型桥本氏甲状腺炎或木样甲状腺炎。

二、诊疗经过

结合患者症状、体征、辅助检查，入院诊断考虑为：①慢性纤维性甲状腺炎；②Turner综合征；③腹膜后纤维化。可供选择的方案：①糖皮质激素：首选方案；②他莫昔芬：可能抑制脂蛋白的氧化及纤维母细胞的增生，减轻炎症反应；③手术治疗：楔形切除甲状腺峡部。我们选用了糖皮质激素：甲强龙300mg静脉滴注1次/日×5天，后复查甲状腺彩超：右叶前后径25mm，左叶前后径23mm，峡部厚度约7mm；与治疗前相比体积缩小约1/3（治疗前右叶前后径39mm，左叶前后径30mm，峡部厚度约10mm）。甲强龙100mg静脉滴注1次/日×5天，再次复查甲状腺彩超：右叶前后径24mm，左叶前后径24mm，峡部厚度约6mm。

三、病例讨论

患者系老年女性，病例特点为：①甲减、甲状腺肿大压迫气管食管；②原发性闭经、不孕；③有腹膜后纤维化、左肾积水、类风湿性关节炎史；④查体：BMI 22.67，上部量84cm，下部量66cm。蹒跚步态，甲状腺Ⅲ度肿大，右侧明显，质硬，无压痛，可闻及血管杂音；双肺听诊呼吸音粗，未闻及干湿性啰音。肘外翻，左手通贯掌，第四掌指不短。无腋毛，阴毛稀疏，阴蒂肥大，右侧小阴唇发育不良；⑤血沉快；⑥甲状腺摄锝功能减退；⑦促性腺激素高、绝经后子宫表现；⑧左肾动脉阻力指数增高，左肾萎缩。颈部增粗的常见疾病：①亚急性甲状腺炎；②慢性淋巴细胞性甲状腺炎；③甲状腺腺瘤出血；④甲状腺癌；⑤急性化脓性甲状腺炎；⑥纤维性甲状腺炎；⑦非甲状腺疾病。亚急性甲状腺炎是自限性炎症性疾病，多有近期病毒感染史，甲状腺部位逐渐或骤然疼痛，可为单侧或双侧，可向耳部、下颌或枕骨部位放射，多伴有发热，可有一过性甲状腺毒症表现；甲状腺肿，质地硬，明显压痛，无局部皮肤的红肿、皮温高及波动感；甲状腺摄^{131}I率明显降低，与升高的甲状腺激素水平相比，呈所谓"分离现象"；早期阶段血沉增快，血中白细胞正常或中等程度升高。甲状腺穿刺细胞病理检查：①早期，单核细胞和多核细胞吞噬、包围胶质；②进而滤泡被破坏，形成由单核细胞、上皮样细胞和多核巨细胞构成的肉芽肿，纤维组织性增生；③间质内多量淋巴细胞、浆细胞、单核细胞、中性粒细胞浸润。慢性淋巴细胞性甲状腺炎多见于女性，常有甲状腺肿大，质韧，局部一般无疼痛和局部压痛；急性发作期可有疼痛，但不剧烈，疼痛亦可累及整个腺体；不发热，白细胞多正常；甲状腺功能可出现假性甲亢、甲状腺功能正常、甲减，TPOAb、TGAb升高对该病有诊断意义；穿刺细胞病理检查可见大量淋巴细胞浸润。甲状腺腺瘤早期无任何症状，常在无意中发现甲状腺包块，长时间改变不大，无压痛；肿瘤突然出血至肿块迅速增大；可伴颈部疼痛，但无发热等全身症状；血沉一般不增快，甲状腺功能正常；甲状腺穿刺可见陈旧血性液体，少量腺细胞。甲状腺癌中有些增长迅速的甲状腺癌，多为未分化癌，可伴有疼痛，但多无高热，无甲状腺局部红肿，局部和远处多有转移和浸润，穿刺细胞病理检查可有癌细胞的特征性改变。甲状腺淋巴瘤：十分少见，且临床表现缺乏特异；初发时无痛性，生长速度较快，可伴有发热、疼痛、呼吸困难、胸骨后疼痛。质硬，表面光滑，绝大多数无压痛，活动度欠佳；无甲亢症状和体征；腹部B超未见肝脾肿大、腹膜后淋巴结肿大，胸部CT无纵隔淋巴结肿大。无骨髓受侵。急性化脓性甲状腺炎（AST）的特点是甲状腺因完整的包膜，高碘含量，丰富血供和淋巴引流，一般不易发生感染，AST极为少见，存在结节或囊肿以及先天性梨状窝瘘发生感染的概率明显增加，可见于免疫功能低下者，多因化脓性细菌经血行或邻近组织感染蔓延到甲状腺所致。颈前红、肿、热、痛明显，疼痛常可波及耳后、颌下及枕部，甲状腺一叶或两侧肿大，受累部位触痛明显，表面皮肤发红，脓肿形成后局部有波动感，有发热、全身不适等感染症状，白细胞增高伴核左移，甲状腺激素水平一般正常。B超：脓肿形成可见液性暗区，穿刺可吸出脓液，涂片可见大量脓细胞。纤维性甲状腺炎常常病因不明，较罕见，仅占甲状腺疾病的0.05%，多发于女性，男女之比为1∶4，表现为颈前无痛性肿块，结节状，多无发热，腺体坚硬如石，单侧或双侧，少数有局部疼痛或触痛，可压迫气管、食管，无局部红肿，大多数甲状腺功能正常，但后期可出现甲减，穿刺细胞病理可见到大量纤维，无脓细胞，糖皮质激素和内分泌治疗（他莫昔芬）有一定疗效，但仍以外科切除为主要治疗方法。非甲状腺疾病包括甲状舌骨囊肿、感染性囊肿、颈淋巴结炎、颈部蜂窝织炎、支气管源囊肿感染。原发性闭经常见原因有低促性腺激素、低性腺功能（下丘脑型）；低促性腺激素、低性腺功能（垂体型）；高促性腺激素、低性腺功能（卵巢型）；LH、FSH比例异常；雄激素分泌异常；高催乳素分泌。低促性腺激素、低性腺功能（下丘脑型）可由以下原因导致：①发育延迟：营养差、气候冷、体脂少、过早强烈体能训练均可推迟初潮；②家族性GnRH抵抗：表现为原发性闭经，由基因突变（Arg262Gln/Tyr284Cys）导致GnRH合成与分泌低下；③无嗅觉综合征（Kallamann Syndrome）：闭经伴有无嗅觉特征，为常染色体隐性遗传；嗅基板发育过程中移行到筛板即停止，导致嗅球退化，下丘脑分泌GnRH功能缺陷；④神经性厌食症；⑤运动型闭经；⑥肿瘤：中枢神经肿瘤/鞍外肿瘤均可干扰下丘脑神经核团中GnRH的合成和分泌；⑦肥胖生殖无能综合征（Frohlich Syndrome）：属下丘脑型幼稚肥胖症，表现肥胖，可能与下丘脑肿瘤、颅底损伤等侵犯释放GnRH核团及与摄食有关的核团；⑧药物性抑制：抗精神抑郁症药物；口服避孕药；利血平、甲氧氯普胺、阿片、地西泮等。低促性腺激素、低性腺功能（垂体型）可由以下原因导致：①席汉综合征：产后失血过多引起的垂体前叶急性坏死；②单一性促性腺激素缺乏症：垂体的其他分泌功能尚正常，仅促性腺激素分泌缺乏；临床表现身高修长或正常，指距大于身高，骨骺闭合延迟，染色体46XX；③垂体生长激素缺乏症：垂体前叶生长激素分泌不足，出生后生长迟缓，身材矮小，体态尚匀称，智力正常；青春期后内外生殖器及第二性征皆发育幼稚；④垂体肿瘤。高促性腺激素、低性腺功能（卵巢型）包括：①特纳综合征：染色体为45X或X染色体结构异常，多X染色体或各种嵌合体；性腺发育异常，双侧卵巢呈条索纤维结构；典型体征包括身材矮小、蹼颈、颧弓高、后发际低、多痣，有时伴有心脏、肾脏发育异常，第二性征发育差等特点；②卵巢早衰：40岁前即绝经；可能的病因包括遗传因素、先天性酶缺陷、免疫性疾病等。LH、FSH比例异常是指：LH/FSH≥2，卵巢包膜增厚，多个8~10mm大的卵泡积聚，伴有17-羟孕酮与雄烯二酮升高，细胞色素P450c、17α-酶的分泌亢进；多见于PCOS。雄激素分泌异常是指雄激素的异常分泌可造成月经失调、闭经、多毛、男性化等，常出现在PCOS、多毛症、先天性肾上腺皮质增生症（CAH）、雄激素缺乏症和雄激素不敏感综合征。高催乳激素分泌可由以下疾病引起：①特发性高催乳素血症：可能由于下丘脑-垂体功能紊乱引起垂体催乳细胞增生；②垂体催乳细胞瘤：一种分泌催乳素的良性肿瘤；③原发性甲状腺功能低下：

因甲状腺素分泌减少，常出现TRH亢进，进而导致PRL分泌增加；④空蝶鞍：鞍膈先天性缺陷或鞍内肿瘤经放射或手术治疗后脑脊液渗入鞍内，压迫垂体柄，阻断多巴胺抑制PRL的作用。

四、病例点评

特纳综合征（TS）是一种性别染色体异常的结果，其特征是存在一个正常的X染色体和第二X染色体的损失在表现型女性。先天性心血管缺陷、骨质疏松、内分泌和代谢障碍以及听力损失被认为是该综合征发病率和死亡率增加以及预期寿命缩短的原因。自身免疫已被认为是TS的一个突出特征。TS患者发生自身免疫疾病的风险约为一般女性人群的两倍，其中估计有50%的中年患者患有桥本氏甲状腺炎。女性自身免疫过度的重要因素之一是涉及X染色体失活的过程，其中两条X染色体中的一条在早期胚胎发育期间经历失活或转录沉默。这通常会导致组织嵌合，其中大约50%的细胞表达母源性（XMat），50%表达父源性（XPat）X染色体。有人提出，在胸腺发育过程中，X染色体失活可能是倾斜的，导致只有一组X染色体编码的自我抗原的主要表达。这可能导致胸腺自身反应性t淋巴细胞缺失不足，进而导致"自我"抗原识别和耐受性受损。如果这种自身反应性T细胞在外周组织中遇到XPat或XMat特异性抗原，则引发自身免疫反应的风险将会增强。然而目前还没有明确的指导方针来管理特纳综合征中的几种自身免疫性疾病。

该患者已经明确Turner综合征合并慢性纤维性甲状腺炎患者，按常规应该给予积极的激素治疗，最终效果显著，为患者带来了良好的治疗效果。

通过该病例，我们也要注意，在一般人群中，甲状腺炎的诊断是基于甲状腺功能障碍的临床证据，而在TS患者中，无论临床表现如何，都要定期进行功能评估，这可以检测到亚临床变化。

（病例提供者：张秀娟　山东第一医科大学附属省立医院）

（点评专家：赵家军　山东第一医科大学附属省立医院）

参考文献

[1]Bondy CA.Care of girls and women with Turner syndrome：a guideline of the Turner Syndrome Study Group[J].J Clin Endocrinol Metab，2007，92（1）：10-25.

[2]Schoemaker MJ，Swerdlow AJ，Higgins CD，et al.Mortality in women with turner

syndrome in Great Britain: a national cohort study[J].J Clin Endocrinol Metab, 2008, 93（12）: 4735-4742.

[3]Chitnis S, Monteiro J, Glass D, et al.The role of X-chromosome inactivation in female predisposition to autoimmunity[J].Arthritis Res, 2000, 2（5）: 399-406.

[4]Invernizzi P, Pasini S, Selmi C, et al.Female predominance and X chromosome defects in autoimmune diseases[J].J Autoimmun, 2009, 33（1）: 12-16.

[5]El-Mansoury M, Bryman I, Berntorp K, et al.Hypothyroidism is common in Turner syndrome: results of a fifive-year follow-up[J].J Clin Endocrinol Metab, 2005, 90（4）: 2131-2135.

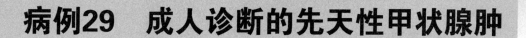

一、病历摘要

（一）病史简介

患者女性，18岁，因"发现甲状腺肿大17年余"入院。

现病史：患者出生后10个月起家人发现颈部增粗，1年后就诊，发现sTSH 4.95μIU/ml，FT_3 5.91μIU/ml，FT_4 16.9pmol/L，诊断为"亚临床甲状腺功能减退症"，予"甲状腺素片"0.5~1片/次，1次/天，服用1年后改为左甲状腺片50μg/次，1次/天，服药期间未规律复诊，7岁时查甲状腺功能TSH 13.82μIU/ml，之后规律服用左甲状腺片2年自觉治疗效果不佳，间断服药至9岁后自行停药，停药后不规律复诊至今。门诊甲状腺功能示：T_3 2.51nmol/L，T_4 44.88nmol/L，FT_3 5.85pmol/L，FT_4 7.74pmol/L，TSH 3.5993μIU/ml，rT_3 109.20ng/dl，TG>500ng/ml；甲状腺超声示：双侧甲状腺结节样病灶，拟TI-RADS 3类，双侧甲状腺弥漫性病变伴肿大。病程中无怕冷、怕热、心悸、乏力、多汗，无呼吸困难、吞咽困难等不适，今为进一步诊治门诊以"甲状腺肿"收住院，患者自病以来精神、饮食、睡眠可，大小便正常。

患者为足月剖宫产，出生时无窒息病史，出生体重3.2kg，母乳喂养10个月，添加辅食等情况正常，患者自幼体型偏胖，食欲好，学习成绩可，母亲妊娠期间无服药史。

既往史：否认糖尿病、高血压、冠状动脉粥样硬化性心脏病等慢性疾病史。否认乙肝、结核等传染病史。否认手术外伤史。否认相关疾病家族史。

（二）体格检查

体温36.8℃，脉搏88次/分，呼吸21次/分，血压120/71mmHg，体重88kg，身高174cm，BMI 29.07。神清，精神可，体型中等，反应可，全身皮肤黏膜无黄染、瘀斑及皮肤紫纹，浅表淋巴结未及。双侧眼睑无水肿，巩膜无明显黄染，口唇无苍白，伸舌居中，咽无红肿，扁桃体无肿大。颈软，无抵抗，双侧甲状腺Ⅲ度肿大，质软无压痛，未闻及血管杂音。两肺呼吸音清，未及干湿性啰音。心率88次/分，律齐，未闻及病理性杂音。腹平软，无压痛、反跳痛、肌紧张，肝脾肋缘下未触及。双下肢无水肿。四肢末端温、触觉无减退，足背动脉搏动正常。生理反射存在，病理反射未引出。

（三）辅助检查

入院后完善相关检查：

甲状腺功能：T_3 2.15nmol/L，T_4 43.59nmol/L↓，FT_3 4.55pmol/L，FT_4 8.17pmol/L↓，TSH 3.3549μIU/ml，TGAb 3.08U/ml，rT_3 90.63ng/dl，甲状腺球蛋白＞500ng/ml↑，TRAb 0.30U/L，TPOAb 0.76U/ml。

血脂：甘油三酯0.93mmol/L，总胆固醇3.70mmol/L，高密度脂蛋白胆固醇1.02mmol/L，低密度脂蛋白胆固醇2.43mmol/L。

胰岛素样生长因子结合蛋白-3 4.22μg/ml，胰岛素样生长因子249ng/ml。

葡萄糖耐量试验及胰岛素或C肽释放试验（OGTT＋CRT＋IRT）（病例29表1）：

病例29表1　OGTT＋CRT＋IRT

	0 分钟	30 分钟	60 分钟	120 分钟	180 分钟
血糖（mmol/L）	5.34	8.44	7.25	6.21	4.36
C-P（μg/L）	2.98	11.61	13.53	11.45	7.98
胰岛素（μIU/ml）	15.34	178.7	181.0	113.8	

垂体-肾上腺轴：血F节律18.04μg/dl-4.93μg/dl-0.95μg/dl；尿游离皮质醇66.83μg/24h尿，皮质醇4.23μg/dl，24小时尿量1580ml；ACTH正常。

垂体-性腺轴：LH 4.24mIU/ml，FSH 5.10mIU/ml，PRL 9.07ng/ml，E2 44.00pg/ml，P 0.17ng/ml，T 0.56ng/ml。

吸碘率：3小时50.75%，6小时53.29%，24小时56.04%，3小时与6小时吸碘率高于正常。

甲状腺超声：双侧甲状腺结节样病灶，拟TI-RADS 3类（左侧之一34mm×21mm，右侧之一56mm×40mm）；双侧甲状腺弥漫性病变伴肿大（右叶47mm×63mm；左叶40mm×52mm；峡部厚：20mm）。

甲状腺显像：双侧甲状腺肿大伴放射性摄取不均匀增高（病例29图1）。

垂体MRI：垂体左翼稍饱满、局部鞍底略下陷。

颈部CT平扫：双侧弥漫性甲状腺肿，双侧颈部多个小淋巴结显示。声门及气道未见狭窄，气管未见明显受压（病例29图2）。

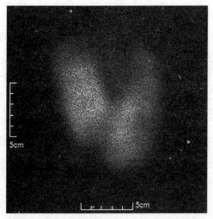
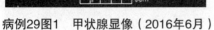
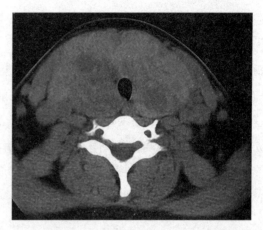

病例29图1　甲状腺显像（2016年6月）　　病例29图2　颈部CT平扫（2016年6月）

甲状腺粗针穿刺病理：甲状腺滤泡大小不等，主要为小滤泡，滤泡上皮细胞立方形，核圆形、无异形，滤泡内胶质稀薄，部分滤泡为胎儿型。间质纤维组织增生，局部淋巴细胞浸润，符合激素合成不良性甲状腺肿。

TPO基因c.1009G＞A（p.Glu337Lys），c.1631C＞T（p.Ala544Val）两位点复合杂合突变（病例29图3），分别来自父母。

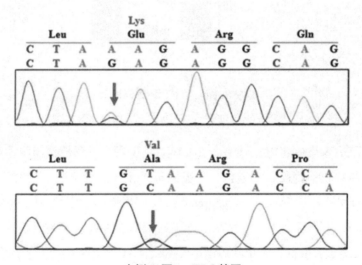

病例29图3　TPO基因

上图：TPO基因c.1009G＞A（p.Glu337Lys）位点突变；下图：TPO基因c.1631C＞T（p.Ala544Val）位点突变。

二、诊疗经过

患者主诉为甲状腺肿，结合患者症状、体征、辅助检查，考虑患者甲状腺肿由TPO基因突变导致的先天性甲状腺激素合成缺陷所致。典型先天性甲状腺激素合成缺陷患者存在原发性甲状腺功能减退症（甲减），但患者甲减表现非常不明显：
①甲减症状不明显：病程长，年幼时曾予甲状腺素不规律补充治疗，近9年来未服
药，但智力、身高未受影响；②甲减生化特征不明显：病程中TSH仅轻度升高，
FT₃水平正常高限或高于正常，给甲状腺功能解读造成困难。患者最终确诊依赖于
基因检测，发现TPO基因存在胚系复合杂合致病变异，确诊为TPO基因突变导致的
先天性甲状腺激素合成缺陷。进一步TPO酶活分析示：337位点突变的残留活性为
7.73%±0.64%，544位点突变残留活性为65.20%±5.28%（病例29图4），由此可解
释患者不典型的临床表型。

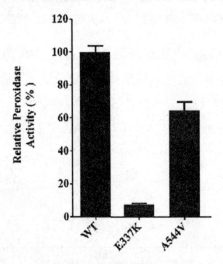

病例29图4　TPO酶活分析

337位点突变7.73%±0.64%，544位点突变65.20%±5.28%。

　　患者出院后未规律随访。5年后，2021年2月患者自觉颈部较前明显肿胀，右侧
为著，触之质地较前稍硬，无进食、呼吸困难，无压痛等不适。2021年4月至我院
门诊就诊，查甲状腺功能示：FT₃ 5.58pmol/L，FT₄ 8.80pmol/L，TSH 2.0658μIU/ml，
TG＞500ng/ml；甲状腺超声示：甲状腺弥漫性病变伴肿大，双侧甲状腺结节样病灶
（TI-RADS 3类），峡部偏右甲状腺结节样病灶（TI-RADS 4A类）；颈部CT平扫：
甲状腺弥漫肿大伴多发结节及钙化灶，气管受压，双侧颌下、颈部及锁骨下多发淋
巴结影（病例29图5）。考虑患者甲状腺肿大压迫气管，且患者有美观需求，有手
术指征，未行右侧4A结节的FNA检测，行甲状腺全部切除术（双侧），中央组淋巴
结清扫，喉返神经探查术。术后病理示：右甲状腺乳头状微癌，其余甲状腺："左
侧甲状腺"结节性甲状腺肿，局部出血囊性变；"右侧甲状腺"结节性甲状腺肿，
局灶腺瘤样结节形成。"中央组淋巴结"：淋巴结3枚，均未见癌转移。患者病理

组织与人正常甲状腺HE染色对比如病例29图6所示。术后LT4 125μg/天替代，2个月复查甲状腺功能正常，尤其值得注意的是FT₃水平由术前的高于正常降低至正常范围。在我院诊治的病程中FT₃、FT₄、TSH水平动态变化分别如病例29图7。

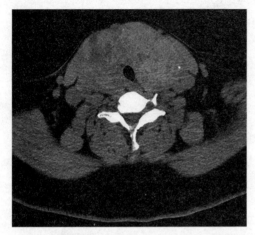

病例29图5　颈部CT（2021年6月）

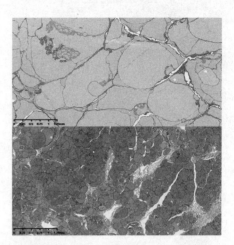

病例29图6　甲状腺组织HE染色

上图：患者组织；下图：人正常甲状腺组织。

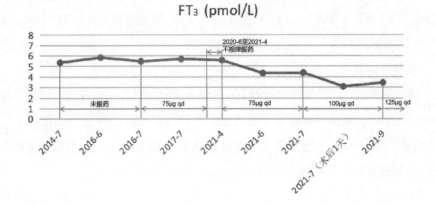

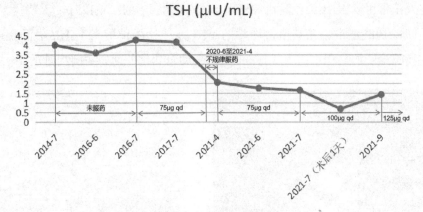

病例29图7　患者甲状腺功能变化

FT_3：参考范围 2.63 ~ 5.7pmol/L，FT_4：参考范围 9.01 ~ 19.04pmol/L，TSH：参考范围 0.35 ~ 4.94μIU/ml。

三、病例讨论

TPO基因纯合或复合杂合突变可引起不同程度的碘有机化障碍（iodine organification deficiency，IOD），临床特征为原发性甲状腺功能减退伴甲状腺肿。TPO突变所致IOD于1992年首次报道，突变累及所有外显子，突变类型包括移码突变、错义突变、无义突变、剪接位点突变及缺失等。TPO突变所致TPO功能完全丧失的患者通常表现为严重的先天性甲状腺功能减退（congenital hypothyroidism，CH），患者可表现为发育迟缓，TSH升高及FT_4降低，为完全型IOD（CIOD）。与CIOD不同，部分TPO酶活性保留引起部分型IOD（PIOD），患者CH症状通常较轻，常表现为轻度、迟发性甲状腺肿伴有血清TSH升高或仅临界性升高。患者在出生后前几年可产生足够的甲状腺激素，因此在新生儿筛查中表现为正常的TSH水平，一般无智力或发育障碍，通常由于进行性增大的甲状腺肿而就诊。

本例患者新生儿筛查TSH未发现异常，出生后10个月出现颈部增粗，病程中大部分甲状腺功能表现为FT_4稍低，TSH正常，身高及智力发育正常，符合PIOD特点。致病基因检测证实患者TPO基因存在2个突变位点，家系调查证实分别为母源与父源突变。根据2015年美国医学遗传学与基因组学学会（the american college of medical genetics and genomics，ACMG）评分，2个位点均为可能致病变异。进一步酶活分析提示337位点突变的TPO残留活性为7.73% ± 0.64%，544位点突变的残留活性高达65.20% ± 5.28%（病例29图4），后者高度保留的酶活性可能是该患者表型轻微的分子基础。

本例患者手术前特征性的表现为FT_3/FT_4比值显著升高，FT_3正常高限或高于正常，FT$_4$正常低限或低于正常。这对甲状腺功能的判断造成影响，其发生原因推测可能与甲状腺体积显著增大、Tg水平显著升高有关，具体发生机制值得探究。术后FT$_3$/FT$_4$比值恢复正常。

对于TPO突变所致IOD的患者，无论经典或轻度表型，目前的证据提示外源性LT4对甲状腺肿的控制效果均不理想。理论上外源性左甲状腺素（LT4）可以降低TSH水平，从而使甲状腺肿的体积缩小。然而较长时间的甲状腺激素合成受损可能会导致垂体—甲状腺轴的设定值相对升高，从而可能需要抑制TSH至低水平才能抑制甲状腺肿大。甲状腺肿大压迫气管时，可考虑手术治疗。

四、病例点评

由于医疗技术的进步与患者意识的提升，越来越多的非经典表型患者被发现，仅通过临床表型与激素生化评估难以诊断，致病基因检测有利于早期确诊与及时治疗。本文病例甲状腺功能减退的临床表现非常不典型，病程中仅表现为甲状腺肿大，身高及智力发育正常，TSH正常，诊断先天性甲状腺功能减退症的依据不足。18岁时致病基因检测证实为TPO基因缺陷，酶活分析确认部分酶活保留，确诊为PIOD。另外，TPO缺陷患者对左甲状腺素（LT4）治疗反应较差的机制，仍旧是未解决的问题，阐明其中的机制可以更好的理解TPO在甲状腺功能与形态维持中的作用。

（病例提供者：叶　蕾　上海交通大学医学院附属瑞金医院）

（点评专家：王　曙　上海交通大学医学院附属瑞金医院）

参考文献

[1]Narumi S，Fox LA，Fukudome K，et al.Mild thyroid peroxidase deficiency caused by TPO mutations with residual activity：Correlation between clinical phenotypes and enzymatic activity[J].Endocr J，2017，64（11）：1087-1097.doi：10.1507/endocrj.EJ17-0194.

[2]Richards S，Aziz N，Bale S，et al.Standards and guidelines for the interpretation of sequence variants：a joint consensus recommendation of the American College of Medical Genetics and Genomics and the Association for Molecular Pathology[J].Genet Med，2015，17（5）：405-424.doi：10.1038/gim.2015.30.

[3]Zhang J，Han R，Shen L，et al.Mild TPO deficiency characterized by progressive goiter and normal serum TSH level[J].Endocrine，2020，68（3）：599-606.doi：10.1007/s12020-020-02224-5.

[4]van Trotsenburg P，Stoupa A，Léger J，et al.Congenital Hypothyroidism：A 2020-2021 Consensus Guidelines Update-An ENDO-European Reference Network Initiative Endorsed by the European Society for Pediatric Endocrinology and the European Society for Endocrinology[J].Thyroid，2021，31（3）：387-419.doi：10.1089/thy.2020.0333.

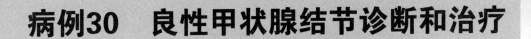

一、病历摘要

（一）病史简介

患者女性，30岁，因"体检发现甲状腺结节1年"入院。

现病史：患者1年前体检发现甲状腺结节，无不适，未处理。2019年12月20日及2020年4月11日两次于我院门诊查甲状腺超声示甲状腺右下极见1个等回声结节，大小分别为2.4cm×1.5cm、2.5cm×2.0cm，考虑良性结节可能，未特殊处理。患者自诉颈部包块较前增大，遂于2020年11月28日再次就诊我院，复查甲状腺超声示甲状腺右叶等回声结节，甲状腺影像报告和数据系统（TI-RADS）3类（2.1cm×3.1cm），同时行右侧甲状腺结节细针穿刺，结果为甲状腺细胞病理学Bethesda报告系统（TBSRTC）Ⅱ类，良性。BRAF基因V600E检测：未检测到突变。患者平素一般情况可，无明显颈部不适，无吞咽困难，无呼吸困难及声音嘶哑，无怕热、心慌、手抖、乏力等不适，无急躁、易怒，无口干、多饮、多尿及消瘦，食欲正常，夜间睡眠可，大小便正常。

既往史：平素健康状况良好。有"妊娠期甲状腺功能减退症"病史，否认糖尿病、高血压及冠状动脉粥样硬化性心脏病等病史。否认传染病史，预防接种随当地。否认外伤、手术及输血史。否认食物及药物过敏史。

个人史及月经婚育史：无特殊。月经规律，13岁月经初潮，7/28～30天，末次月经2020年11月27日，经量正常，无痛经。已婚，育有1女。

家族史：否认甲状腺相关疾病家族史，否认家族性遗传性疾病史。

（二）体格检查

体温36.5℃，脉搏98次/分，呼吸18次/分，血压117/68mmHg。神志清晰，精神正常，发育正常，良好，自主体位，查体合作。全身皮肤黏膜正常，无黄染，无出血点，浅表淋巴结未触及肿大。颈软，气管居中，甲状腺未及肿大，未触及甲状腺结节。双肺未及干湿性啰音。心率98次/分，律齐，未闻及病理性杂音。腹部平坦，全腹软，无压痛、反跳痛，未触及明显包块。脊柱及四肢检查正常，无双下肢水肿。外生殖器未见异常。生理反射存在，病理征反射未引出。

（三）辅助检查

血常规、生化检查、尿常规及粪便常规均未见明显异常。

甲状腺功能：三碘甲状腺原氨酸1.76nmol/L（1.30～3.10nmol/L），甲状腺素92.11nmol/L（66.00～181.00 nmol/L），游离甲状腺三碘原氨酸（FT$_3$）5.11pmol/L（3.10～6.80pmol/L），游离甲状腺素（FT$_4$）17.33pmol/L（12.00～22.00pmol/L），促甲状腺素（TSH）3.10μIU/ml（0.27～4.20μIU/ml），甲状腺球蛋白抗体315.20U/ml（0～115.00U/ml），抗甲状腺过氧化物酶抗体254.30U/ml（0～34.00U/ml），甲状腺球蛋白（Tg）39.44ng/ml（3.50～77.00ng/ml）。血清促肾上腺激素皮质激素（8：00）33.9pg/ml（6.0～40.0pg/ml）；皮质醇501.80nmol/L（133.00～537.00nmol/L）。甲状旁腺激素（PTH）43.39pg/ml（15.00～65.00pg/ml）。

降钙素（CT）2.23pg/ml（0～6.4pg/ml）。

尿人绒毛膜促性腺激素：阴性。

乙肝五项、丙型肝炎病毒抗体、梅毒螺旋体特异性抗体、人类免疫缺陷病毒抗原/抗体联合检测、凝血功能及肿瘤标志物如甲胎蛋白、癌胚抗原、糖类抗原125、糖类抗原153、糖类抗原19-9、糖类抗原72-4等均未见异常。

心电图：窦性心律，正常范围心电图。

心脏超声：心内结构未见异常。肝、胆、胰、脾超声：均未见明显异常。泌尿系超声：肾、输尿管、膀胱未见异常。

颈部及胸部CT平扫：甲状腺右叶下级结节（2.5cm×1.6cm），考虑良性病变可能；左肺上叶磨玻璃结节（3mm×2mm），建议年度复查。

二、诊疗经过

结合患者病史、症状体征及辅助检查，入院后诊断明确：甲状腺良性结节。入院后完善相关检查，评估甲状腺结节的严重程度，制订治疗方案。与患者及家属沟通后，制订微波消融的手术方案。耳鼻喉科会诊：内镜见咽部黏膜暗红色，舌根部淋巴滤泡增生，会厌形态正常无红肿，双声带边缘光滑，活动好，闭合好，双梨状窝（-）。与患者及家属充分沟通并签署微波消融手术知情同意书后，在超声引导下行右侧甲状腺结节微波消融术。术后复查甲状腺功能、甲状旁腺激素、降钙素及电解质均未见明显异常。术后复查甲状腺超声示甲状腺右叶结节符合消融术后改变（大小2.9cm×2.2cm×2.4cm）。甲状腺超声造影示甲状腺右叶结节消融术效果良好，结节内血流灌注消失，未见明显残留病灶。病情稳定后出院，门诊随诊。2021年2月27日门诊复查甲状腺超声示甲状腺弥漫性病变，甲状腺右叶结节符合消融术后改变（2.5cm×1.5cm×1.3cm）。

三、病例讨论

甲状腺结节是常见病，女性多于男性，一般人群通过触诊的检出率为3%~7%。在中国成人中通过超声检查发现直径0.5cm以上甲状腺结节的患病率达20.43%。甲状腺结节的患病率随着年龄和体重指数的增加而增加。

临床上大多数甲状腺结节没有症状。本例患者平时并无明显不适，通过体检发现甲状腺结节。合并甲状腺功能异常时，可出现相应的临床表现。部分患者由于结节压迫甲状腺周围组织，出现声音嘶哑、压迫感、呼吸困难和吞咽困难等。提示可能恶性的相关体征包括结节生长迅速、排除声带病变而持续性声音嘶哑或发音困难、结节形状不规则、与周围组织粘连固定、颈部淋巴结病理性肿大等。评估甲状腺结节的最主要目的是鉴别其良恶性，8%~16%的甲状腺结节为恶性。

《甲状腺结节和分化型甲状腺癌诊治指南（第二版）》指出，所有的甲状腺结节均应检测TSH、FT_4、FT_3，以明确是否甲状腺功能异常。本例患者的甲状腺功能正常，提示甲状腺结节无功能。血清Tg不能鉴别甲状腺结节的良恶性，是分化型甲状腺癌甲状腺全切术后和^{131}I治疗后监测残留、复发和转移的指标，怀疑甲状腺髓样癌时测定血清降钙素水平。

高分辨率超声是评估甲状腺结节最重要的影像学检查手段，对所有已知或怀疑的甲状腺结节均首选行超声检查。目前，国内外甲状腺结节危险性分类方法众多，韩国、欧洲、美国和中国都有各自的TIRADS。我国TIRADS简单易行，其中结节良性特征包括纯囊性、海绵样和伴有"彗星尾征"伪像的点状强回声（-1分），结节可疑恶性特征包括垂直位（+1分）、实性（低回声或低回声为主时，+1分）、极低回声（+1分）、点状强回声（可疑微钙化时，+1分）、边缘模糊/不规则或甲状腺外侵犯（+1分），根据以上结节的超声特征，计分后的结节危险性分类见病例30表1。本例患者的甲状腺TIRADS为3类。超声是颈部淋巴结的主要检查手段，用于术前淋巴结的评估和术后复发风险监测。

非手术条件下明确诊断甲状腺结节性质的方法主要有细针抽吸活检（FNAB）和组织学粗针活检（CNB）。推荐FNAB作为甲状腺结节术前首选的病理诊断方法。目前，我国仍以2017年版甲状腺细胞病理学Bethesda报告系统（TBSRTC）作为甲状腺FNAB细胞病理学的诊断分类，具体分类和恶性风险度如病例30表2所示。本例患者属于TBSRTC Ⅱ类，且BRAF基因V600E未检测到突变，进一步明确该患者为良性甲状腺结节。

病例30表1　C-TIRADS

C-TIRADS 分类	分值	恶性率
C-TIRADS 1	无分值 [a]	0%
C-TIRADS 2	−1	0%
C-TIRADS 3	0	< 2%
C-TIRADS 4A	1	2% ~ 10%
C-TIRADS 4B	2	10% ~ 50%
C-TIRADS 4C	3 ~ 4	50% ~ 90%
C-TIRADS 5	5	> 90%
C-TIRADS 6	–	活检证实的恶性结节

注：C-TIRADS：中国版甲状腺影像报告与数据系统；[a]：无结节，不赋分。

病例30表2　FNAB结果判定

类别	恶性风险度（%）	
	NIFTP 视作癌	NIFTP 不视作癌
Ⅰ类：不能诊断 / 不满意 [a]	5 ~ 10	5 ~ 10
Ⅱ类：良性	0 ~ 3	0 ~ 3
Ⅲ类：意义不明的非典型病变 / 意义不明的滤泡性病变	10 ~ 30	6 ~ 18
Ⅳ类：滤泡性肿瘤 / 可疑滤泡性肿瘤	25 ~ 40	10 ~ 40
Ⅴ类：可疑恶性	50 ~ 75	45 ~ 60
Ⅵ类：恶性	97 ~ 99	94 ~ 96

注：FNAB：细针抽吸活检；NIFTP：有乳头状癌细胞核特征的非浸润性滤泡型甲状腺肿瘤；[a]：两个名词意义相同。

在评估甲状腺结节良恶性方面，增强CT和MRI检查并不优于超声。拟手术治疗的甲状腺结节，术前可选择性行颈部CT或MRI检查，显示结节与周围解剖结构的关系，寻找可疑淋巴结，协助术前临床分期及制订手术方案。单纯依靠[18]氟代脱氧葡萄糖正电子发射断层扫描（[18]F-FDG PET）显像不能准确鉴别甲状腺结节的良恶性。必要时将CT、MRI和[18]F-FDG PET作为评估甲状腺结节的辅助手段。

良性甲状腺结节的治疗方法：良性甲状腺结节仅需定期随访，无症状且增长不快的良性结节无须特殊治疗。少数情况下，可选择手术治疗、内科治疗（TSH抑制治疗）、[131]I治疗以及消融治疗等。需要考虑手术治疗的良性甲状腺结节包括以下情况：①出现与结节明显相关的局部压迫的临床症状；②结节进行性生长，临床考虑有恶变倾向或合并甲状腺癌高危因素；③肿物位于胸骨后或纵隔内；④合并甲亢内科治疗无效，以及甲状腺自主性高功能腺瘤和毒性多结节性甲状腺肿。对于良性甲状腺结节通常没有特殊的内科治疗方案，应避免促进结节生长的危险因素，如甲减、碘缺乏、吸烟、头颈部电离辐射、肥胖和代谢综合征等危险因素。对于年轻的甲状腺结节患者伴有亚临床甲减时，可给予左甲状腺素治疗，但不推荐对甲状腺功能正常的良性甲状腺结节患者行TSH抑制治疗。甲状腺结节患者应保证适量碘摄入。[131]I用于治疗有自主摄取功能并伴有甲亢的良性甲状腺结节。

消融作为一种非手术治疗方法，可以实现原位根除或损毁结节的目的。目前，超声引导下经皮消融治疗主要包括经皮无水酒精/聚桂醇注射化学消融，以及射频消融、微波消融、激光消融及高强度聚焦超声等热消融方法。消融治疗具有精准安全、疗效确切、手术时间短、颈部无瘢痕、并发症发生率低、保留甲状腺功能等优势。消融治疗是进行性增大、有压迫症状、影响外观或思想顾虑过重影响正常生活，且不愿意接受手术的甲状腺良性结节患者可选择的治疗方法，但消融治疗前必须进行FNAB或CNB，明确病理诊断为良性，消融治疗后患者仍需进行长期随访。本例患者的甲状腺结节穿刺病理为TBSRTC Ⅱ类，BRAF基因V600E未检测到突变，良性甲状腺结节诊断明确，且患者有强烈的消融意愿，充分沟通并签署微波消融知情同意书后，予以实施微波消融治疗。

四、病例点评

本病例为青年女性，因"体检发现甲状腺结节1年"入院。患者在门诊定期复查甲状腺超声，甲状腺结节较前增大，门诊完善甲状腺结节细针穿刺及BRAF基因V600E突变检测，穿刺结果提示TBSRTC Ⅱ类，良性。BRAF基因V600E检测未检测到突变。结合病史、症状体征及辅助检查，诊断明确为甲状腺良性结节。入院后完善相关检查，排除消融手术禁忌证后予以行右侧甲状腺结节微波消融术，术后门诊随诊复查甲状腺超声提示甲状腺结节较前缩小。良性甲状腺结节多数情况下仅需随访，少数情况情况下需要采取手术治疗、内科治疗、[131]I治疗及消融治疗等。消融治疗具有安全、有效、创伤小、并发症少的优势，适用于进行性增大、有压迫症状、影响外观或思想顾虑过重影响正常生活，且不愿意接受手术的甲状腺良性结节患者可选择的治疗方法，对于2～4cm的甲状腺良性结节最为合适。

（病例提供者：孙洪平　江苏省中西医结合医院）

（点评专家：刘　超　江苏省中西医结合医院）

参考文献

[1]中华医学会内分泌学分会，中华医学会外科学分会，甲状腺及代谢外科学组中国抗癌协会，等.甲状腺结节和分化型甲状腺癌诊治指南（第二版）[J].中华内分泌代谢杂志，2023，39（3）：181-226.doi：10.3760/cma.j.cn311282-20221023-00589.

[2]Gharib H，Papini E，Garber JR，et al.AACE/ACE/AME medical guidelines for clinical practice for the diagnosis and management of thyroid nodules-2016 update[J].Endocr Pract，2016，22（5）：622-639.doi：10.4158/EP161208.GL.PMID：27167915.

[3]Paschke R，Cantara S，Crescenzi A，et al.European thyroid association guidelines regarding thyroid nodule molecular fine-needle aspiration cytology diagnostics[J].Eur Thyroid J，2017，6（3）：115-129.doi：10.1159/000468519.PMID：28785538.

一、病历摘要

（一）病史简介

患者女性，36岁，因"发现甲状腺乳头状癌9天"入院。

现病史：患者于2022年1月10日来我院进行常规查体，行甲状腺彩超发现甲状腺左叶低回声结节（TI-RADS 4b类），来我院内分泌科就诊，于2022年1月11日在我院超声介入科行甲状腺左叶低回声结节细针抽吸活检（FNAB），细胞病理提示：甲状腺乳头状癌。于2022年1月20日收住甲状腺外科，拟行手术治疗。

既往史：患者既往行剖宫产手术；无甲状腺疾病家族史。

（二）体格检查

体温36.4℃，脉搏75 次/分，呼吸17次/分，血压122/74mmHg。神志清，精神可，颈部对称，触诊甲状腺左叶结节感，质韧，无压痛，颈部未触及淋巴结肿大。双肺呼吸音清，未闻及干湿啰音。心率75次/分，律齐，心脏各瓣膜听诊区未及杂音。腹软，无压痛反跳痛，肝脾未及。四肢肌力、肌张力正常，双下肢无水肿。

（三）辅助检查

2022年1月10日甲功五项：促甲状腺激素（TSH）1.490μIU/ml（0.27～4.2μIU/ml），游离三碘甲状腺原氨酸（FT_3）4.40pmol/L（3.1～6.8pmol/L），游离甲状腺素（FT_4）14.60pmol/L（12.0～22.0pmol/L），抗甲状腺球蛋白抗体（TgAb）20.20U/ml（0～115U/ml），抗甲状腺过氧化物酶抗体（TPOAb）<9.00U/ml（0～35U/ml）。

2022年1月10日甲状腺超声：甲状腺大小尚可，内回声欠均匀，左叶探及0.6cm×0.7cm低回声结节，形态欠规则，边界欠清，中央见斑片状钙化；左叶另见0.8cm×0.4cm囊实性结节，形态规则，边界清，右叶未探及具体结节。CDFI：腺体内血流分布未见异常。甲状旁腺区未见明细异常回声，双侧颈部未见明显有意义肿大淋巴结。

病理细胞学结果提示：（甲状腺左叶低回声结节）甲状腺乳头状癌。

二、诊疗经过

入院诊断为：①甲状腺左叶乳头状癌；②结节性甲状腺肿；③剖宫产术后。入院后完善各项评估检查（血常规、肝肾功能、电解质、血糖、出凝血功能、炎症指标、心电图、胸部CT等），胸部CT提示：左肺下叶微小结节（直径3mm，边界清），建议随诊复查；术前检查无手术禁忌证。

于2022年1月21日行甲状腺左侧叶切除术＋颈部淋巴结清扫术；甲状腺术后组织病理结果：（甲状腺左叶及峡部）甲状腺乳头状癌（范围0.7cm×0.5cm），侵及局部甲状腺被膜，周围甲状腺呈结节性甲状腺肿伴桥本氏甲状腺炎改变。送检（喉前组织）少许增生的纤维脂肪组织，未见癌累及；查见淋巴结（2枚），未见癌转移（0/2）。送检（左6、7区）淋巴结内未见癌转移（0/5）。免疫组化结果：HBME-1（+），CK19（+），Galectin-3（+），CD56（-），BRAF V600E（+），Calcitonin（-）。

术后第2天予以左甲状腺素（LT4）75μg每日1次服用，2022年1月23日患者出院，进行门诊随访。随访血甲状腺激素、TSH、甲状腺球蛋白（Tg）水平及LT4用量调整（病例31表1）及变化趋势（病例31图1、病例31图2）。

2022年5月2日复查甲状腺彩超（术后3个月）：甲状腺术后，左叶及峡部左侧半已切除，相应区域未见明显异常回声。残余右叶横断面1.6cm×1.3cm，内回声欠均匀，未见明显结节。CDFI：腺体内血流信号未见异常。双侧颈部未见有意义肿大淋巴结。

2023年1月10日复查甲状腺彩超（术后1年）：甲状腺术后，左叶及峡部左侧半已切除，相应区域未见明显异常回声。残余右叶横断面1.6cm×1.2cm，内回声欠均匀，未见结节。CDFI：腺体内血流信号未见异常。双侧颈部未见有意义肿大淋巴结。

病例31表1　术后随诊血甲状腺激素、TSH、Tg水平及LT4用量调整

日期	FT$_3$（pmol/L）	FT$_4$（pmol/L）	TSH（μIU/ml）	TgAb（U/ml）	Tg（ng/ml）	甲状腺超声	LT4用量（μg）
术前	4.40	14.60	1.49	20.20		见报告	
2022年1月22日							术后起始75
2022年2月10日	4.86	16.30	1.22		0.18		125

续表

日期	FT$_3$ （pmol/L）	FT$_4$ （pmol/L）	TSH （μIU/ml）	TgAb （U/ml）	Tg （ng/ml）	甲状腺 超声	LT4用量 （μg）
2022年3月6日	7.42	24.80	0.06				125
2022年5月2日	6.77	26.8	＜0.005	41.30	0.16	见报告	112.5
2022年7月11日	5.83	24.5	＜0.005				100
2022年10月24日	4.34	19.30	0.05		0.09		100
2023年1月10日	4.42	19.00	0.25	16.30	0.16	见报告	100
2023年4月12日	4.44	17.30	0.56	20.10	0.40		100

　　TgAb：抗甲状腺球蛋白抗体；TSH：促甲状腺激素；FT$_3$：游离三碘甲状腺原氨酸；FT$_4$：游离甲状腺素；Tg：甲状腺球蛋白；LT4：左甲状腺素。参考值范围：TSH 0.27 ~ 4.2μIU/ml，FT$_3$ 3.1 ~ 6.8pmol/L，FT$_4$ 12.0 ~ 22.0pmol/L，TgAb 0 ~ 115U/ml，TPOAb 0 ~ 35U/ml。

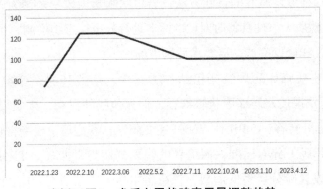

病例31图1　术后左甲状腺素用量调整趋势

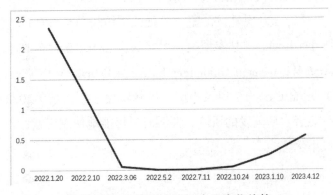

病例31图2　术后血TSH水平变化趋势

三、病例讨论

甲状腺乳头状癌（PTC）是最常见的甲状腺癌病理类型，约占全部甲状腺癌的90%。PTC又可分为经典型PTC（CPTC）、滤泡型PTC（FVPTC）、高细胞型PTC（TCPTC）等几种主要的亚型，以CPTC最多见；PTC的死亡率在各亚型之间也有较大差别，其中TCPTC、鞋钉型、柱状细胞型等少见病理亚型为侵袭性亚型。

PTC和甲状腺滤泡癌（FTC）合称为分化型甲状腺癌（DTC），一般来说，DTC预后较好，死亡率比较低。但PTC与FTC之间也存在差别，FTC比PTC更具有侵袭性。FTC的典型特征是有包膜的孤立肿瘤，常具有微滤泡结构，癌细胞呈立方形，较大，滤泡内多有少许胶质，无乳头状结构，浸润至血管者较浸润包膜者预后更差，高侵袭性FTC术中常见其侵袭周围组织及血管，约80%的高侵袭性FTC会发生远处转移。

FTC和PTC之间的鉴别主要依据其病理学检查，根据我国《超声引导下甲状腺结节细针穿刺活检专家共识及操作指南（2018版）》，需要按危险分层指导甲状腺结节患者的管理，推荐超声引导下甲状腺结节细针穿刺活检（US-FNAB）作为进一步确定甲状腺结节良恶性的诊断方法。若甲状腺超声改变疑诊为PTC，术前应做FNAB明确病变性质，条件具备时对FNA标本进行分子标志物检测，指导手术及预后评估。FTC经FNAB确诊率低，需要术后病理确诊。

该患者的主要临床病理特征包括：①女性，年龄36岁；②单个病灶，直径0.7cm；③病理发现侵及局部甲状腺被膜，但无包膜外浸润，未发现颈部淋巴结转移；④未发现远处转移；⑤BRAF V600E突变阳性；⑥病理学改变符合经典型PTC。根据AJCC（第8版）分期标准，该患者的病理分期为$T_{1a}N_0M_0$；TNM分期为 I 期。综合判断其复发风险分层为低危型，该患者术后不需要进行 ^{131}I 治疗，给予甲状腺素抑制治疗进行随访和动态评估，在术后1年内，将TSH水平抑制在0.1～0.5μIU/ml，动态随访1年后，未发现复发征象，可延长随访间期，将TSH水平抑制在0.5～2μIU/ml。控制目标和动态评估参照美国甲状腺协会2015年发布的《2015 American Thyroid Association Management Guidelines for Adult Patients with Thyroid Nodules and Differentiated Thyroid Cancer》以及中国《甲状腺癌诊疗指南（2022年版）》的要求，以尽量降低患者术后复发的风险，并同时尽可能地使左甲状腺素替代剂量对患者的身体影响最小化。

四、病例点评

随着超声诊断技术的普及和水平提高，甲状腺结节患者数量也在迅猛增加，虽然大部分患者无须进一步诊断治疗，但是仍有相当数量的甲状腺结节需要行US-FNAB进行良恶性鉴别，甚至手术治疗，因此，早期明确甲状腺结节的性质是决定进一步治疗的关键。甲状腺恶性肿瘤的规范化诊治需要多个学科合作，包括内分泌科、甲状腺外科、核医学科、超声科、病理科、健康管理科等，对甲状腺肿瘤进行筛查、诊断、治疗、随访和动态评估。

该病例为经典型PTC，在健康查体时发现，并及时明确诊断和手术治疗，术后进行随访和动态评估，估计预后较好。该病例在诊疗过程中，遵循新的诊疗指南，取得较好的效果。对该类患者的诊疗进展，下一步尚需结合其分子病理结果，尤其对致病基因的探索和临床应用方面进行研究和推广。

（病例提供者：牛佳鹏 青岛大学附属医院）

（点评专家：王 斐 青岛大学附属医院）

参考文献

[1]中国医师协会外科医师分会甲状腺外科医师委员会，中国研究型医院学会甲状腺疾病专业委员会，中国医学装备协会外科装备分会甲状腺外科装备委员会.超声引导下甲状腺结节细针穿刺活检专家共识及操作指南（2018版）[J].中国实用外科杂志，2018，38（3）：241-244.

[2]Tyttle RM，Haugen B，Perrier ND.Updated American Joint Committee on Cancer/Tumor-Node-Metastasis Staging System for Differentiated and Anaplastic Thyroid Cancer（Eighth Edition）：What Changed and Why？[J].Thyroid，2017，27（6）：751-756.

[3]Haugen BR，Alexander EK，Bible KC，et al.2015 American Thyroid Association Management Guidelines for Adult Patients with Thyroid Nodules and Differentiated Thyroid Cancer：The American Thyroid Association Guidelines Task Force on Thyroid Nodules and Differentiated Thyroid Cancer[J].Thyroid，2016，26（1）：1-133.

[4]中华人民共和国国家卫生健康委员会医政医管局.甲状腺癌诊疗指南（2022年版）[J].中国实用外科杂志，2022，42（12）：1343-1357，1363.

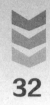

32

病例32　甲状腺髓样癌

一、病历摘要

（一）病史简介

患者女性，60岁，主因"发现右颈部肿物25年"就诊于我院内分泌科。

现病史：患者1996年无诱因出现右颈部肿物，位于右锁骨上窝，大小约2cm，质硬，有触痛，未诊治。2000年3月就诊于外院，行甲状腺超声：甲状腺肿大，右侧可见1.7cm×1.7cm×1.4cm，左侧可见3.0cm×2.5cm×2.3cm肿块，边界清楚，形态欠规则，回声不均，肿块内见砂粒样钙化。双侧颈部见多个肿大淋巴结相互融合；考虑甲状腺恶性病变伴颈部淋巴结转移。未行Ctn、CEA化验检查。2000年3月16日行"甲状腺左叶全切＋右叶次全切＋右颈部淋巴结切除术"，术后病理：甲状腺髓样癌。2000年4月患者再次出现右颈部肿物，大小、位置同前，查Ctn<100pg/ml，CEA 80μg/L；颈部增强CT：双侧颈区、左锁骨上窝见异常强化淋巴结，锁骨头水平、气管周围见不规则软组织影，增强后明显强化（术前已存在），不除外残余癌组织。2000年7月18日行"甲状腺右叶残留部分切除＋双侧颈部淋巴结清扫术"，术后病理：（左、右侧颈部）淋巴结内均见转移性甲状腺髓样癌，分别为3/4、10/14。术后长期LT4替代治疗，规律监测甲状腺功能并随诊。术后规律复查甲状腺超声提示双侧颈部多发小淋巴结，转移不除外。2014年起多次查Ctn>2000pg/ml，CEA 321.40～433.10μg/L。2005年起患者行腹部超声：肝右叶强回声结节，约2.0cm，考虑血管瘤可能，此后定期复查较前无明显变化。2019年12月行腹部动态增强MRI：肝右叶结节长T_1长T_2信号3.2cm×2.7cm肿块，增强后持续强化，DWI不均匀高信号，考虑良性肿瘤或肿瘤样病灶可能性大。2020年11月10日行PET/CT：右锁骨上区高代谢增大淋巴结，20mm×36mm，SUVmax 6.4，考虑转移可能；肝脏右叶稍高代谢病变，大小39mm×33mm，SUVmax 4.3，不除外恶性。为进一步诊治，2021年12月1日收住院治疗。

起病以来，偶有心悸、怕热、多汗，休息后可缓解；精神、食欲、睡眠可，二便如常，体重无明显变化。

既往史：过敏性鼻炎。

个人史、婚育史：无特殊。

家族史：患者2位姑姑患甲状腺髓样癌，患者父亲有2位兄弟和3位姐妹，母亲有3位姐妹，其余亲属无相关病史，女儿患甲状腺结节。

（二）体格检查

脉搏88次/分，血压127/76mmHg，BMI 24.13，腰围89cm。右锁骨上窝可触及一直径约3cm类圆形肿大淋巴结，质韧，有触痛，活动度差，边界尚清。颈前见一长约6cm手术瘢痕，右上腹见一弧形手术瘢痕，胸骨前凸，左前臂外侧见一直径约2cm类圆形褐色斑，双下肢无水肿。

（三）辅助检查

1. 甲状腺评估

2021年12月2日甲状腺功能＋甲状腺球蛋白：TSH 0.012μIU/ml，FT_3 3.26pg/ml，FT_4 1.38ng/dl，T_3 1.56ng/ml，T_4 14.10μg/dl，TPO-Ab、TG-Ab（－），Tg 0.23ng/ml；PCT 67.24ng/ml；Ctn＞1535pg/ml。

2021年12月2日甲状腺及颈部淋巴结超声：甲状腺切除术后，甲状腺床处未见明确囊实性结节，右侧颈部（Ⅲ区、Ⅳ区、Ⅴ区）见多个低回声淋巴结，主要位于Ⅴ区，较大者2.7cm×1.7cm，似由数个结节融合而成，皮髓质分界不清，周边及内部见丰富杂乱血流信号，结构异常，考虑转移性；左侧颈部见多个低回声淋巴结，较大者位于Ⅱ区，1.9cm×0.7cm，皮髓质分界尚清，未见异常血流信号。

2. 转移灶方面

2021年12月6日肿瘤标志物：CEA 431.0ng/ml，CA19-9 41.4U/ml，CA242 31.3U/ml，CA72-4、CA15-3、CA125、AFP（－）。

2021年12月6日^{18}F-FDG PET/CT：右颈根部代谢增高结节，大小2.0cm×3.3cm×2.4cm，SUVmax 4.5；肝尾状叶代谢增高灶，大小4.5cm×3.7cm×4.4cm，SUVmax 4.1，考虑为恶性病变转移灶可能。生长抑素受体显像：右颈部多发生长抑素受体表达增高灶，考虑神经内分泌肿瘤可能；肝尾状叶占位未见明确生长抑素受体高表达；肝顶及肝右叶多发占位，未见生长抑素受体高表达，性质待定。

2021年12月8日肝区动态MRI：肝S6段及肝顶部异常强化灶，肝S6段病灶大小35mm×22mm，结合病史考虑转移瘤可能；肝S8小囊性病变，性质待定；肝脏动脉晚期强化欠均匀，异常灌注可能。

2021年12月15日^{18}F-DOPA PET/CT：左侧上颈深部（Ⅱ区）、右侧颈深部及颈后区（Ⅲ区、Ⅴ区）、右侧锁骨上下区见多发DOPA摄取增高的淋巴结，大者横径2.0cm，SUVmax 7.5。肝右叶见一低密度影，大小3.6cm×2.6cm，DOPA摄取增高，

SUVmax 7.6，考虑转移。

3. 基因检测　RET基因突变：c.1832G＞A，p.Cys611Tyr。

二、诊疗经过

会诊：

基本外科：考虑为甲状腺髓样癌转移，颈部淋巴结活动度差，颈部手术可能效果不佳，可尝试手术治疗，但存在无法完整切除病灶可能。

肝脏外科、介入科：肝内占位考虑转移癌可能性大，肝内病灶可手术切除，亦可行肝动脉化疗栓塞术（TACE）+消融治疗。

肿瘤内科：患者存在RET突变，初始治疗可考虑RET抑制剂，化疗对该类型甲状腺肿瘤不敏感，暂不考虑。

主要诊断：甲状腺髓样癌，甲状腺左叶全切＋右叶次全切＋右颈部淋巴结切除术后复发，甲状腺右叶残留部分切除＋双侧颈部淋巴结清扫术后复发，肝脏转移癌可能。

考虑甲状腺髓样癌术后转移较明确，结合患者意愿，颈部淋巴结转移尝试手术治疗，术后可联合高选择性RET抑制剂或酪氨酸激酶抑制剂等药物。

2022年1月1日我院颈胸部增强CT：右侧颈部Ⅲ～Ⅴ区、右锁骨下第一肋外侧多发肿大淋巴结，转移可能，颈部肿物与颈内动脉、颈内静脉关系密切。

2022年1月6日于我院基本外科在全身麻醉下行双侧颈侧方淋巴结功能性廓清术（左Ⅱ、Ⅲ、Ⅳ、Ⅴ，右Ⅴ），病理：淋巴结转移性癌。

2022年2月22日于我院肝脏外科在全身麻醉下行右肝联合肝段切除术，病理：肝组织中可见转移性甲状腺髓样癌浸润（大小4.5cm×3.5cm×3cm），侵及肝被膜；可见脉管内癌栓；部分紧邻切缘。免疫组化：Calcitonin（＋），CgA（＋），Syn（＋），TTF–1（＋），CEA（＋），CK19（－），CK7（＋），Hepatocyte（－），Ki–67（index 2%），P53（－），CK17（＋），D2–40（癌栓+）。

2023年3月1日[18]F–DOPA PET/CT：与2021年12月6日[18]F–FDG PET/CT比较：右侧颈部Ⅲ区淋巴结，较前饱满并代谢增高，考虑转移可能。

我院门诊考虑患者新发颈部淋巴结转移，为孤立病灶，建议基本外科就诊，评估可否行手术切除，若手术难度大，可考虑RET抑制剂或多靶点激酶抑制剂治疗。

三、病例讨论

本例患者为中年女性，慢性病程，有甲状腺髓样癌家族史。1996年以发现右颈部肿物起病，2000年行手术治疗，术后病理提示甲状腺髓样癌伴双侧淋巴结转移。2005年发现肝右叶结节，2020年PET/CT考虑为恶性或转移性病变可能。监测Ctn及CEA明显升高，甲状腺及颈部淋巴结超声示右颈部淋巴结结构异常，皮髓质分界欠清，PET/CT提示淋巴结病灶代谢增高，基因检测提示RET基因突变。2022年行双侧颈侧方淋巴结功能性廓清术（左Ⅱ、Ⅲ、Ⅳ、Ⅴ，右Ⅴ），术后病理提示转移性甲状腺髓样癌。诊断方面，考虑为甲状腺髓样癌，术后复发，多发转移。

甲状腺髓样癌是一种来源于甲状腺滤泡旁细胞（C细胞）的恶性肿瘤，属于神经内分泌肿瘤，可分为散发性（75%~80%）和遗传性（20%~25%），后者包括多发性内分泌腺瘤病（multiple endocrine neoplasia，MEN）-2A、MEN-2B、家族性甲状腺髓样癌，通常具有起病年龄相对较轻、双侧病灶更多见、C细胞增生更常见、肿瘤体积更小、远处转移发生率更低的特点。MEN-2是一种由于RET基因激活突变所导致的常染色体显性遗传病，MEN-2A相对较常见，包括甲状腺髓样癌、嗜铬细胞瘤及甲状旁腺功能亢进，部分患者还可合并皮肤淀粉样变性苔藓、先天性巨结肠等表现。MEN-2B可不合并甲旁亢，但可出现类马凡样体征、肠道节细胞神经瘤等表现。

目前指南推荐对甲状腺髓样癌患者行基因筛查，不同基因型与甲状腺髓样癌表型存在关联，且可根据不同基因突变进行危险分层，决定患者及后代治疗策略。RET基因在1985年由日本学者报道，位于常染色体长臂10q11.21，包含21个外显子，1114个氨基酸，蛋白质包含胞外配体结合区、跨膜区、胞内酪氨酸激酶区三部分。RET基因突变主要集中于胞外半胱氨酸富集区及胞内酪氨酸激酶区。本例患者RET基因突变发生在第611位氨基酸，危险分层属中危，目前指南推荐对于中等风险的患者可进行随诊观察，无须预防性甲状腺切除。其女儿合并甲状腺结节，建议进行基因检测，若明确存在RET基因突变也可定期随诊观察。

本例患者甲状腺髓样癌多次出现术后复发、远处转移，若有手术机会可再次考虑手术治疗，若手术困难，鉴于本例患者存在RET基因突变，可考虑高选择性RET抑制剂，如普拉替尼（pralsetinib，BLU-667）、塞普替尼（selpercatinib，LOXO-292），已被多项权威指南推荐用于RET突变MTC患者的治疗。与多激酶抑制剂（MKIs）相比，具有更少的靶外不良反应、更有效的肿瘤生长抑制和持续的抗肿瘤活性。对于既往未接受过系统治疗的患者，应用普拉替尼的疾病缓解率可达71%，控制率达100%；而接受过凡德他尼或卡博替尼治疗的患者中疾病缓解率可达60%，疾病控制率达93%。塞普替尼的临床试验结果类似，对于未接受过酪氨酸激酶抑制剂治疗的患者疗效更佳。

在转移灶的筛查方面，生长抑素受体显像对病灶检出的个数更优，但PET/CT对于病灶的敏感性更佳。^{18}F–DOPA–PET/CT对于病灶的检出敏感性更优，且对于降钙素升高的患者检出率更高，研究表明在Ctn≥1000ng/L的患者中检出率高达86%，而Ctn<150ng/L的患者敏感性不到30%。有研究表明，32%的甲状腺髓样癌患者在起病时即有转移，多发转移灶及骨转移预后不佳，但肝转移预后相对较好。曾有研究总结了7例甲状腺髓样癌伴肝转移患者，均接受TACE治疗，平均肝占位病灶约3cm，7例患者对治疗均有反应，无进展中位时间平均为38个月。

本例患者甲状腺髓样癌术后发现右颈部淋巴结转移，手术治疗后Ctn下降不理想，且再次出现新发颈部淋巴结转移，鉴于新发病灶为孤立病灶，目前正在评估后续手术治疗以及靶向药物治疗。

四、病例点评

这是一例经典的甲状腺髓样癌病例，从起病初期的病情评估，到原发病灶手术治疗，再到复发转移后的转移灶评估与治疗，整个病程叙述清晰，于不同的病程阶段使用不同治疗方式，多科室合作的综合诊疗思路清晰。病例讨论中扩展了甲状腺髓样癌的最新进展，同时结合此病例分析，以此带来更为全面的知识内容，展现了缜密的临床思维。

（病例提供者：李乃适　刘　赫　中国医学科学院北京协和医院）

（点评专家：史晓光　中国医科大学附属盛京医院）

参考文献

[1]Saltiki K，Simeakis G，Anagnostou E，et al.Different outcomes in sporadic versus familial medullary thyroid cancer[J].Head Neck，2019，41（1）：154–161.doi：10.1002/hed.25463.Epub 2018 Dec 11.PMID：30548085.

[2]Chernock RD，Hagemann IS.Molecular pathology of hereditary and sporadic medullary thyroid carcinomas[J].Am J Clin Pathol，2015，143（6）：768–777.doi：10.1309/AJCPHWACTTUYJ7DD.PMID：25972318.

[3]Wells SA Jr，Asa SL，Dralle H，et al.Revised American Thyroid Association guidelines for the management of medullary thyroid carcinoma[J].Thyroid，2015，25（6）：567–610.doi：10.1089/thy.2014.0335.PMID：25810047；PMCID：PMC4490627.

[4]Ferreira CV，Siqueira DR，Ceolin L，et al.Advanced medullary thyroid cancer：pathophysiology and management[J].Cancer Manag Res，2013，5：57–66.doi：

10.2147/CMAR.S33105.PMID：23696715；PMCID：PMC3658436.

[5]Robert H，Lindsay B，Douglas B，et al.Thyroid Carcinoma，Version 2.2022，NCCN Clinical Practice Guidelines in Oncology[J].J Natl Compr Canc Netw，2022，20（8）：925-951.doi：10.6004/jnccn.2022.0040.PMID：35948029.

[6]Wirth LJ，Sherman E，Robinson B，et al.Efficacy of Selpercatinib in RET-Altered Thyroid Cancers[J].N Engl J Med，2020，383（9）：825-835.doi：10.1056/NEJMoa2005651.PMID：32846061.

[7]Lee SW，Shim SR，Jeong SY，et al.Comparison of 5 Different PET Radiopharmaceuticals for the Detection of Recurrent Medullary Thyroid Carcinoma：A Network Meta-analysis[J].Clin Nucl Med，2020，45（5）：341-348.doi：10.1097/RLU.0000000000002940.PMID：32049723.

[8]Araz M，Soydal Ç，Demir Ö，et al.The Role of ^{18}F-FDOPA PET/CT in Recurrent Medullary Thyroid Cancer Patients with Elevated Serum Calcitonin Levels[J].Mol Imaging Radionucl Ther，2023，32（1）：1-7.doi：10.4274/mirt.galenos.2022.81904.PMID：36815513；PMCID：PMC9950688.

[9]Romero-Lluch AR，Cuenca-Cuenca JI，Guerrero-V á zquez R，et al.Diagnostic utility of PET/CT with ^{18}F-DOPA and ^{18}F-FDG in persistent or recurrent medullary thyroid carcinoma：the importance of calcitonin and carcinoembryonic antigen cutoff[J].Eur J Nucl Med Mol Imaging，2017，44（12）：2004-2013.doi：10.1007/s00259-017-3759-4.Epub 2017 Jun 23.PMID：28646462.

[10]Park H，Yang H，Heo J，et al.Long-Term Outcomes and Causes of Death among Medullary Thyroid Carcinoma Patients with Distant Metastases[J].Cancers（Basel），2021，13（18）：4670.doi：10.3390/cancers13184670.PMID：34572897；PMCID：PMC8469864.

[11]Grozinsky-Glasberg S，Bloom AI，Lev-Cohain N，et al.The role of hepatic trans-arterial chemoembolization in metastatic medullary thyroid carcinoma：a specialist center experience and review of the literature[J].Eur J Endocrinol，2017，176（4）：463-470.doi：10.1530/EJE-16-0960.Epub 2017 Jan 18.PMID：28100632.

33

病例33 罕见的三种甲状腺癌并存的甲状腺碰撞癌

一、病历摘要

（一）病史简介

患者女性，53岁，因"发现甲状腺结节2年，甲状腺术后20余天"于2021年4月19日入我科。

现病史：患者2年前（2019年5月）于广东省某医院体检，行甲状腺彩超提示"双侧叶多发低无回声结节，右叶较大结节32mm×33mm×26mm，TI-RADS 4a类，左叶下部较大结节10mm×5mm，TI-RADS 3类"。患者自觉无心悸、怕热、多汗、食欲增加等不适，未予重视及处理。半年前患者自觉颈部进行性肿大，右侧尤甚，伴颈前异物感，无吞咽困难、呼吸困难、声音嘶哑，无发热、乏力、体重下降，患者仍未重视及处理。1个月前（2021年3月）至南方医科大学某医院就诊，复查甲状腺彩超提示"右叶中下极实性不均质回声（2.3cm×1.9cm×2.1cm）及近峡部实性低回声团伴钙化（1.2cm×0.46cm×0.84cm，TI-RADS 5类），左叶中极实性极低回声团伴钙化（0.68cm×0.64cm）及中上极实性极低回声团（0.37cm×0.31cm，TI-RADS 5类），左侧颈部Ⅳ区见异常淋巴结"。患者至我院就诊，查血降钙素11.11pg/ml，行超声引导下甲状腺结节细针穿刺术，细胞病理提示"甲状腺左侧叶结节涂片见甲状腺乳头状癌细胞；甲状腺右侧叶结节涂片见滤泡上皮细胞，符合良性结节；左颈Ⅳ区淋巴结涂片未见癌细胞"。患者2021年3月24日于我院甲状腺外科行"甲状腺双侧叶全切＋双侧中央区淋巴结清扫＋双侧喉返神经探查术"，术后病理及免疫组化结果提示：左甲状腺乳头状癌2个，大小分别约0.4cm×0.4cm×0.4cm和1cm×0.7cm×0.7cm。右结节性甲状腺肿，另见结节样肿物两个，其一大小约0.6cm×0.6cm×0.6cm，符合甲状腺髓样癌；其二大小约2.5cm×2.2cm×1.7cm，符合甲状腺未分化癌。中央区淋巴结（1/8）见甲状腺未分化癌转移。术后次日开始予"左甲状腺素片100μg 1次/日、骨化三醇0.25μg 2次/日"口服治疗，7天前（术后20天）开始予"索拉非尼0.2g 1次/日、安罗替尼12mg 1次/日"口服治疗。现为求进一步诊治于我科就诊，门诊以"甲状腺双侧叶甲状腺癌术后"收入我科。自起病以来，患者无胸闷、胸痛、心悸，无恶心、呕吐、腹痛、腹泻，无多汗、怕热、食欲增加，无吞咽困难、呼吸困难、声音嘶哑，无头晕、乏力，无皮疹、皮肤瘙痒等不适，胃纳正常，睡眠欠佳，每日排不成形便3～4次，小便正常，近1个月体重下降2kg。

既往史：否认甲状旁腺功能亢进症、嗜铬细胞瘤等病史；否认头颈部及全身放射史。

家族史：母亲因"肺腺癌"去世，曾行甲状腺穿刺（病理不详）；其他家庭成员未行恶性肿瘤及甲状腺疾病相关检查。

（二）体格检查

体温36.6℃，脉搏84次/分，呼吸20次/分，血压124/83mmHg，身高155cm，体重50.1kg，BMI 20.85。全身浅表淋巴结未触及肿大。颈前正中见一长约6cm的横行手术瘢痕。未触及甲状腺。双侧呼吸音清，未闻干湿性啰音。心率84次/分，律齐，心脏各瓣膜听诊区未闻及杂音。腹软，无压痛、反跳痛。双下肢无水肿。四肢肌力肌张力正常，生理反射正常，病理反射未引出。

（三）辅助检查

1. 入院前检查

2021年3月19日我院游离甲功三项：促甲状腺素（TSH）0.71mIU/L（0.55～4.78mIU/L），游离三碘甲状腺原氨酸（FT₃）5.0pmol/L（3.3～6.5pmol/L），游离甲状腺素（FT₄）15.74pmol/L（11.50～22.70pmol/L）。

2. 入院后检查

血常规、肝肾功能、血糖血脂谱、电解质无异常。

尿检：潜血：1+。粪便分析：潜血反应：弱阳性。

甲状腺功能七项：促甲状腺素（TSH）0.060mIU/L（0.550～4.780mIU/L），游离三碘甲状腺原氨酸（FT₃）5.32pmol/L（3.50～6.50pmol/L），游离甲状腺素（FT₄）23.88pmol/L（11.50～22.70pmol/L），甲状腺球蛋白抗体（TgAb）<15U/ml。

甲状腺球蛋白（Tg）：1.18ng/ml（0.00～20.00ng/ml）。降钙素（CT）<2.00pg/ml（0～11.5pg/ml）。癌胚抗原（癌胚抗原）0.8ng/ml（≤5ng/ml）。

甲状旁腺素、甲氧基去甲肾上腺素、甲氧基肾上腺素、皮质醇节律、尿游离皮质醇、午夜唾液皮质醇无异常。

超声：甲状腺术后，双侧叶低回声，拟术后改变可能性大。双侧颈部未见明显肿大淋巴结。双侧肾上腺区未见明显占位病变。

全身PET/CT显像：①"甲状腺双侧叶癌术后"，甲状腺双侧叶区可见斑片状软组织影，FDG代谢活跃，考虑术后改变可能性大。气管右旁少许小结节影，FDG代谢活跃，考虑术后改变与转移淋巴结鉴别，建议密切随诊；②左侧上颌窦黏膜下囊肿，双侧扁桃体炎，右肺上叶尖段、右肺中叶外侧段及左肺上叶尖后段小增殖灶可能，右肺门及纵隔多发反应性淋巴结；③肝内多发囊肿，左肾复杂囊肿可能，左侧肾上腺内侧肢腺瘤可能，升结肠生理性浓聚；④子宫肌瘤可能，右侧臀部皮下钙化灶，全身骨髓反应性增生；⑤余全身PET/CT影像未见明确结构及FDG代谢异常。

二、诊疗经过

1. 住院期间　结合患者病史及辅助检查，入院诊断考虑为：①甲状腺双侧叶甲状腺癌术后：甲状腺未分化癌（右侧叶单发）、甲状腺髓样癌（右侧叶单发）、甲状腺乳头状癌（左侧叶多发）；②双侧叶结节性甲状腺肿。入院后予左甲状腺素片100μg 1次/日抑制治疗、索拉非尼0.2g 1次/日及安罗替尼12mg 1次/日靶向治疗。同时完善相关检查后，包括多种类的甲状腺癌是否有局部及全身的侵犯及转移，是否存在多内分泌腺瘤病的可能。开展了多学科团队合作的大会诊，综合甲状腺外科、病理科、核医学科、肿瘤内科、放疗科的意见，评估各种肿瘤的TNM分期分别为甲状腺乳头状癌为$T_{1a}N_0M_0$ Ⅰ期、甲状腺髓样癌为$T_{1a}N_0M_0$ Ⅰ期、甲状腺未分化癌为$T_2N_{1a}M_0$ ⅣB期。患者的甲状腺乳头状癌位于甲状腺左侧叶单叶的多病灶、微小癌，其中一病灶侵犯甲状腺被膜，但没有甲状腺腺外侵犯，BRAF（+），没有淋巴结转移的证据，考虑复发风险为低危。治疗上没有^{131}I治疗的指征，以内分泌的TSH抑制治疗为主，结合患者术后存低水平的甲状腺球蛋白，治疗的TSH目标为0.1~0.5mIU/L。现患者TSH为0.060mIU/L，左甲状腺素片可减量。后续定期复查甲状腺功能、甲状腺球蛋白、甲状腺球蛋白抗体及甲状腺超声。并根据生化反应及结构反应进行动态评估。甲状腺髓样癌大小为0.6cm×0.6cm×0.6cm，未见明确脉管内癌栓，未侵犯甲状腺被膜；术后血清降钙素和CEA均正常。后续根据是否RET基因胚系突变及体细胞突变、突变类型，定期复查血清降钙素和CEA、影像学检查，根据血清降钙素倍增时间进一步制订下一步治疗策略。甲状腺未分化癌结节大小约2.5cm×2.2cm×1.7cm，从形态及免疫组化可确定为未分化癌，但内见大量纤维增生，仅见3个淋巴结转移，没有进一步化疗、靶向治疗的指征。目前没有多内分泌腺瘤病的证据。建议追踪泛癌肿425基因测序结果，且行颈部MR平扫及增强检查，指导下一步的治疗措施。患者停用靶向治疗，调整左甲状腺素片剂量为75μg 1次/日后出院。

2. 随访　泛癌种425基因高通量测序检测（外周血＋组织蜡块）：①检出

TP53、TERT基因变异（均为甲状腺低分化/未分化癌常见变异）；②检出RB1等基因5个体细胞变异（意义未明变异）；③未检出致病或可能致病胚系基因变异。

2021年5月4日我院颈部MRI平扫＋增强："双侧甲状腺全切除＋双侧中央区淋巴结清扫术后"复查，无前片对比：①现甲状腺区异常信号影，右侧稍著，考虑术后改变可能，建议隔期复查；②双侧颈部Ⅱ区小淋巴结。

患者仅服用左甲状腺素片75μg 1次/日进行TSH抑制治疗，后续后于中山大学肿瘤防治中心随访。

2021年5月31日中山大学某防治中心甲状腺彩超：原甲状腺左侧叶区混合回声灶，考虑术后改变；原甲状腺右叶区低回声团，术后改变与残余腺体鉴别？左侧颈部Ⅳ区淋巴结，考虑反应性淋巴结可能性大；右侧颈部Ⅵ区淋巴结。

2021年7月25日中山大学某防治中心TSH 0.007mIU/L（0.27～4.20mIU/L），FT_3 5.02pmol/L（3.1～6.8pmol/L），FT_4 22.90pmol/L（12.00～22.00pmol/L），TG 0.08ng/ml（3.50～77.00ng/ml），降钙素4.01pg/ml（0～18pg/ml），癌胚抗原0.89ng/ml（0.00～5.00ng/ml）。

2021年9月9日中山大学某防治中心甲状腺彩超：双侧颈部Ⅵ区及右侧颈部Ⅵ区小淋巴结，原甲状腺未见明显占位性病变。

2021年9月9日中山大学某防治中心TSH 0.013mIU/L（0.27～4.20mIU/L），FT_3 5.13pmol/L（3.1～6.8pmol/L），FT_4 22.00pmol/L（12.00～22.00pmol/L），TG 0.10ng/ml（3.50～77.00ng/ml），降钙素3.21pg/ml（0～18pg/ml），癌胚抗原1.11ng/ml（0.00～5.00ng/ml）。

三、病例讨论

患者中年女性，甲状腺全切术后，经组织病理及免疫组化检查明确诊断为甲状腺双侧叶甲状腺癌术后：甲状腺未分化癌、甲状腺髓样癌、甲状腺乳头状癌。为少见的三种癌并存的甲状腺碰撞癌。

患者甲状腺结节病史2年，超声显示甲状腺多个结节。近半年颈前肿大明显，超声显示甲状腺左侧叶结节有恶性结节的征象，采用美国影像学会制定的甲状腺影像报告和数据系统（ACR TI-RADS）分级为5类。进一步进行了超声引导下甲状腺结节细针穿刺，病理提示甲状腺左侧叶乳头状癌。尽管右侧叶结节穿刺为良性病变。基于右侧叶结节较大，手术医生采取了甲状腺双侧叶全切术。回顾患者的诊治过程，有几点值得注意，首先，对于甲状腺多个结节的患者，每一个结节都应该仔细进行良恶性的评估。其次，ACR TI-RADS对于甲状腺乳头状癌来说敏感性和特异性均较好。然而，对于甲状腺髓样癌和未分化癌，敏感性和特异性都不高。提示临床上还需要注意其他情况，如症状、体征、血清学检查。患者近期存颈前不适，血清降钙素水平在正常高值。可考虑复查血清降钙素，在穿刺过程中留取洗脱液进行降钙素的测定，并提醒细胞病理专家注意甲状腺髓样癌的可能，以提高诊断率。对于较大的结节，临床有怀疑时，可考虑进行超声引导下甲状腺结节的粗针穿刺、组织病理学检查，以助力诊断。

患者为三种癌并存的甲状腺碰撞癌，在治疗上既要考虑每种癌肿的治疗，也要综合考虑。总体上，应以恶性程度高的癌肿为主。甲状腺未分化癌（ATC）属于一种高度恶性的甲状腺肿瘤，预后极差，诊断后中位生存时间一般为5~6个月。既往研究报道，与一般类型的甲状腺未分化癌患者相比，意外发现的甲状腺未分化癌患者的预后更好。在既往研究中提示，甲状腺未分化癌预后不良的危险因素包括急性症状（包括发音困难、吞咽困难、呼吸困难等）、1个月内肿瘤快速增大、白细胞≥10 000/mm^3、肿瘤直径>5cm、远处转移等。在本病例中，患者为意外发现的甲状腺未分化癌，患者术前细胞病理提示甲状腺乳头状癌，为治疗乳头状癌行甲状腺双侧叶全切术，术后病理中意外发现未分化癌。患者甲状腺未分化癌大小约2.5cm×2.2cm×1.7cm，边界不清，肿物位于甲状腺被膜下，未见明确脉管内癌栓，甲状腺旁淋巴结（2/4）、中央区淋巴结（1/8）见甲状腺未分化癌转移，未见远处转移。根据TNM分期，患者甲状腺未分化癌为$T_2N_{1a}M_0$，ⅣB期。在本例患者不存在上述预后不良的危险因素。而且患者目前未合并其他基础疾病，预期生存时间较长。根据2021年美国甲状腺协会关于甲状腺未分化癌的指南，对于治疗意愿积极的患者，手术治疗后可考虑调强适形放疗，并同时进行全身治疗。本例患者病理学未分化癌结节中可见大量纤维增生，未分化癌占比不太高，结合患者意愿，最终采取了积极监测的治疗策略。

甲状腺髓样癌（MTC）是起源于甲状腺C细胞或滤泡旁细胞的肿瘤，是一种较少见的甲状腺恶性肿瘤。MTC可分为散发性和遗传性两类，遗传性MTC可分为3种：多发性内分泌腺瘤2A（MEN2A）、多发性内分泌腺瘤2B（MEN2B）和家族非多发性内分泌腺瘤性MTC（FMTC）。手术是唯一可能治愈MTC的方法。甲状腺髓样癌的预后主要与患者初次诊断时的肿瘤分期以及手术切除效果有关，患者的年龄、基因突变位点和术后降钙素倍增时间等也与预后密切相关。甲状腺髓样癌局部复发的主要危险因素包括甲状腺外侵犯、术后病灶残留、临床分期晚、淋巴结转移和纵隔受侵等。对于甲状腺髓样癌的术后随访，根据2015年ATA指南推荐MTC患者术后对降钙素、癌胚抗原、甲状腺功能、甲状腺超声等进行监测，根据术后降钙素水平调整随访间期。若患者降钙素低于检测值或处于正常范围内，可每6个月随访一次，1年后可每年随访一次；若患者降钙素高于正常值上限但<150pg/ml而且颈部超声等检查未发现MTC复发征象，则每3~6个月复查降钙素，确定降钙素倍增时间，并每6个月复查颈部超声；若患者降钙素>150pg/ml，则应行系统的影像学检查（包括颈部超声、胸部CT、颈部CT、肝脏三相对比增强CT或增强MRI、脊柱骨和骨盆MRI和骨扫描等）以寻找转移灶，定位后根据情况考虑再次手术或姑息治疗，若未定位则应每3~6个月查降钙素和癌胚抗原，每6~12个月重复影像学检查。本例患者中，甲状腺髓样癌大小约0.6cm×0.6cm×0.6cm，未见明确脉管内癌栓，未侵犯甲状腺被膜，未见淋巴结转移，未见远处转移。根据TNM分期，患者甲状腺髓样癌为$T_{1a}N_0M_0$ I期。本例患者手术完整切除肿瘤，降钙素在术后也降至检测水平以下，手术切除效果考虑生化治愈；患者不存在RET基因胚系及体系突变，对其进行了多发性内分泌腺瘤病的筛查，未发现患者合并甲状旁腺功能亢进、嗜铬细胞瘤等情况，患者的甲状腺髓样癌考虑为散发性。此外，患者不存在上述髓样癌局部复发的危险因素，术后半年内也未见降钙素升高。后续应该每半年随访一次，1年后可每年随访一次。MTC如有复发，可考虑手术或外放射治疗。MTC不需要TSH抑制治疗，予甲状腺激素替代治疗即可。

甲状腺乳头状癌（PTC）是甲状腺癌最常见的病理类型，手术治疗是其主要治疗手段。2015年ATA指南根据术中病理特征，包括病灶残留程度、肿瘤大小、病理亚型、包膜侵犯、血管侵犯程度、淋巴结转移特征、分子病理特征等，将PTC复发风险分为低、中、高风险，并利用这一分层系统指导TSH控制水平以及是否患者进^{131}I治疗。对于高危患者初始TSH目标值建议<0.1mIU/L，中危患者初始TSH目标建议0.1~0.5mIU/L。已行甲状腺全切或近全切的低危患者，若术后血清中检测不到Tg，TSH目标建议在0.5~2mIU/L；若术后血清检测到低水平Tg，TSH目标建议在0.1~0.5mIU/L。此外，指南强烈建议高危患者行^{131}I治疗，对低危分层患者并不推荐，中危患者则根据情况决定是否行^{131}I治疗。在本例患者中，甲状腺乳头状癌较大者1cm×0.7cm×0.7cm，侵犯甲状腺被膜，未见明确血管内癌栓，未见淋巴结转移，未见远处转移，TNM分期$T_{1a}N_0M_0$ I期，DTC复发风险分层低危，不考虑行^{131}I甲状腺清除治疗。另外患者术后甲状腺球蛋白水平低，TSH抑制目标为0.1~0.5mIU/L。

综合上述分析，本例患者的治疗顾及甲状腺未分化癌、甲状腺髓样癌、甲状腺乳头状癌的特点，在TSH抑制治疗的基础上，积极监测甲状腺功能、甲状腺球蛋白、甲状腺球蛋白抗体、降钙素、癌胚抗原、局部影像学检查，必要时全身影像学检查，及时发现肿瘤复发转移。

四、病例点评

这是一例罕见的甲状腺三癌并存的甲状腺碰撞癌。甲状腺癌是内分泌系统的恶性肿瘤，按病理类型可以分为乳头状癌、滤泡状癌、髓样癌、未分化癌。其中髓样癌和未分化癌较为少见，获得明确的诊断具有一定的挑战性。相较于乳头状癌和滤泡状癌，髓样癌和未分化癌预后差，尤其是未分化癌的生长速度较快，因此早期诊断和干预对患者预后至关重要。然而目前的超声分类系统对甲状腺髓样癌和未分化癌的敏感性和特异性均较低，容易造成漏诊。临床医生应该综合临床、生化、放射影像学和组织形态学进行评估，尤其是多结节时，应对每一结节进行仔细的评估。要重视血清降钙素水平的提示，临床医生多与细胞病理专家沟通，必要时可考虑粗针穿刺组织病理和免疫组化辅助诊断，以避免延误治疗。

此外，甲状腺癌诊治是通过在内分泌、甲状腺外科、病理科、肿瘤内科等多个科室之间的团队合作实现的，需要多个学科团队协助（MDT）。不同时期，患者的病情进展不同，采取的诊疗策略也不同。MDT针对病例展开深入讨论，有助于制订出适合患者的最佳的个体化管理策略。

（病例提供者：严悦溶　李筱慧　黄　铖　中山大学孙逸仙纪念医院）

（点评专家：徐明彤　中山大学孙逸仙纪念医院）

参考文献

[1]Bible KC，Kebebew E，Brierley J，et al.2021 American Thyroid Association Guidelines for Management of Patients with Anaplastic Thyroid Cancer[J].Thyroid：official journal of the American Thyroid Association，2021，31（3），337-386.https：//doi.org/10.1089/thy.2020.0944.

[2]Wells SA，Jr Asa SL，Dralle H，et al.Revised American Thyroid Association guidelines for the management of medullary thyroid carcinoma[J].Thyroid：official journal of the American Thyroid Association，2015，25（6），567-610.https：//doi.org/10.1089/thy.2014.0335.

[3]Haugen BR，Alexander EK，Bible KC，et al.2015 American Thyroid Association Management Guidelines for Adult Patients with Thyroid Nodules and Differentiated

Thyroid Cancer: The American Thyroid Association Guidelines Task Force on Thyroid Nodules and Differentiated Thyroid Cancer[J].Thyroid: official journal of the American Thyroid Association, 2016, 26 (1), 1-133.https: //doi.org/10.1089/thy.2015.0020.

[4]中华医学会内分泌学分会，中华医学会外科学分会内分泌学组，中国抗癌协会头颈肿瘤专业委员会，等.甲状腺结节和分化型甲状腺癌诊治指南[J].中华核医学与分子影像杂志，2013，33（02）：96-115.DOI：10.3760/cma.j.issn.2095-2848.2013.02.003.

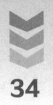

34

病例34 甲状腺乳头状癌伴甲状腺毒性腺瘤及甲状旁腺瘤

一、病历摘要

（一）病史简介

患者女性，53岁，因"发现甲状腺肿大28年"入院。

现病史：患者于28年前无意间发现甲状腺肿大，无心慌、出汗、手抖，无乏力、水肿，无胸闷、呼吸困难，未予特殊诊治。期间甲状腺逐步肿大，可触及结节，无触痛及吞咽困难。于2021年7月21日门诊就诊，甲状腺超声提示甲状腺体积增大并多发结节，考虑结节性甲状腺肿（TI-RADS 3类），当时未予特殊处理。于2022年2月17日复查超声提示结节性甲状腺肿（以上超声检查描述详见下述），患者拟行甲状腺结节射频消融术，遂收住院行术前评估。

既往史：患者体健，否认胃炎、肾结石、骨质疏松、骨折等疾病。

（二）体格检查

体温36.3℃，脉搏86次/分，呼吸18次/分，血压150/78mmHg，身高170cm，体重60kg，BMI 20.8。正常面容，甲状腺Ⅲ度肿大，可触及多发结节，无触痛，未闻及血管杂音。心、肺、腹查体未见明显异常，双下肢不肿，舌颤、手颤阴性。

（三）辅助检查

1. 入院前检查

甲状腺超声（2021年7月21日）：甲状腺体积增大，内回声不均匀，左叶见囊实性回声，大小5.1cm×4.4cm×3.4cm，边界清，以中等回声为主，内见蜂窝状不规则液性暗区，CDFI：内见网状血流信号。峡部见囊性回声，大小1.9cm×0.9cm，透声可。右叶上部及下部见中等回声结节，大小分别为1.6cm×1.1cm、1.6cm×1.1cm，均形态规则，边界清，右叶中部见囊实性回声，大小4.0cm×2.6cm×2.2cm，形态规则，边界清，以中等回声为主，内见细蜂窝状无回声区。双侧颈部未见有意义肿大淋巴结。超声提示：甲状腺体积增大并多发结节，考虑结节性甲状腺肿（TI-RADS 3类）。

甲状腺超声（2022年2月17日）：检查所见：甲状腺体积增大，内回声不均匀，腺体内见多发囊实性结节，右叶大者3.6cm×2.5cm×2.2cm，峡部大者2.5cm×2.6cm×1.8cm，左叶大者4.5cm×4.5cm×3.0cm。均边界清，形态欠规则，部分结节呈融合状，部分结节内见条状强回声，CDFI：余腺体内血流信号未见明显异常。双侧颈部未见有意义肿大淋巴结。超声提示：甲状腺结节，考虑结节性甲状腺肿（TI-RADS 3类）。

2. 入院后检查

甲状腺功能：FT_3 8.32pmol/L（3.1～6.8pmol/L），FT_4 23.50pmol/L（12.8～21.3pmol/L），TSH<0.005mIU/ml（0.75～5.60mIU/ml），TPOAb 17.46U/ml（0～34U/ml），TgAb 13.90U/ml（0～115U/ml），Tg 40.50ng/ml（3.5～77ng/ml），TRAb<0.80U/L（0～1.75U/L），降钙素9.89pg/ml（0～18pg/ml）。甲状腺旁腺：PTH 1028.0pg/ml（15～65pg/ml），血清钙3.32mmol/L（校正钙3.21mmol/L），血清磷0.68mmol/L；复查PTH 992.0pg/ml，血清钙3.17mmol/L，血清磷0.69mmol/L。生化：白蛋白44.6g/L，谷丙转氨酶16.4U/L，谷草转氨酶15.6U/L，肌酐56.7μmol/L，eGFR 106ml/（min·1.73m²），尿酸267μmol/L，空腹血糖5.61mmol/L，LDL-C 1.69mmol/L。

甲状腺超声（2022年4月14日）：检查所见：甲状腺形态饱满，左叶横断面4.5cm×3.7cm，右叶横断面4.4cm×3.7cm，峡部厚0.6cm，内回声不均匀，腺体内见多个囊实性、海绵样结节，左叶大者6.8cm×5.8cm，呈融合状，右叶大者4.4cm×2.6cm，峡部大者2.3×1.5cm。均边界尚清，内见液性回声及片状强回声。CDFI：余腺体内血流信号未见明显昇常。双侧颈部未见明显有意义肿大淋巴结。超声提示：甲状腺结节（TI-RADS 3类）。

进一步完善甲状腺静态显像，结果提示：①右叶甲状腺"热结节"可能性大；②左叶甲状腺结节性肿大，未见明显摄取显像剂，考虑功能受抑制（病例34图1）。

完善甲状旁腺静态显像、骨密度及全身骨显像，结果提示：甲状旁腺显像及融合显像结论：左叶甲状腺中部外侧结节，考虑甲状旁腺瘤可能（病例34图2）；骨密度：腰椎T值-3.73；股骨T值-2.03；骨质疏松；全身骨显像：①全身骨显像呈代谢性骨病征，考虑甲旁亢所致；②脊椎退行性变可能性大。

因患者存在甲状旁腺功能亢进症，我们进一步对多发性内分泌腺瘤病（MEN）的其他组分，如垂体瘤、肾上腺嗜铬细胞瘤等进行了筛查。

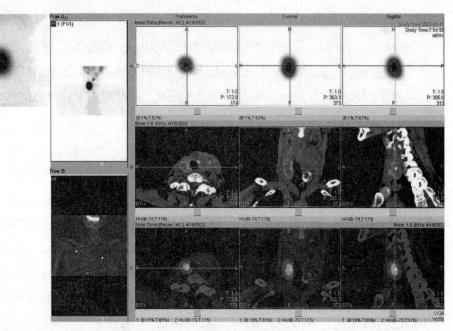

病例34图1　患者甲状腺ECT

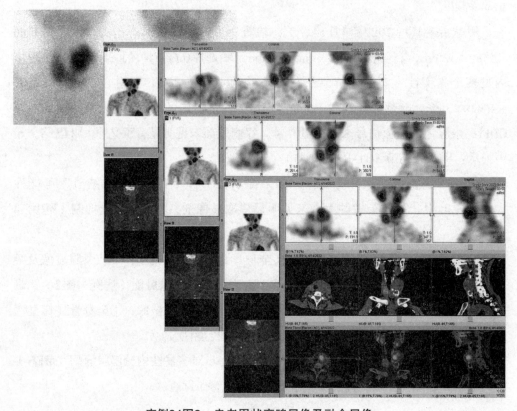

病例34图2　患者甲状旁腺显像及融合显像

具体结果为：ACTH-皮质醇节律：ACTH（8am-4pm-0am）11.62pg/ml-12.99pg/ml-10.91pg/ml；皮质醇（8am-4pm-0am）254.00nmol/L-270.60nmol/L-149.50nmol/L。行小剂量地塞米松抑制试验（1mg午夜一次法）：ACTH 6.91pg/ml，皮质醇90.00nmol/L。RAS立位：肾素活性4.13ng/（ml·hr），醛固酮188.00pg/ml，ARR 4.55。性腺激素：黄体生成素29.49U/L，卵泡刺激素43.65U/L，泌乳素129.73mIU/L，雌二醇<36.70pmol/L，孕酮0.46nmol/L，睾酮0.66nmol/L。生长激素轴：生长激素0.32ng/ml，胰岛素样生长因子-1 97.52ng/ml。以上结果未见明显异常。

完善泌尿系超声未见肾结石，进一步完善肾上腺薄层CT及垂体MRI平扫，提示：左侧肾上腺局部略显饱满；垂体形态未见明显异常。

二、诊疗经过

完善上述检查后，考虑患者诊断为：甲状腺功能亢进症、甲状腺自主高功能腺瘤、甲状旁腺功能亢进症、甲状旁腺腺瘤、继发性骨质疏松症、结节性甲状腺肿。

明确诊断后，患者转入我院耳鼻喉头颈外科行手术治疗。术前确定的手术方案为：双侧甲状腺肿物探查切除术+左侧甲状旁腺探查切除术+甲状腺腺叶部分切除术。于2022年4月25日在全身麻醉下手术。术中看到患者的甲状腺左叶下极质韧肿物，直径约2cm、深面见一质韧肿物，直径约1cm，突破甲状腺被膜生长，与气管前壁相粘连，送检冰冻提示甲状腺乳头状癌。故术中实际确定的手术方案为甲状腺双侧叶全切术+左颈Ⅵ区淋巴结清扫术+左侧甲状旁腺腺瘤切除术。

术后病理科报告回示：病理1：甲状旁腺腺瘤；病理2：（甲状腺左叶肿物）甲状腺乳头状癌（直径1cm），病理学分期：$pT_{1a}N_{1a}M_x$，免疫组化结果：CK19（+），HBME-1（+），Galectin-3（+），CD56（弱+），BRAF V600E（+），Ki-67（阳性率约1%）；病理3：（甲状腺右叶）结节性甲状腺肿伴囊性变及钙化。病理4：（左Ⅵ区）淋巴结内见癌转移（4/6），另见少许甲状旁腺组织。

术后予雾化吸入、补钙、补充维生素D、LT4替代及抑制TSH等综合治疗。患者病情平稳后于2022年4月30日好转出院。出院诊断：甲状旁腺功能亢进症、甲状旁腺腺瘤（切除术后）、继发性骨质疏松症、甲状腺功能亢进症、甲状腺自主高功能腺瘤（切除术后）、甲状腺乳头状癌（$T_{1a}N_{1a}M_x$）、结节性甲状腺肿。经手术治疗以及随后的LT4抑制TSH治疗、钙及维生素D抗骨质疏松等综合治疗，患者PTH及血钙水平均明显下降（病例34图3、病例34图4），并且根据血钙水平及时调整钙、活性维生素D的剂量。因患者甲状腺乳头状癌术后，应用LT4，TSH抑制在0.1mIU/ml以下，而FT₃、FT₄在正常范围或稍高水平（病例34表1）。

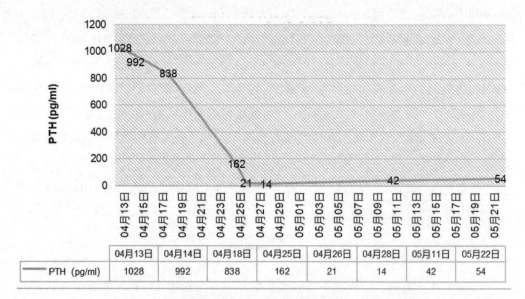

	04月13日	04月14日	04月18日	04月25日	04月26日	04月28日	05月11日	05月22日
PTH（pg/ml）	1028	992	838	162	21	14	42	54

病例34图3　术后PTH水平变化

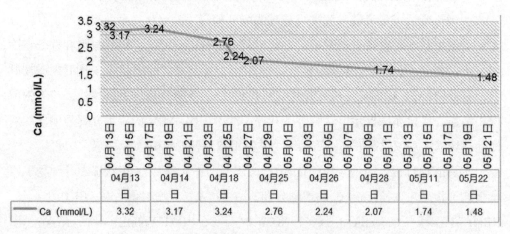

	04月13日	04月14日	04月18日	04月25日	04月26日	04月28日	05月11日	05月22日
Ca（mmol/L）	3.32	3.17	3.24	2.76	2.24	2.07	1.74	1.48

病例34图4　术后血钙水平变化

病例34表1　患者手术前后甲状腺功能指标变化

日期	2022年4月13日	2022年4月16日	2022年4月21日	2022年4月24日	2022年5月11日	2022年5月22日
FT₃（pmol/L）	8.32	9.99	6.05	5.37	3.54	3.11
FT₄（pmol/L）	23.5	26.6	26.3	25.3	20	19.6
TSH（mIU/L）	< 0.005	< 0.005	< 0.005	< 0.005	0.006	0.033

三、病例讨论

本例患者系中年女性，拟行超声引导下甲状腺结节射频消融术，在术前评估时我们意外发现患者存在甲状腺毒症、高钙血症。进一步完善检查后，该患者诊断：甲状腺自主高功能腺瘤、甲状旁腺腺瘤（PHPT）。在外科手术过程中，我们在术中探查时发现可疑结节，术中快速冰冻病理提示甲状腺乳头状癌（PTC），遂改变术式，且术后病理证实PTC存在区域淋巴结转移。最终诊断为：甲状腺乳头状癌（$T_{1a}N_{1a}M_x$）、甲状腺功能亢进症、甲状腺自主高功能腺瘤、甲状旁腺功能亢进症、甲状旁腺腺瘤、继发性骨质疏松症、结节性甲状腺肿。本例患者的"甲状腺自主高功能腺瘤"诊断是依据甲状腺核素显像等结果，诊断并无疑难之处，且现今甲状腺/旁腺功能亢进症合并甲状腺癌也屡见报道，但如此多种甲状腺/旁腺疾病发生在同一患者中仍属罕见。通过查阅文献，仅有3篇与之相似的病例报告，基本信息总结如病例34表2。我们将该患者术后3份组织样本（PHPT、PTC、甲状腺右叶肿物）送华大基因行全外显子检测，遗憾的是未发现上述3种病变存在共同的致病基因，同下表中病例2报道的情况相一致。

病例34表2 3篇病例报告概况

参数	病例1	病例2	病例3
报告年份	1997年	1998年	2020年
报告国家	澳大利亚	日本	中国
患者性别	女	女	女
患者年龄	52岁	67岁	27岁
临床特征	高钙	甲亢、甲状腺肿较前增大、高钙	腹痛、恶心、呕吐、高钙
临床诊断	甲旁亢、结节性甲状腺肿、PTC（术中）	甲亢（高功能腺瘤）、甲旁亢、滤泡性肿瘤、PTC（术中）	甲旁亢、PTC（FNA）、滤泡性肿瘤
基因检测	未做	相互独立	未做

本例患者，仅仅表现为甲状腺结节逐步增大而缺乏其他典型的甲状腺毒症、高钙血症、骨痛、病理性骨折等临床表现，起病隐匿，从而直到拟行射频消融术前的全面评估才得以明确诊断。该患者多种甲状腺/旁腺疾病是同时发生抑或是先后发生，尚不明确，值得我们进一步探讨。甲状旁腺功能亢进与甲状腺功能亢进在病因上的关系，目前仍存在争议。甲状腺功能亢进症患者也常表现为高钙血症（23%），但多数无症状。目前也有报告指出：在甲状腺功能亢进高钙血症中，大

约1%的病因为原发性甲状旁腺功能亢进。有研究认为，甲状腺激素对肾上腺素能受体的持续刺激可能导致甲状旁腺功能亢进，这可能是通过甲状腺激素诱导甲状旁腺细胞上的β-肾上腺素能受体介导的。在甲状腺功能亢进患者的甲状腺组织中发现隐匿性甲状腺癌并不奇怪。与GD相比，甲状腺自主高功能腺瘤或毒性结节性甲状腺肿与甲状腺癌更为相关。PHPT和PTC之间关系的机制亦尚未明确。有学者认为：高钙血症可能增加对甲状腺的致癌作用，基于共同的胚胎起源，高PTH，低1，25-（OH）$_2$D$_3$，高钙血症导致高水平的血管生长因子、胰岛素样生长因子、上皮生长因子等，这促进了甲状旁腺瘤和甲状腺乳头状癌的形成。

在治疗上，单纯甲状腺肿一般是不行手术治疗的。当出现以下情况时则考虑手术：①出现与结节相关的局部压迫症状；②合并甲状腺功能亢进，内科治疗无效；③肿物位于胸骨后或者纵隔内；④结节进行性生长，临床考虑有恶变倾向或者合并甲状腺癌的高危因素。此外，因外观或者思想顾虑过重影响正常生活而强烈要求手术者，可作为相对适应证。对于PHPT而言，手术为首选的治疗方法。其手术指征包括：①有症状的PHPT患者；②无症状的PHPT患者合并以下任一情况：a.高钙血症，血钙高于正常上限0.25mmol/L（1mg/dl）；b.肾损害，eGFR低于60ml/（min·1.73m^2）；c.任何部位骨密度值低于峰值骨量2.5个标准差（T值<-2.5），和（或）出现脆性骨折；d.年龄<50岁；e.患者不能耐受常规随访。而对于甲状腺自主高功能腺瘤［2022版《中国甲状腺功能亢进症和其他原因所致甲状腺毒症诊治指南》中称为毒性甲状腺腺瘤（toxic thyroid adenoma，TA）］，切除腺瘤是首选的方法，往往能迅速解除低TSH对周围正常甲状腺组织的抑制作用，从而恢复正常功能。故多数学者主张手术治疗。但老年患者或有手术禁忌、不愿手术者，仍可选用^{131}I治疗。无手术条件的患者或有多发性结节者，可用放射性^{131}I治疗。若为毒性甲状腺腺瘤，还可考虑超声引导下经皮酒精注射或射频消融术。结合该患者实际，我们在术前确定手术方案是：双侧甲状腺肿物探查切除术＋左侧甲状旁腺探查切除术＋甲状腺腺叶部分切除术。术中我们看到患者的甲状腺左叶下极质韧肿物，直径约2cm、深面见一质韧肿物，直径约1cm，突破甲状腺被膜生长，与气管前壁相粘连，送检冰冻提示甲状腺乳头状癌。故术中我们实际确定的手术方案为甲状腺双侧叶全切术＋左颈Ⅵ区淋巴结清扫术＋左侧甲状旁腺腺瘤切除术。

在PHPT患者中，甲状腺结节的发病率较高，为12%~52%。墨西哥报告中，在接受甲状旁腺切除术的PHPT患者中，甲状腺癌的发病为5%（在2510例PHPT患者中有128例甲状腺癌），范围在3.3%~15%。尽管如此，到目前为止，ATA指南并没有考虑PHPT是甲状腺癌的危险因素。鉴于此，我们建议对PHPT患者应特别怀疑

PTC，即使是小的甲状腺结节，也应进行全面的术前甲状腺检查，包括FNA（即使不足1cm），或在术中采用一种非传统的手术方法（即术中活检甲状腺小结节）对PHPT患者可能是有益的。

本例甲状腺腺瘤、甲状腺乳头状癌及甲状旁腺腺瘤同时并存且超声表现均不典型的这种情况极为罕见。针对该患者甲状腺超声表现不典型的原因，为此我们也进行了MDT讨论：超声对甲状旁腺病变具有高度的敏感性与特异性，可达80%～90%。有研究表明大约2%的甲状旁腺肿物内部可见囊性成分，可能由腺瘤增生退行性变、出血所致，或者腺体中央区供血不足、坏死液化所致，是腺瘤的一种特殊现象，特别是邻近甲状腺内存在多发结节时，最易被误诊为甲状腺结节。此病例甲状旁腺超声表现不典型原因可能为：①伴有甲状腺多发囊实性结节；②甲状旁腺腺瘤较大伴有囊变；③与甲状腺之间高回声分隔未显示。甲状腺腺瘤是甲状腺常见的良性肿瘤，有20%为功能自主性，约有10%的腺瘤可发生癌变。部分甲状腺腺瘤内可出现囊性变、出血、坏死、钙化和纤维化等改变，其超声表现与结节性甲状腺肿有许多相似之处，鉴别上较为困难。根据某些发病特点，我们可以做出倾向甲状腺腺瘤的超声诊断，比如：单发结节，形态规则，圆形或椭圆形，边界清楚，周边可有包膜或低回声晕；CDFI见腺瘤周边有血流环绕，周边血流多于内部血流；超声造影呈现"快进慢出"的造影模式。另外，该患者多次复查甲状腺超声，我们观察到其峡部结节短期内变化较大，可能亦提示其存在多发甲状腺结节增长而后发生融合的可能。该患者甲状腺恶性结节漏诊原因：甲状腺多发结节，轮廓增大；本例患者甲状腺恶性结节较小且深入气管后方，超声无法显示。对于甲状腺功能及甲状旁腺激素异常但超声检查无提示的情况，建议结合核医学检查。

四、病例点评

本例患者结节性甲状腺肿、甲状旁腺腺瘤、甲状腺自主高功能腺瘤致甲亢、甲状腺乳头状癌，这4种疾病集于一身，且临床表现、超声表现均不典型，极为罕见。本例患者原本为行超声引导下甲状腺结节射频消融而住院，恰恰是因为常规术前检查发现异常为端倪，才牵出后续一系列问题，最终凭借手术探查及术中冰冻病理检查，才得以全见患者的完整诊断，避免了误诊、漏诊，为患者选择了正确的治疗方式。这个患者带给我们如下启示：首先是多学科诊疗在我们临床工作的重要性；其次，超声引导下甲状腺结节射频消融术，术前包括FNA在内的详细评估非常必要及重要；再次，对PHPT合并甲状腺结节的，其结节为恶性的概率可能较高，应在术中对发现的结节行冰冻病理，避免漏掉可能的甲状腺癌，这样可能使患者获益；最后，临床疾病的诊治，是不可能也不可以仅仅靠一项/一次检查结果来确定的，对于不典型临床表现或不典型检查结果的患者，系统全面的问诊、体格检查、辅助检查相互有机地结合起来，才是为患者确诊或避免医疗差错的可取之道。针对该病例的讨论及分析的不足之处：虽然在基因层面上完善了全外显子的检测未能发现共同的致病基因，但外显子、内含子等等都是同样重要的，针对该患者发病的基因基础是否有共通性，还是值得进一步研究和讨论的。

（病例提供者：赵宇航　青岛大学附属医院）

（点评专家：张海清　山东第一医科大学附属省立医院　王　斐　青岛大学附属医院）

参考文献

[1]Kirkwood ID，Chatterton BE，Malycha P，et al.Autonomous thyroid adenoma，papillary thyroid carcinoma，and ectopic parathyroid adenoma in a patient with primary hyperparathyroidism and a nontoxic multinodular goiter[J].Clin nucl med，1997，22（7）：491-493.

[2]Sato Y，Sakurai A，Miyamoto T，et al.Hyperfunctioning thyroid adenoma concomitant with papillary thyroid carcinoma，follicular thyroid adenoma and primary hyperparathyroidism[J].Endocr j，1998，45（1）：61-67.

[3]Li Q，Xu XZ，Shi JH.Synchronous parathyroid adenoma，papillary thyroid carcinoma and thyroid adenoma in pregnancy：a case report[J].World j clin cases，2020，8（21）：5426-5431.

[4]滕卫平，单忠艳.甲状腺学[M].沈阳：辽宁科学技术出版社，2021：308-313.

[5]中华医学会内分泌学分会.中国甲状腺功能亢进症和其他原因所致甲状腺毒症诊治指南[J].中华内分泌代谢杂志，2022，38（8）：700-748.

一、病历摘要

（一）病史简介

患者男性，49岁，因"甲状腺滤泡癌二次术后2个月"入院。

现病史：患者因"查体发现甲状腺结节，TI-RADS 5级"就诊于当地医院，于2018年12月9日行"甲状腺左叶切除＋左侧喉返神经解剖术"，术中见：甲状腺左叶轮廓增大，形态失常，气管偏右，腺体内多发结节样改变，部分融合成团，向腺体后方突出，至颈内动脉后方，直径约6cm，质韧，边界清、形态规则，未突破包膜。术后病理：（甲状腺左叶）甲状腺滤泡肿瘤，经广泛充分取材，可见广泛被膜侵犯及脉管癌栓，符合甲状腺滤泡癌（大小6.2cm×5.5cm×4.5cm）；免疫组化CD56部分（＋），BRAF^{V600E}（－）。后患者于2019年1月26日行"右甲状腺叶切除术"。术中见：右甲状腺叶实质内及一结节，直径约0.5cm大小，质地韧。术后病理：（右甲状腺叶）结节性甲状腺肿，"喉前淋巴结"少许甲状腺、纤维脂肪组织及肌肉组织。患者术后恢复良好，无饮水呛咳，无声嘶，无发热，无四肢麻木、搐搦。术后曾口服"左甲状腺素100μg 1次/日"1个月余，目前已停服并进行低碘饮食3周，现因甲状腺癌可疑双肺转移为进一步行^{131}I治疗来院。患者目前一般状态良好，饮食睡眠可，无乏力，无便秘，小便无明显异常。自起病以来体重无明显变化。

既往史：否认高血压、心脏病史，否认糖尿病、脑血管疾病、精神疾病史，否认肝炎、结核等传染史，否认食物、药物过敏史。

个人史：无吸烟史，无饮酒嗜好，无吸毒史，无疫区、疫情、疫水接触史，无牧区、矿山、高氟区、低碘区居住史，否认颈部照射史，否认甲状腺疾病家族史。

（二）体格检查

体温36.5℃，脉搏84次/分，呼吸19次/分，血压131/78mmHg。中年男性，发育正常，营养良好，无甲减面容，自主体位，神志清楚，查体合作。颈前可见20cm U形手术瘢痕，切口愈合良好，甲状腺未触及，颈部未触及肿大淋巴结。双侧呼吸音稍增强，未闻及明显干湿啰音。心率84次/分，律齐，心脏各瓣膜听诊区未及明显杂音。腹软，无抵抗。胫前无黏液性水肿。

（三）辅助检查

1. 外院检查

颈＋胸平扫＋增强CT（2019年1月）：①结合临床，甲状腺左侧叶肿瘤术后，术区结节灶，建议结合手术情况；②双肺及胸膜转移，纵隔及肺门淋巴结转移。

第1次术前甲状腺相关血清学指标：游离T_3 6.35pmol/L（3.95～6.8pmol/L），游离T_4 23.62pmol/L（12～24pmol/L），促甲状腺素0.15μIU/L（0.27～4.2μIU/L），甲状腺球蛋白抗体TgAb 150.7U/ml（0～115U/ml），甲状腺球蛋白Tg 450.2ng/ml（1.4～78ng/ml）。

2. 本次入院后检查　完善各项评估检查，血常规、肝肾功能、电解质、血糖、出凝血功能、心电图等未见明显异常。

甲状腺相关血清学指标：游离T_3 2.06pmol/L（3.95～6.8pmol/L），游离T_4 3.48pmol/L（12～24pmol/L），促甲状腺素63.32μIU/ml（0.27～4.2μIU/ml），甲状腺球蛋白抗体127.1U/ml（0～115U/ml），甲状腺球蛋白2300.7ng/ml（1.4～78ng/ml）。

颈部超声：甲状腺切除术后，甲状腺床区未见异常回声，双侧颈部未探及明显异常淋巴结。

二、诊疗经过

结合患者病史、症状、体征、辅助检查，入院诊断考虑为：甲状腺滤泡癌术后，淋巴结转移，肺转移（$pT_3N_1M_1$ Ⅱ期）。根据ATA 2015指南及国内指南，患者复发危险分层为高危。术后实时动态评估：游离T_3 2.06pmol/L（3.95～6.8pmol/L），游离T_4 3.48pmol/L（12～24pmol/L），促甲状腺素63.32μIU/ml（0.27～4.2μIU/ml），甲状腺球蛋白抗体127.1U/ml↑（0～115U/ml），甲状腺球蛋白2300.7ng/ml（1.4～78ng/ml）。距离术前增强CT已过2个月，尿碘0.23μmol/L，尿碘/尿肌酐32.21μmol/L Cr。

综合上述，①临床病理学特征；②死亡及复发风险；③实时动态评估，患者刺激性甲状腺球蛋白（stimulated thyroglobulin，s-Tg）、甲状腺球蛋白抗体（thyroglobulin-antibody，TgAb）水平及术前CT结果均提示存在远处转移，评估该患者具备[131]I治疗指征，治疗目的为清甲＋清灶治疗，以降低复发率、延缓疾病进展，改善肿瘤特异性生存期及无病生存期。与患者及家属充分告知病情、[131]I治疗必要性和可能发生的不良反应，患者及家属同意行[131]I治疗。患者于2019年3月26日行第1次[131]I治疗，治疗剂量200mCi，并给予泼尼松、维生素C、奥美拉唑预防不良反应。治疗过程顺利，患者无颈部肿胀、腮腺区胀痛等不适。治疗后全身[131]I显像及

SPECT/CT示：甲状腺床区、左颈Ⅵ区、双肺内见多处^{131}I摄取，影像诊断：甲状腺癌术后^{131}I治疗后，颈部淋巴结转移，双肺转移（病例35图1）。后规律口服左甲状腺素150μg 1次/日，期间两次复查促甲状腺素，均<0.1μIU/ml（病例35表1）。

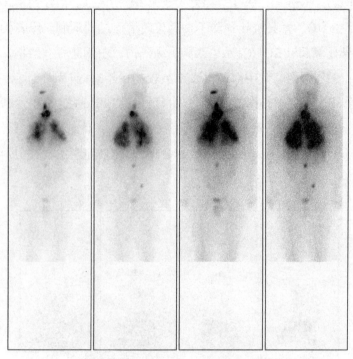

病例35图1　首次^{131}I治疗后全身显像

　　8个月后（2019年11月）患者返院复查，给予必要的血清及影像学检查，以实时动态评估前期^{131}I治疗反应，并权衡再次^{131}I治疗的获益及风险。具体甲状腺相关血清学结果：游离T$_3$ 1.87pmol/L（3.95～6.8pmol/L），游离T$_4$ 2.89pmol/L（12～24pmol/L），促甲状腺素63.39μIU/ml（0.27～4.2μIU/ml），甲状腺球蛋白抗体156.0U/ml（0～115U/ml），甲状腺球蛋白2891.5ng/ml（1.4～78ng/ml）。尿碘0.30μmol/L，尿碘/尿肌酐35.68μmol/L Cr。胸部平扫CT：①结合临床，甲状腺术后，双肺及胸膜转移，纵隔及肺门淋巴结转移，其中双肺病灶大部分较前略缩小，余变化不著；②右侧胸壁脂肪瘤；③左侧肋骨骨质破坏，请排除转移。评估如下：首次^{131}I治疗后全身显像示转移灶对^{131}I摄取明显，且本次复查胸部CT示双肺转移灶较前缩小，提示双肺病灶对^{131}I反应良好；左侧第6肋新发骨质破坏，患者否认近期有外伤史，结合患者病史、病理类型，s-Tg较前次治疗时升高，考虑新发骨转移可能性大。综合评估患者病情为结构性疗效不佳（structural incomplete response，SIR），参考实体肿瘤的疗效评价标准1.1（RECIST Version 1.1）评价为进展（progressive disease，

PD），^{131}I治疗效果存在异质性。考虑初次^{131}I治疗时远处病灶摄碘能力良好，尤其双肺病灶多数较前缩小，结合患者治疗意愿，行第2次^{131}I治疗，治疗目的是改善无进展生存期（progression-free survival，PFS）/无病生存期（disease-free survival，DFS）/总生存期（overall survival，OS）。因此给予第2次^{131}I治疗，治疗剂量200mCi，并给予泼尼松、维生素C、奥美拉唑预防不良反应。治疗过程顺利，患者无明显不适。治疗后^{131}I全身显像及SPECT/CT示：双肺、纵隔内、左侧肱骨、腰椎、髂骨、左侧股骨上端见大量^{131}I摄取，其中双肺多发结节较2019年3月前片略缩小；上述诸骨可见溶骨性骨质破坏（病例35图2，病例35图4至病例35图6）。修正诊断为：甲状腺滤泡癌术后，淋巴结转移，肺转移，骨转移（cT$_3$N$_1$M$_1$，Ⅱ期）。后患者规律口服左甲状腺素150μg 1次/日，后调整为137.5μg 1次/日，期间两次复查促甲状腺素，均<0.1μIU/ml（病例35表1）。

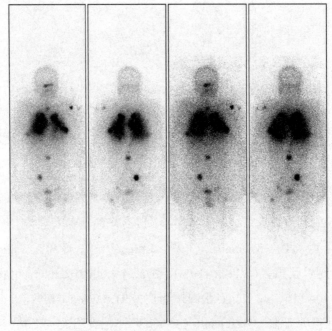

病例35图2　第2次^{131}I治疗后全身显像

病例35表1　甲状腺相关血清学历次检测结果

时间	游离T$_3$（3.95~6.8pmol/L）	游离T$_4$（12~24pmol/L）	促甲状腺素（0.27~4.2μIU/ml）	甲状腺球蛋白抗体（0~115U/ml）	甲状腺球蛋白（1.4~78ng/ml）
2019年2月20日	6.35	23.62	0.15	150.7	450.2

续表

时间	游离 T$_3$（3.95 ~ 6.8pmol/L）	游离 T$_4$（12 ~ 24pmol/L）	促甲状腺素（0.27 ~ 4.2 μIU/ml）	甲状腺球蛋白抗体（0 ~ 115U/ml）	甲状腺球蛋白（1.4 ~ 78ng/ml）
2019 年 3 月 15 日	2.06	3.48	63.32	127.1	2300.7
2019 年 5 月 6 日	8.27	32.65	0.05	133.1	481.3
2019 年 6 月 12 日	8.99	29.13	< 0.005	112.4	620.8
2019 年 11 月 9 日	1.87	2.89	63.39	156.0	2891.5
2019 年 12 月 26 日	8.63	33.37	0.075	147.3	680.9
2020 年 3 月 24 日	9.09	31.56	0.006	156.7	813.2
2020 年 7 月 18 日	2.44	4.62	21.9	222.6	3325.4
2020 年 9 月 10 日	9.09	30.10	< 0.005	235.3	1203.7

第二次^{131}I治疗8个月后（2020年7月），患者返院复查：游离T$_3$ 2.06pmol/L↓（3.95 ~ 6.8pmol/L），游离T$_4$ 4.62pmol/L（12 ~ 24pmol/L），促甲状腺素21.9 μIU/ml（0.27 ~ 4.2 μIU/ml），甲状腺球蛋白抗体222.6U/ml（0 ~ 115U/ml），甲状腺球蛋白3325.4ng/ml（1.4 ~ 78ng/ml），尿碘0.27 μmol/L，尿碘/尿肌酐28.75 μmol/L Cr。1周后再次复查促甲状腺激素为18.2 μIU/ml。分析促甲状腺激素不能充分上升的原因系肿瘤负荷较重，且部分肿瘤保留了甲状腺滤泡细胞的生理功能，通过负反馈抑制了促甲状腺素的分泌。给予第3次^{131}I治疗，治疗剂量200mCi，并给予泼尼松、维生素C、奥美拉唑预防不良反应。治疗过程顺利，患者无明显不适。治疗后^{131}I全身显像及SPECT/CT示：双肺、纵隔内、左侧肱骨、腰椎、髂骨、左侧股骨上端见大量^{131}I摄取，其中双肺结节部分较2019年11月前片进展；上述诸骨可见溶骨性骨质破坏，较2019年11月进展（病例35图3至病例35图6）。后规律口服左甲状腺素137.5 μg 1次/日。

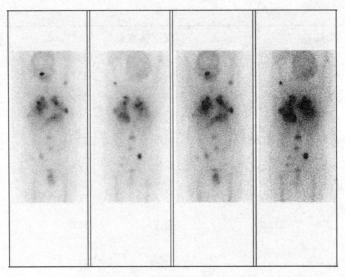

病例35图3　第3次^{131}I治疗后全身显像

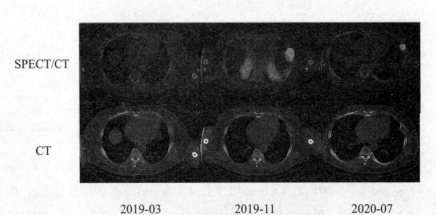

SPECT/CT

CT

2019-03　　　　　　2019-11　　　　　　2020-07

病例35图4　左侧第6肋骨历次SPECT/CT

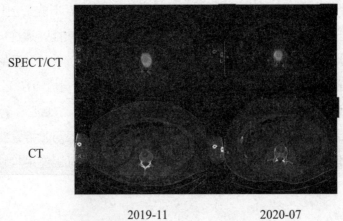

SPECT/CT

CT

2019-11　　　　　　2020-07

病例35图5　第2腰椎历次SPECT/CT

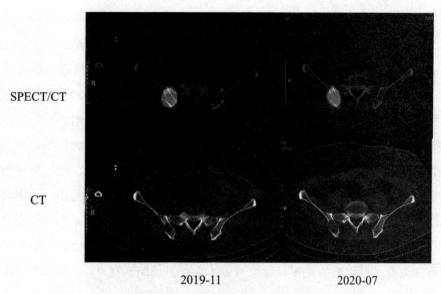

SPECT/CT

CT

2019-11   2020-07

病例35图6　右侧骶骨历次SPECT/CT

末次[131]I治疗2个月后（2020年9月），患者出现双侧下肢乏力，并逐渐进展为跛行，左下肢明显，需借助外物行走。返院复查，颈部＋胸部平扫及增强CT示：①结合临床，甲状腺术后，双肺及胸膜转移，纵隔及肺门淋巴结转移，部分较前变化不著，部分较前增大；②右侧胸壁脂肪瘤；③骨转移较前进展。腰椎平扫＋增强MRI：多发椎体信号异常，性质考虑为椎体转移瘤，L_2椎体呈压缩性改变；椎管内结节灶，考虑转移瘤。游离T_3 9.09pmol/L（3.95～6.8pmol/L），游离T_4 30.10pmol/L（12～24pmol/L），促甲状腺素＜0.05μIU/ml（0.27～4.2μIU/ml），甲状腺球蛋白抗体253.3U/ml（0～115U/ml），甲状腺球蛋白1203.7ng/ml（1.4～78ng/ml）（病例35表1）。经多次[131]I治疗后，病灶虽摄碘良好，但血清学及影像学进展迅速，提示从[131]I治疗中获益有限，系碘难治性甲状腺癌（滤泡型，淋巴结转移、双肺转移、多发骨转移）。由多学科诊疗（multidisciplinary treatment，MDT）后，加用索拉非尼0.42次/日，针对骨转移由骨外科和放疗科进行进一步局部治疗。

三、病例讨论

患者系中年男性，碘难治性甲状腺癌（滤泡型，淋巴结转移、双肺转移、多发骨转移）。

在进行甲状腺左叶及右叶切除术后，患者赴核医学科进行[131]I治疗评估。对分化型甲状腺癌（differentiated thyroid cancer，DTC）患者在甲状腺全切/近全切除术后应进行死亡、复发风险及实时动态评估。其中美国癌症联合会（american joint committee on cancer, AJCC)与国际抗癌联盟(union for international cancer control, UICC)联合制定的TNM分期常用于评估死亡风险。美国甲状腺学会(american thyroid association, ATA)2015版指南及国内^{131}I治疗分化型甲状腺癌指南(2021版)、中国临床肿瘤学会(CSCO)分化型甲状腺癌诊疗指南2021则均明确了DTC的复发危险度分层。近年来强调将整合医学理念应用于甲状腺癌的管理中,以^{131}I治疗指征评估为例,应综合TNM分期、复发风险分层、实时动态评估等三重因素,明确手术等前期治疗干预对DTC患者的预后影响,及时修正风险分层,避免治疗过度或治疗不足。其中实时动态评估体系涵盖了血清学(甲状腺球蛋白、抗甲状腺球蛋白抗体、促甲状腺激素)以及影像学(超声、^{131}I全身显像、胸部CT、全身骨扫描、^{18}FDG PET/CT等)。规范的^{131}I治疗前评估是实施恰当的^{131}I治疗的前提。对于该患者,患者术后诊断为:甲状腺滤泡癌术后,淋巴结转移 肺转移($pT_3N_1M_1$, Ⅱ期),初次^{131}I治疗评估时即伴有远处转移,符合高危复发危险分层的标准,具备^{131}I治疗指征,治疗目的为清甲+清灶,降低复发风险和死亡风险,并改善疾病特异性生存、改善无病生存。治疗及剂量上,对于具有摄碘能力的肺转移灶病灶,^{131}I治疗是一线治疗,治疗剂量5.55~7.4GBq(150~200mCi)。

^{131}I全身平面显像+SPECT/CT是评价^{131}I治疗DTC复发/转移灶疗效、评估疾病状态的重要手段,也是作为筛选复次治疗指征的重要依据。该患者初次治疗后全身^{131}I显像及SPECT/CT示:左颈Ⅵ区、双肺内见多处^{131}I摄取。该显像结果进一步佐证了双肺转移灶系甲状腺来源,另外也提示转移灶摄碘能力良好,为再次^{131}I治疗提供了重要依据。患者进行^{131}I治疗后规律口服左甲状腺素进行促甲状腺素抑制治疗。对于初始复发风险分层为高危的患者,各版指南建议在手术和(或)^{131}I规范治疗结束后的1年之内将促甲状腺激素抑制在0.1mIU/L以下。

对于再次^{131}I治疗,应注意手术后及初次^{131}I治疗前评估仅为针对当时状况的实时评估,不可作为再次^{131}I治疗的依据。再次^{131}I治疗前,应基于血清及影像学检查结果对前次治疗疗效、病灶摄碘情况及预期获益和风险进行再次评估,权衡再次^{131}I治疗的获益及风险。对于该患者,在第2次^{131}I治疗前评估时,CT检查双肺病灶多数较前略缩小,但发现新发肋骨转移,血清学亦提示甲状腺球蛋白较前升高,综合评估患者病情为SIR,参考实体肿瘤的疗效评价标准1.1(RECIST Version 1.1)评价为PD,^{131}I治疗效果存在异质性。考虑初次^{131}I治疗时远处病灶摄碘能力良好,尤其双肺病灶多数较前缩小,结合患者治疗意愿,行第2次^{131}I治疗,治疗目的是改善PFS/DFS/OS。对于骨转移灶,^{131}I疗效虽不如肺转移病灶,但^{131}I治疗也可作为摄碘骨转移灶的一线治疗方案,虽然很少能通过^{131}I治疗达到治愈,但可改善骨痛、延长患者生存期及无疾病进展期，推荐治疗剂量5.55~7.4GBq（150~200mCi）。

后患者逐渐出现下肢活动受限等骨转移压迫症状，返院复查提示骨转移较前进展。评估患者病情：^{131}I全身显像虽显示病灶摄碘，但影像学显示病灶增大、增多，提示患者从单一^{131}I治疗中获益有限，疾病进展迅速，系碘难治性甲状腺癌，应及时终止^{131}I治疗。我国CSCO 2021指南将碘难治性甲状腺癌的概念定义为：①病灶在^{131}I治疗后全身显像上表现为不摄碘，且无法从后续的^{131}I治疗中获益（如残留甲状腺太多，可能会影响转移灶摄碘，可清甲后再次治疗时进行评估）；②原本摄碘的病灶经^{131}I治疗后逐渐丧失摄碘能力；③同一患者体内部分病灶摄碘，而部分病灶不摄碘，且生化无缓解；④病灶摄碘，但在1年内出现疾病进展；^{131}I累积用量超过600mCi，但疾病无缓解。可见目前对于碘难治性甲状腺癌的界定还停留在依据病灶^{131}I摄取情况、病灶是否进展等临床表现的描述阶段，然而仅从临床表现识别碘难治性甲状腺癌存在诸多局限，特别是②、③、④类情况，病灶摄碘异质性导致"摄碘"表现极具迷惑性，医师在短时间内无法将之与^{131}I治疗有效进行斟辨，患者往往会经历多次^{131}I治疗才得以明确为碘难治性。期间患者从^{131}I治疗中获益有限，反而带来辐射暴露、围治疗期TSH刺激肿瘤生长的风险，且整个过程耗时长，可能贻误转向其他疗法（如靶向治疗）的时机，这是临床工作的难点之一。判断为碘难治性甲状腺癌的患者，建议MDT，权衡利弊后可选择局部手术、放疗、化疗、靶向治疗等。靶向药物得应用应权衡患者治疗意愿、肿瘤负荷、身体一般状态与既往史、社会支持等因素决策靶向药物治疗的必要性。若患者充分知情同意、筛选合格后也可进入相关靶向药物临床试验。

四、病例点评

分化型甲状腺癌由于其独特的分子生物学特征，使得手术、^{131}I治疗和促甲状腺激素的抑制治疗成为它的一线治疗手段。但仍有部分患者即使经过了手术、^{131}I治疗后，病情还是发生了进一步的进展，出现复发或者转移。这部分碘难治性患者是临床治疗的难点，10年生存率不足10%，平均预期生存时间仅为2.5~3.5年，是目前甲状腺癌患者生存率难以进一步提升的主要瓶颈。

^{131}I治疗是分化型甲状腺癌诊疗一体化的手段，^{131}I治疗的策略是基于DTC死亡风险、复发风险、动态风险三重风险分层来评估制订。治疗前评估应以患者获益为目的，权衡利弊的医患共同决策过程，达到见我所治、治我所见。通过整合三重风险分层，基于实时动态评估的决策体系评估残甲及有无摄碘转移灶，及时修正复发风险分层，避免治疗过度和治疗不足。治疗前准备包括血清学、影像学的实时监测，

明确治疗目的，动态评价及预估疗效，为后续^{131}I决策提供依据。对于重复治疗的指征把握，则需要运用多学科整合疗效评估及实时摄碘特征来决策再次^{131}I治疗。患者诊疗后一旦出现碘难治的情况，首先需要评估该患者是否还能从^{131}I治疗中获益，从而决定是否仍需进行^{131}I治疗。对于不能获益的患者，需要评估其病情进展情况，结合患者病情及意愿，平衡利弊后启动靶向治疗。靶向治疗过程中应密切监测接受酪氨酸酶抑制剂（tyrosine kinase inhibitors，TKI）治疗的患者不良反应发生情况，按照分级原则进行不良反应管理。

甲状腺癌其临床处置涉及超声医学、病理学、外科学、核医学、内分泌学、肿瘤学、放射治疗学、介入医学和检验医学等众多学科，具有鲜明的MDT特点，也是整合医学理念实践的良好范例，使医学各领域最先进的理论知识和临床各专科最新最有效的实践经验得以应用到甲状腺癌的综合管理中，患者能获得最佳诊治策略。

（病例提供者：张英杰　山东第一医科大学附属肿瘤医院

张　鑫　中国医学科学院北京协和医院）

（点评专家：林岩松　中国医学科学院北京协和医院）

参考文献

[1]Haugen BR，Alexander EK，Bible KC，et al.2015 American Thyroid Association management guidelines for adult patients with thyroid nodules and differentiated thyroid cancer：the American Thyroid Association Guidelines Task Force on Thyroid Nodules and Differentiated Thyroid Cancer[J].Thyroid，2016，26（1）：1133.DOI：10.1089/thy.2015.0020.

[2]中华医学会核医学分会.^{131}I治疗分化型甲状腺癌指南（2021版）[J].中华核医学与分子影像杂志，2021，41（4）：24.

[3]中国临床肿瘤学会指南工作委员会.中国临床肿瘤学会（CSCO）分化型甲状腺癌诊疗指南2021[J].肿瘤预防与治疗，2021，（012）：034.

[4]葛明华，高明，程若川.中国肿瘤整合诊治指南（CACA）甲状腺癌[M].天津：天津科学技术出版社，2022：1-138.

一、病历摘要

（一）病史简介

患者女性，51岁，因"发现左颈部肿物2年余"于2021年10月14日入院。

现病史：患者入院前2年余无意中发现左颈部肿物，约鹌鹑蛋大小，无颈部疼痛、声音嘶哑、饮水呛咳、吞咽困难、呼吸困难，无怕热、多汗、手抖、易饥饿、消瘦等症状，就诊福建省某医院，查甲状腺彩超（2019年7月4日）示：①双侧甲状腺回声增粗不均；②右侧甲状腺多发结节（增生结节？），TI-RADS 2类；③左侧甲状腺低回声团块（腺瘤？），大小约5.3cm×2.4cm，TI-RADS 2类；④左侧锁骨上淋巴结肿大。未予治疗，定期复查彩超。此后肿物缓慢增大，无诉不适。10个月余前因"肺结节"再次就诊福建省某医院，查甲状腺功能（2020年12月2日）：超敏促甲状腺素＞47.9mIU/L↑；游离T_3 4.83pmol/L；游离T_4 5.93pmol/L↓；甲状腺过氧化物酶抗体61.4U/ml↑。甲状腺彩超（2020年12月7日）示：①双侧甲状腺回声增粗不均；②左侧甲状腺混合回声团块（滤泡性肿瘤待排除），大小约4.5cm×5.5cm×3.3cm，TI-RADS 2类；③左侧颈部淋巴结可见。诊断"左侧甲状腺肿物、甲状腺功能减退"，予口服"优甲乐"补充甲状腺激素治疗。近7个月来肿物迅速增大至鹅蛋大小，为进一步诊治，遂于我院就诊，门诊拟"甲状腺结节"收入院。自发病以来，精神、睡眠、食欲正常，大小便正常，体重无明显变化。

既往史：2020年12月23日于福建省某医院行"胸腔镜下左上肺癌根治术"（具体不详），手术顺利，术后恢复可，术后病理示"左上肺浸润性腺癌（$pT_{1b}N_0M_0$ ⅠA2期）"。否认传染病史、慢性病史、家族相关遗传病史。

（二）体格检查

体温36.5℃，脉搏89次/分，呼吸21次/分，血压99/61mmHg。神志清楚，全身浅表淋巴结未触及肿大。颈软，气管向右移位，左侧甲状腺Ⅱ度肿大，可触及一肿物，大小约4cm×5cm×3cm，质韧，表面光滑，边界清楚，无压痛、震颤，随吞咽上下活动；右侧甲状腺未触及肿大、震颤；未闻及甲状腺血管杂音。左胸壁可见三处长约2cm的陈旧性手术瘢痕。心、肺、腹查体阴性。双下肢无水肿。

（三）辅助检查

1. 外院检查

甲状腺彩超（2021年3月3日）：①左侧甲状腺增大、回声减低、增粗不均伴血供增多（桥本氏甲状腺炎？），大小约7.2cm×5.4cm×3.4cm；②右侧甲状腺回声增粗不均（桥本氏甲状腺炎？）；③双侧颈部淋巴结肿大，大者分别约1.8cm×1.7cm（左）、1.0cm×0.7cm（右），界清。

2. 入院后相关检查

甲功六项：超敏促甲状腺素8.17mIU/L（0.27～4.2mIU/L）；游离三碘甲状腺原氨酸4.38pmol/L（3.1～6.8pmol/L）；游离甲状腺素15.72pmol/L（12～22pmol/L）；甲状腺球蛋白＞500.0ng/ml（1.4～78ng/ml）；甲状腺过氧化物酶抗体28.25U/ml（0～34U/ml）；甲状腺受体抗体1.19U/L（0～1.75U/L）；TG抗体56.71U/ml（0.1～115U/L）。

乙肝两对半：乙肝表面抗体（HBsAb）57.64（阳性）mIU/ml，乙肝核心抗体（HBcAb）5.58（阳性）s/co，余阴性。

甲状腺彩超：甲状腺弥漫性增粗（血流丰富），请结合甲状腺功能；甲状腺左侧叶低回声，大小约70.5mm×44.2mm×83.3mm，界清，形态规则，回声不均匀，可见少量血流信号，TI-RADS 4C类（建议穿刺活检排除淋巴瘤）；双侧颈部多发低回声，其中左侧一个大小约24.6mm×15.0mm，右侧一个大小约6.3mm×5.4mm，界清，需首先排除淋巴瘤可能。

二、诊疗经过

结合患者症状、体征、辅助检查，入院诊断考虑为左侧甲状腺结节性质待查、左上肺癌根治术后。患者甲状腺超声提示淋巴瘤待排，根据中华内分泌代谢杂志发布的《甲状腺结节和分化型甲状腺癌诊治指南（第二版）》，考虑淋巴瘤为需要免疫组化辅助诊断的甲状腺病变，可行超声引导甲状腺结节粗针活检（CNB），以获得病变组织进行病理诊断。故排除相关禁忌后，患者于2021年10月14日行"超声引导下甲状腺左侧叶结节粗针活检术"，手术顺利，术后病理结果示：（左甲结节）：镜下见淋巴组织增生，淋巴细胞小-中等大小，并见嗜上皮现象，结合形态学及免疫组化表型，不能排除黏膜相关边缘区B细胞淋巴瘤可能，但是分子病理不支持，请结合临床，建议必要时完整结节切除送检确诊。免疫组化：Ki-67（30%+），CD20（+++），CD79a（+++），CD3（T淋巴细胞+），CD5（T淋巴细胞+），CD21（FDC+），CD23（FDC+），CD10（生发中心+），Bcl-2（++），

Bcl-6（生发中心+），CyclinD1（-），Kappa（+++），Lamda（-）。分子病理：该标本B淋巴细胞基因重排阴性。后于2021年11月2日完善全身PET/CT检查（病例36图1）：①双侧甲状腺叶明显肿大，平面最大6.0cm×8.4cm，代谢增高，SUV值15；左侧颈部、左锁骨上窝、纵隔内（1、2、3A区）多发高代谢肿大淋巴结，平面最大2.2cm×3.2cm，SUV值11.4；考虑甲状腺恶性肿瘤：淋巴瘤可能性大，甲状腺原发肿瘤待排除；②左侧乳腺外上象限深部结节影，代谢轻度增高；左前胸壁（左乳内下象限）皮肤片状增浓、代谢增高，考虑：淋巴瘤浸润？乳腺原发病变待排。因粗针活检病理尚未明确诊断，需进行手术切除活检，彩超及PET/CT提示左颈部淋巴结肿大为淋巴瘤可能，遂于2021年11月8日在局部麻醉下行"左侧颈淋巴结切除活检术"，手术顺利，术后病理示：（左颈淋巴结）：镜下淋巴结结构不清，背景见高内皮静脉增生，细胞成分较复杂，较多小-中等大小淋巴样细胞、浆细胞和组织细胞浸润，其中血管周见多灶透亮异型单核细胞样细胞，形态不规则，可见核分裂像（热点区3个/10HPF），并见一些核大核仁明显的瘤巨细胞，结合临床病史考虑淋巴结内边缘带B细胞淋巴瘤伴大B细胞转化，累及周围脂肪组织；背景可见一些EB检测阳性的细胞，请临床进一步排除EB病毒相关性淋巴瘤可能。免疫组化：CD3（-），CD20（弥漫一致阳性），CD21（残破的FDC网阳性；部分呈吹风样），CD23（FDC网阳性），Ki-67（热点区60%阳性），CD163（散在组织细胞阳性），CyclinD1（-），EBER（热点区>50个/10HPF），CD10（+），Bcl-2（++），Bcl-6（生发中心阳性；生发中心外阴性），ALK1（-），CD43（部分细胞阳性），CD138（浆细胞阳性），Kappa/Lamda呈单克隆表达模式。考虑"甲状腺淋巴瘤"，遂转至血液科，完善治疗前相关检查，其中乳酸脱氢酶（LDH）325U/L；EB病毒DNA<2.0×10³U/ml；乙肝病毒DNA<1.0×10²U/ml；骨髓涂片：三系增生骨髓象；骨髓活检：淋巴细胞未见明显异常。结合术后病理、免疫组化、影像学检查，可明确诊断为"弥漫大B细胞淋巴瘤（MALT转化）ⅡE期"，治疗上予恩替卡韦预防性抗乙肝病毒、优甲乐补充甲状腺激素，因患者肿瘤负荷较高，予小剂量地塞米松减瘤预防肿瘤溶解综合征，辅以碱化、水化、保肝、保胃处理。根据中华肿瘤杂志发布的《中国淋巴瘤治疗指南》的建议，排除化疗禁忌证后，于2021年11月23日至2022年4月21日予R-CHOP方案（利妥昔单抗第0天＋环磷酰胺CTX第1天＋表柔比星EPI第1天＋长春新碱VCR第1天＋地塞米松DXM第1～第5天）治疗6个周期，辅以水化、碱化、保肝、保胃、营养心肌、止吐等治疗，化疗后颈部肿块较前明显缩小。其中4个周期治疗后复查全身PET/CT检查（病例36图2）（2022年3月18日）："淋巴瘤化疗后"复查，左侧甲状腺稍肿大，密度不均，代谢弥漫性

增高，最大SUV值4.6；左侧颈部、左锁骨上窝、纵隔内（1、2、3A区）多发小结节影，代谢未见明显增高，与旧片对比，病灶较前明显缩小、代谢减低；原左侧乳腺外上象限病灶消失，左前胸壁（左乳内下象限）皮肤病灶较前缩小、代谢减低，考虑治疗有效。（Deauville评分4分）。甲状腺彩超（2022年3月23日）：甲状腺弥漫性增粗，结合病史，符合桥本氏甲状腺炎声像改变。甲状腺功能：超敏促甲状腺素2.38mIU/L；游离三碘甲状腺原氨酸5.17pmol/L；游离甲状腺素13.93pmol/L；甲状腺过氧化物酶抗体33.74U/ml。疗效评价为接近完全缓解（nCR）。6个周期治疗结束后出院门诊定期随访。《弥漫性大B细胞淋巴瘤诊疗指南（2022年版）》建议，对于老年（≥60岁）患者，诱导治疗结束后可以考虑来那度胺维持治疗。患者于2022年6月开始接受来那度胺维持治疗，定期复查甲状腺彩超及颈部CT平扫未见复发征象。

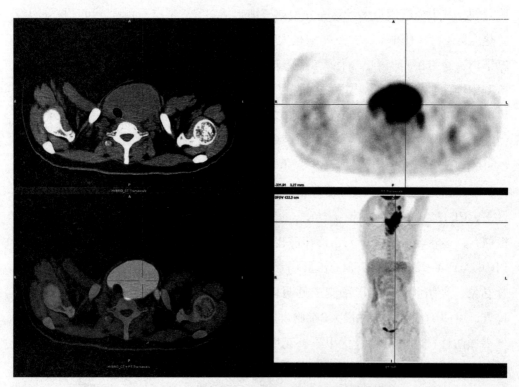

病例36图1　2021年11月2日完善全身PET/CT检查

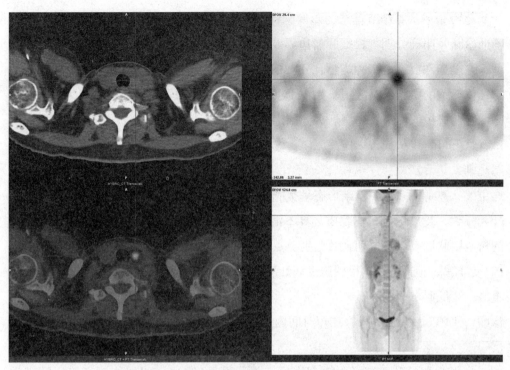

病例36图2　4个周期治疗后复查全身PET/CT检查

三、病例讨论

原发性甲状腺淋巴瘤（PTL）是一种少见的甲状腺恶性肿瘤，仅占所有甲状腺恶性肿瘤的1%～5%，结外起源淋巴瘤的1%～2%，好发于50～80岁的女性（女性是男性的5倍），通常表现为迅速增大的颈部肿块，可伴有呼吸困难、吞咽困难、声音嘶哑等压迫症状，伴或不伴颈部淋巴结肿大，部分患者可出现发热、盗汗、体重减轻等淋巴瘤B类症状。PTL绝大多数为B细胞来源的非霍奇金淋巴瘤，包括弥漫性大B细胞淋巴瘤（DLBCL）、黏膜相关淋巴组织淋巴瘤（MALT）或混合型，其他不常见的类型还有滤泡性淋巴瘤、淋巴母细胞淋巴瘤、T细胞淋巴瘤、霍奇金淋巴瘤等。PTL发病机制不明，但桥本氏甲状腺炎（HT）被认为是其重要的危险因素，HT患者发生淋巴瘤的风险是一般人群的40～80倍，可能是HT的淋巴细胞为淋巴瘤的发生提供了细胞基础，淋巴细胞在慢性炎症刺激下可能发生肿瘤性转换，并且从低级别淋巴瘤向高级别淋巴瘤转变。但是，HT患者中进展为PTL的仅占0.56%。本例患者的甲状腺彩超和甲状腺相关抗体检查也提示既往存在桥本氏甲状腺炎的基础，并且肿瘤早期生长速度缓慢，后期迅速生长，对应了病理上MALT淋巴瘤向DLBCL转化的表现。

超声是甲状腺结节首选的影像学检查方法，必要时可进一步完善CT及PET/CT辅助诊断及明确分期。根据肿瘤边界及肿瘤内外回声，PTL的超声表现可分为结节型、弥漫型和混合型三种类型，几项研究表明某些特征性表现可能提示PTL，从而与其他类型的甲状腺癌区别，如：①甲状腺体积明显增大；②病灶表现为多发性或弥漫性低或极低回声；③病灶后方回声未减弱，甚至可见回声增强；④病灶内低回声背景下可见线状或条索样高回声；⑤病灶内部无钙化、无液化坏死；⑥大多数形态规则，边界清晰；⑦纵横比<1；⑧可伴有颈部淋巴结肿大（通常比其他恶性肿瘤更大、数量更多，淋巴结形态呈类圆形，形态规则，边界清晰，回声极低，与病灶相一致，皮质增厚，皮髓质分界不清，结内血流信号增多）。弥漫型PTL与严重的桥本甲状腺炎较难鉴别，其鉴别要点如下：①大多数桥本甲状腺炎病灶的血供比PTL更丰富，但部分桥本甲状腺炎病灶后期内部血流转为正常或较稀疏时与PTL血供重叠；②低回声颈部淋巴结肿大常提示PTL；③残存少量正常甲状腺组织支持PTL的诊断；④PTL患者的甲状腺在短时间内迅速肿大，且不对称，而桥本甲状腺炎则发展缓慢。

当甲状腺结节迅速增大，超声检查提示可疑PTL，需进一步进行组织病理学检查明确诊断，PTL的病理类型及分期对治疗方案起决定性作用。根据《甲状腺结节和分化型甲状腺癌诊治指南（第二版）》，超声引导甲状腺结节细针抽吸活检（FNAB）的适应证（符合以下条件之一）：①C-TIRADS 3类的甲状腺结节最大径≥2cm；②C-TIRADS 4A类的甲状腺结节最大径≥1.5cm；③C-TIRADS 4B～5类的甲状腺结节最大径≥1cm；④定期观察的甲状腺结节实性区域的体积增大50%以上或至少有2个径线增加超过20%（且最大径>0.2cm）的患者；⑤最大径<1cm的C-TIRADS 4B～5类甲状腺结节若存在以下情况之一需行FNAB：①拟行手术或消融治疗前；②可疑结节呈多灶性或紧邻被膜、气管、喉返神经等；③伴颈部淋巴结可疑转移；④伴血清降钙素水平异常升高；⑤有甲状腺癌家族史或甲状腺癌综合征病史。超声引导甲状腺结节粗针活检（CNB）的适应证：细胞学诊断为Bethesda Ⅰ类或Ⅲ类、考虑淋巴瘤、转移癌或不能明确分类需要免疫组织化学方法辅助诊断的甲状腺病变。临床上因FNAB具有损伤小、操作简单、患者痛苦小、并发症少等优点应用较多，常为首选，足以诊断大多数甲状腺肿块，但其在PTL中的敏感性小于CNB，甚至需要多次穿刺，准确性不高。并且即使通过FNAB诊断PTL，仍需要进一步完善CNB获取更多组织用于流式细胞术和免疫组化检查，有助于进一步鉴别甲状腺未分化癌、低级别淋巴瘤和桥本氏甲状腺炎，进行PTL精确诊断及分型，以便于后续治疗方案制订。因此怀疑PTL时，建议进行CNB作为第一步诊断。但若FNAB及

CNB都无法明确诊断时，仍需要进行手术切除活检。

本例患者首先选择了CNB进行病理诊断，但因形态学与分子病理学不一致仍不能明确诊断，进一步行颈部淋巴结活检术明确了诊断。

PET/CT有助于PTL的分期和监测疗效。淋巴瘤Ann Arbor分期系统已被用于PTL，可分为：ⅠE期，局限于甲状腺；ⅡE期，累及甲状腺和横膈同侧局部淋巴结；ⅢE期，累及甲状腺、横膈两侧淋巴结和（或）脾脏；ⅣE期，存在广泛传播。

PTL的治疗仍有争议，目前沿用结外淋巴瘤的治疗方式。MALT淋巴瘤通常呈惰性病程，可以通过单独手术、放疗或两者结合进行治疗。单独手术或放疗仅用于局限于甲状腺而不累及淋巴结的ⅠE期MALT淋巴瘤。若因其他适应证切除甲状腺后诊断为淋巴瘤时，大多数情况下都需要辅助放化疗以避免疾病复发。在严重气道阻塞的情况下，可能需要手术来紧急干预，但也有证据提示可在气管内支架支持下通过放化疗和激素缓解气道症状，因此使用手术解除梗阻时应当权衡利弊，制订个体化方案。DLBCL更具侵袭性，联合CD20单克隆抗体、化疗和放疗的多模式疗法可提高生存率，应根据患者年龄、分期、病理类型、分子遗传学特征和国际预后指数（IPI）来制订治疗方案。根据淋巴瘤指南，Ⅰ～Ⅱ期DLBCL的一线治疗为：①对于无大肿块（最大径<7.5cm）的患者，若IPI评分为0分，可选择4个周期R-CHOP方案序贯2个周期利妥昔单抗治疗或4～6个周期R-CHOP-14方案±受累部位放疗（ISRT）；若IPI评分≥1分，可选择3个周期R-CHOP方案+ISRT，或6个周期R-CHOP方案±ISRT；②对于伴有大肿块（最大径≥7.5cm）的患者，可选择6个周期R-CHOP方案±ISRT。本例患者分期为ⅡE期，甲状腺肿块最大径>7.5cm，进行了6个周期R-CHOP治疗方案，疗效明显，未加用放疗，但若能联合放疗，可以降低远期复发的风险，获得更好的长期疾病控制。

PTL的预后取决于肿瘤的组织学分类和疾病的分期，MALT淋巴瘤比DLBCL具有更好的预后，早期疾病的预后较好。PTL总体预后良好，几个较大样本的研究显示5年总生存率为65%～85%。预后较差的临床因素包括肿瘤大小>10cm、晚期（大于ⅠE期）、存在阻塞性局部症状、肿瘤快速生长、纵隔受累、年龄>60岁以及乳酸脱氢酶和β_2微球蛋白水平升高。

若DLBCL患者治疗结束后疗效评价为CR，则进入随访阶段，此后2年内每3个月复查1次，包括体格检查、B超，CT检查建议间隔3～6个月，第3～第5年每6个月复查1次，5年后每年复查1次，并终身随访。当临床出现可疑复发征象时应立即检查，对于新出现的病灶应尽量进行活检，明确病理诊断。

四、病例点评

原发性甲状腺淋巴瘤是原发于甲状腺的一类罕见恶性肿瘤，充分认识其临床、影像学特点，尽早明确诊断及病理分型对选择适当的治疗方式（手术、放疗、化疗、生物制剂或联合治疗）及改善预后具有指导意义。

该患者从发现甲状腺结节起定期复查甲状腺彩超，前期均提示TI-RADS 2类结节且生长缓慢，未进行活检处理，但此时甲状腺结节表现为低回声或混合回声实性结节，且有桥本甲状腺炎的征象，甲状腺相关抗体也提示桥本甲状腺炎，并伴有甲状腺功能减退和颈部淋巴结肿大，应考虑到PTL可能，及时穿刺进行组织病理学检查，有助于疾病的及早诊断。至后期肿块迅速增大，复查彩超提示TI-RADS 4C类结节（淋巴瘤待排），才进一步完善粗针穿刺活检和颈部淋巴结活检确诊为弥漫大B细胞淋巴瘤（MALT转化）ⅡE期，按照淋巴瘤指南的标准治疗方案R-CHOP治疗6个周期后，肿瘤达到接近完全缓解，出院后继续维持治疗并定期随访尚未复发。虽然前期未及时发现PTL的可疑表现，但后期及时诊断、分期及治疗也获得了令人满意的疗效，但仍需注意复发可能。

因此，对于桥本氏甲状腺炎患者，需定期进行超声检查，注意与弥漫型PTL鉴别，以早期诊断可能的PTL。对于既往患有桥本甲状腺炎、近期颈部肿物迅速增大的患者，尤其是老年女性患者，超声检查时应注意到PTL的可能征象，如边界清晰的极低回声病灶、病灶内线状或条索状高回声，伴有颈部极低回声的类圆形肿大淋巴结等，及时进行下一步的活检病理检查，避免延误诊断。PTL的早期诊断并改善患者预后需要临床、超声、病理等多学科的密切配合。

（病例提供者：温俊平 曾清雅 福州大学附属省立医院）

（点评专家：陈 刚 福州大学附属省立医院）

参考文献

[1]中华医学会内分泌学分会.甲状腺结节和分化型甲状腺癌诊治指南（第二版）[J].中华内分泌代谢杂志，2023，39（3）：181-226.

[2]中国抗癌协会淋巴瘤专业委员会.中国淋巴瘤治疗指南[J].中华肿瘤杂志，2021，43（7）：707-735.

[3]中华人民共和国国家卫生健康委员会.弥漫性大B细胞淋巴瘤诊疗指南（2022年

版）[EB/OL].中华人民共和国国家卫生健康委员会官网，http：//www.nhc.gov.cn/yzygj/s7659/202204/a0e67177df1f439898683e1333957c74/files/697cd66a248e4186bec17040d53a1f3f.pdf

[4]Pavlidis ET，Pavlidis TE.A Review of Primary Thyroid Lymphoma：Molecular Factors，Diagnosis and Management[J].J Invest Surg，2019，32（2）：137-142.

[5]Walsh S，Lowery AJ，Evoy D，et al.Thyroid lymphoma：recent advances in diagnosis and optimal management strategies[J].Oncologist，2013，18（9）：994-1003.

[6]郭雨芳，马步云.原发性甲状腺淋巴瘤的研究进展[J].西部医学，2022，34（04）：620-625.

[7]欧阳向柳，高蓓，王艳滨，等.原发性甲状腺淋巴瘤的超声特征研究[J].中国全科医学，2022，25（15）：1869-1874.

[8]Ma B，Jia Y，Wang Q，et al.Ultrasound of primary thyroid non-Hodgkin's lymphoma[J].Clin Imaging，2014，38（5）：621-626.

[9]Li P，Zhang H.Ultrasonography in the Diagnosis and Monitoring of Therapy for Primary Thyroid Lymphoma[J].Ultrasound Q，2019，35（3）：246-252.

[10]Sharma A，Jasim S，Reading CC，et al.Clinical Presentation and Diagnostic Challenges of Thyroid Lymphoma：A Cohort Study[J].Thyroid，2016，26（8）：1061-1067.

[11]Peixoto R，Correia Pinto J，Soares V，et al.Primary thyroid lymphoma：A case report and review of the literature[J].Ann Med Surg（Lond），2016，13：29-33.

37

病例37　多发性内分泌腺瘤病

一、病历摘要

（一）病史简介

患者女性，26岁，因"双侧髋关节疼痛近1年，突发左上腹绞痛1个月"入院。

现病史：患者于1年前出现久坐及劳累后双侧髋关节疼痛，呈持续性酸痛，疼痛程度不严重，持续时间长短不等，休息后无明显缓解，无发热，无关节活动困难，无晨僵等不适症状，未予重视。1个月前突发左上腹痛，呈绞痛，程度剧烈，不能缓解，无恶心、呕吐、发热寒战、腹胀腹泻等不适。腹部CT见右肾多发小结石，左侧输尿管上段结石，结石大小7.5mm×4.5mm，左肾积水，给予曲马多镇痛、肾石通排石等治疗，腹痛缓解。之后两次行体外冲击波碎石术，术后大量饮水，排出结石，复查肾脏B超提示肾脏及输尿管未见结石。期间检查发现血钙2.98mmol/L，B超发现右侧与右侧甲状腺中上极结节，甲状腺癌可能性大，左侧肾上腺区实性结节。患者为进一步明确诊断，就诊于我院，门诊以"甲状腺结节"收治入院。患者自发病以来，神清，精神可，夜眠可，胃纳可，大便无殊，夜尿3~4次/晚，体重无明显变化。

既往史：否认高血压、糖尿病等慢性疾病史。否认肝炎结核等传染病史，否认家族相关遗传疾病史。

（二）体格检查

体温36.5℃，脉搏96次/分，呼吸18次/分，血压122/82mmHg。神清，精神可，发育正常，营养良好，自主体位，查体合作。全身皮肤黏膜无黄染、皮疹及无出血点。浅表淋巴结未及肿大。颈软，气管居中，甲状腺不大，于甲状腺左侧中上部可触及一1cm×1cm结节，质中，表面光滑，无压痛，随吞咽上下活动，血管杂音（−）。两肺呼吸音清，未闻及干湿性啰音。心率96次/分，律齐，各瓣膜区未闻及杂音。腹平软，无压痛，肝脾未触及，无移动性浊音，肝区、肾区叩痛（−），双下肢不肿。生理反射正常，病理征未引出。

（三）辅助检查

1. 外院检查

相关激素：降钙素686.38pg/ml，甲状旁腺激素（PTH）61.29pmol/L。

B超：右侧甲状腺中上交界处实行占位（5.6mm×2.1mm）：MT倾向；左侧甲状腺中上交界处实性结节（14.2mm×9.1mm）：MT倾向。左侧甲状腺下极下方实性结节（17.1mm×11.0mm×12.8mm）。左侧输尿管上段结石伴左肾积水。左侧肾上腺区实性结节（8.7mm×7.1mm，7.6mm×7.1mm）。

2. 入院后检查

钙磷代谢：血钙2.75mmol/L，血磷0.73mmol/L↓，甲状旁腺激素（PTH）673.5pg/ml↑，25羟基维生素D（25-OH-VitD）13.14nmol/L↓。

甲状腺功能：游离三碘甲腺原氨酸（FT_3）4.41pmol/L，游离甲状腺素（FT_4）12.87pmol/L，促甲状腺素（TSH）2.6688μIU/ml。

降钙素（CT）469.02pg/ml↑，癌胚抗原4.74ng/ml。

血ACTH-皮质醇与RAAS系统未见异常。

甲氧基肾上腺素（MN）、甲氧基去甲肾上腺素（NMN）：MN 43.4pg/ml，NMN 70.7pg/ml，尿游离肾上腺素12.87μg/24h，尿游离去甲肾上腺素61.26μg/24h，尿游离多巴胺420.29μg/24h。

甲状腺超声：左侧甲状腺内可见几个低回声及混合性回声，之一大小约18mm×11mm，形状呈椭圆形，内部回声不均匀，边界尚清，内部未见明显点状强回声，CDFI：边缘可见稍多血流信号。双侧甲状旁腺区未见明显占位性病变。

左侧甲状腺中上极（中间，偏外）可见一个低回声结节，大小约15mm×8.2mm×9.3mm。右侧甲状腺中部（中间，中间）可见一个低回声结节，大小约6.2mm×3.5mm×5.1mm。内部结构呈实性，回声不均匀，形状不规则，边界模糊，边缘微小分叶，无声晕，左侧之一内部见沙砾样点状强回声，无胶质，后方回声无明显改变，无侧方声影。与包膜接触面积0~25%，未向甲状腺包膜外突出，CDFI示其内血供程度低。左侧甲状腺下极见一低回声区，大小约17mm×7.9mm×13mm，形态呈椭圆形，边界清晰，边缘光整，CDFI：见较丰血流信号。双侧颈部未见明显异常肿大淋巴结。

肾上腺超声：右侧肾上腺区可见约13.7mm×8.8mm的低回声，形状呈椭圆形，边界清楚，内部回声均匀。左侧肾上腺区受气体干扰，显示不清。

颈部CT：左侧甲状腺稍增大，左侧甲状腺内见类圆形欠强化低密度灶。其他颈部软组织无明显异常。双侧颈部淋巴结肿大（病例37图1）。

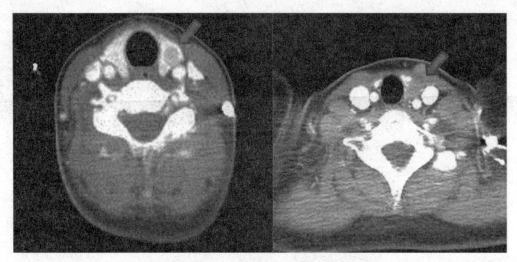

病例37图1　颈部CT（2014年6月）

　　左图箭头所示为左侧甲状腺内见类圆形欠强化低密度灶，右图箭头所示为左侧甲状腺下极下方左下甲状旁腺位置见一大小 1.3cm×1.1cm×1.6cm 的低密度结节。

　　肾上腺CT：双肾上腺多发结节：右侧肾上腺2枚、左侧肾上腺1枚等低密度结节，CT值约40HU，增强后CT值约105HU，呈相对低密度；结节边缘光整，境界清（病例37图2）。

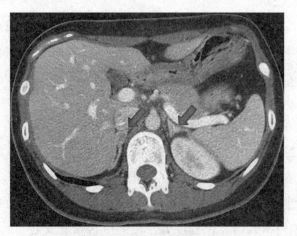

病例37图2　肾上腺CT

2014年6月右侧肾上腺、左侧肾上腺低密度结节。

　　MIBI：左侧甲状腺下极下方左下甲状旁腺病变，考虑甲状旁腺腺瘤可能；双侧甲状腺结节，放射性摄取不高：15分钟显像前位片可以见到双侧甲状腺显像，左侧甲状腺下极下方见一异常放射性浓聚灶2小时延迟显像可以见到双侧甲状腺显影减退，左侧甲状腺下极下方左下甲状旁腺位置仍可见明显放射性浓聚，

SPECT/CT 2小时后延迟融合显像见左侧甲状腺下极下方左下甲状旁腺位置见一大小1.3cm×1.1cm×1.6cm的低密度结节，放射性摄取增高；左侧甲状腺中上部见直径0.9cm和0.5cm的低密度结节，较大一枚边缘见钙化点，放射性摄取均不高；右侧甲状腺中上部见一直径0.4cm的低密度结节，放射性摄取不高（病例37图3）。

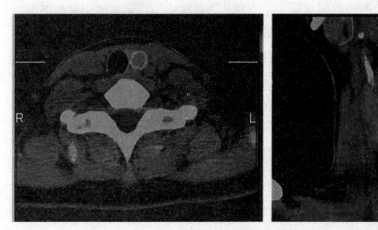

病例37图3 甲状旁腺MIBI（2014年6月）

分子检测：胚系RETc.1900T＞Cp.Cys634Arg（杂合）（病例37图4）。

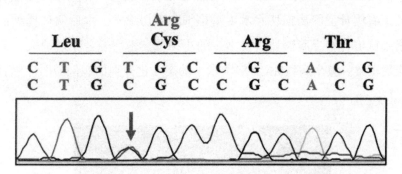

病例37图4 RET基因第10号外显子C634R位点PCR-Sanger测序峰图

二、诊疗经过

患者存在泌尿系统结石发作，高钙血症，PTH显著升高，左甲状腺下极结节伴MIBI高摄取，诊断为原发性甲状旁腺功能亢进症（primary hyperparathyroidism，HPTH）。患者甲状腺结节超声存在恶性征象，血清降钙素显著升高，考虑为甲状腺髓样癌（medullary thyroid carcinoma，MTC）。患者存在肾上腺结节，但血ACTH-皮质醇节律、24小时尿皮质醇、RAAS、血MNs、24小时尿儿茶酚胺均无异常，考虑肾上腺腺瘤无功能。综合患者胚系RET基因C634R致病变异，最终诊断为多内分泌腺瘤病2型（multiple endocrine neoplasia type 2，MEN2）。其中HPTH与MTC存在手术指征。对于MTC，甲状腺全切加区域淋巴结清扫是标准治疗方案，颈部淋巴结清扫范围至少包括第Ⅵ区颈部淋巴结，以及影像学或细针穿刺提示可疑的颈区，并在甲状腺手术时同时处理受累的甲状旁腺。患者于明确诊断2周后接受全身麻醉下甲状腺癌扩大根治术（双侧甲状腺切除＋左下甲状旁腺腺瘤切除＋双侧中央组淋巴结清扫＋双侧Ⅲ、Ⅳ区淋巴结清扫术）。术后病理提示：左叶及右叶均为甲状腺髓样癌，峡部结节性甲状腺肿；"左下甲状旁腺"腺瘤。"左中央组"淋巴结1/2枚见癌转移，其余组淋巴结均未见癌转移。术后血钙、降钙素均恢复正常，左甲状腺素替代治疗。每年复查评估PTH、血钙、降钙素、肾上腺髓质激素水平及甲状腺、肾上腺影像改变。

2019年患者体检时发现右肾上腺占位，同时近1个月有阵发性心悸，突发突止，持续时间小于1分钟，发作时无头胀、黑矇、胸闷、胸痛等不适。入院评估发现MN 241.0pg/ml，NMN 1355.9pg/ml，CT示右侧肾上腺低密度囊实性肿块影，大小约6.4×4.1cm，左侧见软组织密度结节，大小约1.3×1.2cm（病例37图5），右侧结节MIBG摄取增高，左侧结节MIBG摄取阴性。考虑嗜铬细胞瘤，予口服可多华（甲磺酸多沙唑嗪缓释片）4mg 1次/日进行围术期准备，排除手术禁忌后在全身麻醉下行腹腔镜下右侧肾上腺病损切除术＋嗜铬细胞瘤切除术。术后病理提示：右侧肾上腺嗜铬细胞瘤，肾上腺髓质可见增生的小结节。术后患者不适消失，肾上腺髓质激素恢复正常。整个病程MN及NMN水平动态变化分别如病例37图6、病例37图7所示。

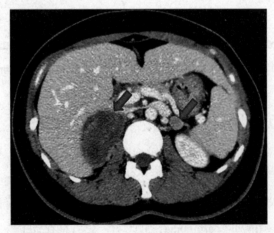

病例37图5　2019年11月肾上腺CT

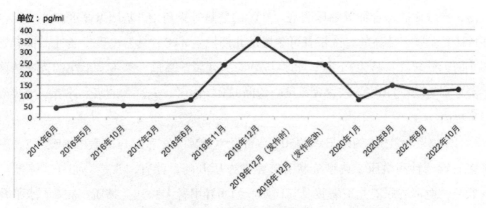

病例37图6 血MN水平变化（参考范围14～90pg/ml）

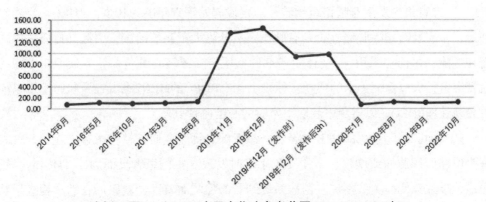

病例37图7 血NMN水平变化（参考范围19～121pg/ml）

患者RET基因存在c.1900T＞C杂合变异，导致p.Cys634Arg氨基酸改变，为MEN2的致病位点，遗传概率50%，而携带RET致病基因突变的患者MTC外显率为100%。患者为育龄期女性，具备生育需求，建议通过胚胎着床前遗传病诊断（PGD）获得基因型正常的子代。通过PGD，患者于2019年6月剖宫产下一名正常基因型的后代。

三、病例讨论

患者系年轻女性，以代谢性骨病与尿路结石的HPTH症状起病，诊断过程中发现MTC及肾上腺无功能瘤，结合RET基因检测，诊断为MEN2。MEN2主要表现为甲状腺髓样癌（medullary thyroid carcinoma，MTC）、嗜铬细胞瘤（pheochromocytoma，PHEO）和原发性甲状旁腺功能亢进症（hyperparathyroidism，HPTH）等。MEN2患者几乎100%发生MTC。患者表现为甲状腺结节，绝大多数血清降钙素升高，伴或不伴癌胚抗原水平升高。部分患者因为肿瘤细胞分泌血管活性物质表现为潮红与腹泻。MTC常为多灶性，就诊时约40%先证者已发生颈部淋巴结转移，10%～15%发生远处转移。在一些罕见的情况下，MTC可伴有ACTH等异位激素分泌，导致库欣综合征等临床表现。MTC的危险等级与RET基因型高度相关，其中M918T突变属于最高危，携带者可于婴幼儿期发生MTC，具有高度侵袭性，携带者最小的远处转移年龄为3个月；C634与A883突变属于高危，携带者最小的远处转移年龄分别为5岁与10岁。较之家系筛查诊断的MTC患者，先证者的复发或者病灶残留概率更高。

MEN2患者PHEO的外显率约50%，常发生于MTC之后。与散发PHEO类似，患者多有难治性高血压，典型症状为阵发性血压升高，伴有"头痛、心悸、多汗"三联征，血清与尿液儿茶酚胺及其代谢产物间羟甲肾上腺素类物质（MNs）水平升高。PHEO主要位于肾上腺，多为双侧病变，单侧病变患者对侧常于10年内发展为PHEO。患者很少发生非嗜铬组织转移。建议起始筛查年龄为10岁。PHEO一旦确诊并定位，应及时切除肿瘤，否则有肿瘤突然分泌大量儿茶酚胺，引起高血压危象的潜在危险。术前应采用α-受体阻滞剂使血压下降减轻心脏负荷，并使原来缩减的血管容量扩大以保证手术的成功。原则上伴有PHEO的MEN2患者在甲状腺手术以前首先要处理PHEO，以避免甲状腺手术时的心脑血管意外。

HPTH可见于约20%的MEN2患者。患者的高钙血症通常较轻微，无症状，可表现为甲状旁腺腺瘤或增生，常于MTC手术时发现。本例患者反而因HPTH引起高钙血症，导致双侧髋关节疼痛及泌尿系统结石的症状而就医，就医后在超声检查甲状旁腺过程中发现甲状腺结节及降钙素异常，嗜铬细胞瘤则是在随访5年后确诊。

胚系RET基因致病位点检测对于MEN2的诊治非常重要。部分MEN2患者起病初期仅表现为MTC或者PHEO，此时进行胚系RET基因致病位点检测有利于MEN2的早期诊断与遗传咨询。几乎所有的遗传性MTC患者携带RET胚系突变，1%～7%的拟诊散发性患者可能实际上为遗传性。因此对于所有MTC、C细胞增生、MTC/MEN2家族史患者均需进行胚系RET基因致病位点检测，以明确是否存在RET胚系致病突变。对于RET致病突变携带者，需进行MTC、PHEO与HPTH的筛查。除此之外，因为RET基因型与MTC危险等级之间存在较强的基因型-表型相关关系，应对不同危险等级的RET基因型患者进行MTC的分层管理。

值得一提的是，MEN2是常染色显性遗传性疾病，患者子代患病风险为50%。胚胎着床前遗传病诊断（PGD），即"第三代"试管婴儿技术使预防出生缺陷的三级防控提前到胚胎种植前期。本例中患者得益于PGD，避免了RET突变在家系中的传递，实现了优生优育。

四、病例点评

MEN2患者存在胚系RET基因致病突变，多个内分泌腺体同时或先后发生肿瘤。在发病早期准确诊断，并制订整体质量方案，包括手术时机、手术范围及疾病进程，避免不规范或者不必要的手术是治疗成功的关键。在这个过程中，对于疾病的认识程度以及多学科团队合作非常重要。在本例患者的诊疗过程中，内分泌科、甲状腺外科、泌尿外科、生殖医学科的协作，使得患者在发病早期成功诊断，一次手术同时解决甲状腺与甲状旁腺问题，并在诊断5年后嗜铬细胞瘤发病后的早期进行了及时手术，最终借助PDG技术，实现优生优育。在这个过程中，分子诊断对于疾病诊断、进展与出生缺陷的三级防控，都起到了非常重要的作用。

（病例提供者：叶　蕾　上海交通大学医学院附属瑞金医院）

（点评专家：张俊清　北京大学第一医院）

参考文献

[1]宁光.嗜铬细胞瘤[M].王辰，王建安.内科学（下册）.北京：人民卫生出版社，2015：1035-1043.

[2]叶蕾.多发性内分泌腺瘤病2型//陈家伦[M].宁光.临床内分泌学.上海：上海科学技术出版社，2022：1697-1699.

[3]叶蕾.甲状腺髓样癌[M].陈家伦，宁光.临床内分泌学.上海：上海科学技术出版社，2022：513-516.

[4]Wells SA，Asa SL，Dralle H，et al.Revised American Thyroid Association Guidelines for the Management of Medullary Thyroid Carcinoma[J].Thyroid，2015，25（6）：567-610.DOI：10.1089/thy.2014.0335.

38

病例38　甲状腺功能减退合并巨大卵巢囊肿与垂体占位

一、病历摘要

（一）病史简介

患者女性，19岁，学生，因"月经紊乱6年，腹胀、乏力1个月"入院。

现病史：患者从13岁开始出现月经紊乱，周期15～60天。经期缩短时月经量少，经期延长时月经量多，不伴痛经，偶有头痛，无视野改变、视物模糊、无呕吐，未予重视。入院前1个月患者无明显诱因感腹胀，食纳尚可，无腹痛，伴乏力、怕冷、精神差，于当地妇幼保健院住院治疗，完善甲状腺功能示：FT_3 1.43pmol/L↓、FT_4 1.95pmol/L↓、TSH 100mIU/L↑，性激素全套示LH 0.363U/L↓、PRL 3851mIU/L↑。盆腔彩超示巨大占位性病变，近一步全腹CT平扫加增强示：子宫上方、中下腹部17.9cm×18.3cm×6.9cm多房性肿块影，性质待定，囊腺瘤可能性大（病例38图1）。垂体CT平扫加增强示：垂体占位性病变，考虑垂体腺瘤（病例38图2）。诊断考虑："垂体腺瘤、原发性甲状腺功能减退症、盆腔肿块性质待定"，为求进一步诊治，患者入我院。

个人史：足月顺产，出生时体重3.45kg，否认血吸虫疫水接触史，否认毒物接触史。

月经史：12岁初潮，起病前月经规律。

家族史：父母体健，有一妹妹，体健，家族中其他成员无类似病史及遗传病史。

（二）体格检查

体温36.9℃，脉搏66次/分，呼吸20次/分，血压102/68mmHg，身高152.5cm，体重58.4kg，BMI 25.1，腰围81cm，臀围92cm，腰臀比0.88。发育正常，营养良好，甲减面容，神志清楚，精神尚可，自动体位，查体合作。全身皮肤未见黄染，额头、颈后部毛发增多，腹中线可见毛发分布，阴毛、腋毛无明显增多，阴毛呈倒三角分布。甲状腺Ⅰ度肿大，无触痛。双肺呼吸音清。心率66次/分，律齐。双侧乳腺对称，质稍硬，乳晕无色素沉着，挤压双侧乳腺均有淡乳白色乳汁挤出。腹部平软，全腹无压痛及腹肌紧张，中腹部可以触及约20cm×20cm大小包块，质中，无触痛，边界清楚。双下肢无水肿，无色素沉着。

（三）辅助检查

血常规：白细胞计数3.74×10^9/L，红细胞计数3.33×10^{12}/L↓，血红蛋白101g/L↓。

大、小便常规无异常。

肾功能：尿素氮7.47mmol/L↓，肌酐70.8μmol/L，尿酸940.2μmol/L↑。

肝功能、电解质均正常。

心肌酶：CK-MB 10.8U/L，CK 324.6U/L↑，乳酸脱氢酶256.8U/L↑，Mb 46.3μg/L。

血脂：TC 10.27mmol/L↑（2.9～5.2mmol/L），LDL-C 8.18mmol/L↑（<3.12mmol/L）。

CA-125 269.78KU/L↑（1～35KU/L）。

FT_3 2.81pmol/L（3.5～6.5pmol/L），FT_4 8.13pmol/L（11.5～22.7pmol/L），TSH>150mIU/L（0.55～4.78mIU/L），aTPO>1300U/ml（0～60U/ml）。

OGTT：葡萄糖：GLU-0 4.00mmol/l，GLU-120 5.93mmol/L。

C肽释放试验：CP-0 393.0pmol/L，CP-120 1892.5pmol/L。

糖化血红蛋白：HbA1c 5.10%。

FSH 3.19U/L（2.5～10.2U/L），LH 0.07U/L（1.9～12.5U/L），雌二醇0.26U/L（0.072～0.529U/L），孕酮8.28U/L（0.21～1.40U/L），PRL 98.97U/L（2.8～29.2U/L），睾酮0.72U/L（0.50～2.60U/L）。

硫酸脱氢表雄酮：0.6mg/L正常范围。

17-羟孕酮：0.8ng/ml正常范围。

皮质醇节律：8am 283.9nmol/L，4pm 156.2nmol/L，12pm 111.2nmol/L。

生长激素：0分钟1.46μg/L，20分钟1.69μg/L。

甲状旁腺素：iPTH 0分钟6.5pmol/L，iPTH 20分钟4.4pmol/L，正常范围。

甲状腺彩超：实质弥漫改变。

二、诊疗经过

给予患者左甲状腺素50μg/d起始治疗，2周后增加到75μg/d，患者腹胀、乏力逐渐缓解，2个月后月经周期规律。在治疗期间每月进行甲状腺功能复查，1个月后FT_4正常范围，2个月后TSH恢复正常，每个月复查腹部超声，结果显示卵巢囊肿逐渐缩小。经过5个月的甲状腺激素替代治疗后，复查甲状腺功能正常，MRI显示卵巢和垂体基本正常（病例38图1、病例38图2）。

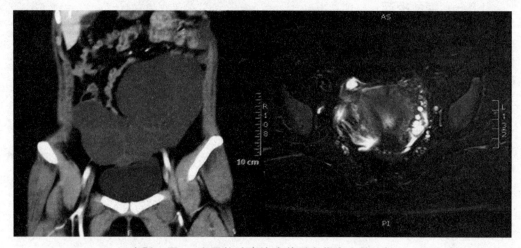

病例38图1　左甲状腺素治疗前后卵巢大小的比较

左：治疗前腹部CT示巨大附件来源占位；右：治疗后的腹部磁共振显示卵巢正常。

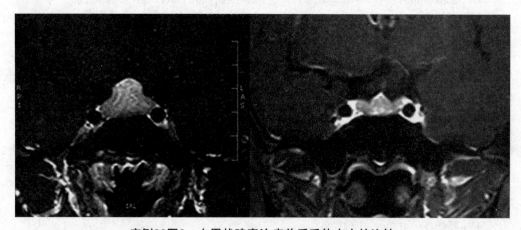

病例38图2　左甲状腺素治疗前后垂体大小的比较

左：治疗前的头部断层扫描显示鞍区占位；右：治疗后的头部磁共振图像显示垂体正常。

三、病例讨论

该患者是一位19岁的青年女性，临床表现包括甲状腺功能减退、巨大卵巢囊肿、垂体占位和高泌乳素血症。经甲状腺激素替代治疗后卵巢巨大囊肿、垂体占位及高催乳素血症完全缓解。卵巢囊肿是女性最常见的妇科疾病之一。可能发生在任何年龄，但在育龄时更常见。卵巢囊肿病因各不相同，然而对于患有巨大卵巢囊肿的人，特别是在青春期前，应考虑甲状腺功能减退的诊断。已有若干病例报告了卵巢囊肿和甲状腺功能减退之间的联系。但甲状腺功能减退症患者卵巢囊肿形成的确切机制仍不清楚。Anasti等人观察到，人重组TSH与FSH受体相互作用，刺激腺苷酸环化酶活性，并引起环磷酸腺苷（cAMP）的剂量依赖性增加，剂量约为人重组FSH的1000倍，甲状腺功能减退引起的卵巢对促性腺激素的敏感性增加和卵巢间质的黏液水肿浸润可能导致甲状腺功能减退时卵巢肿大。这些发现也见于甲状腺功能减退引起的卵巢过度刺激综合征（OHSS）的年轻女性。OHSS的特征是卵巢肿大、饱腹感和腹部积液。本例患者有巨大卵巢囊肿，但无腹腔积液，因此排除OHSS。患者同时有胰岛素抵抗，所以高雄激素血症可能也参与卵巢巨大囊肿的进展。然而在甲状腺素替代治疗后卵巢囊肿明显消退，因此高雄激素血症对该患者的影响微小，主要仍考虑甲减所致。

1960年，Van Wyk and Grumbach综合征（VWGS）用来描述甲状腺功能减退症、多囊卵巢和同性性早熟的相关关系。与之前报道的VWGS病例相似，患者CA-125水平明显升高，但未表现出任何恶性肿瘤迹象。补充左甲状腺素后CA-125恢复正常。该患者青春期起病，性发育正常，无性早熟。与经典的VWGS不完全相同。同时患者有巨大的鞍区占位和高泌乳素血症。可能是由于促甲状腺素分泌增加，释放激素刺激催乳素产生，垂体肿大破坏下丘脑对催乳素的抑制相关。

患者治疗方法简单，甲状腺激素替代有效，卵巢与垂体均未手术。面对青少年和成年女性的垂体占位合并卵巢巨大囊肿应考虑到甲状腺功能减退。做出正确的诊断可以避免不必要的手术。

四、病例点评

该病例介绍了具有罕见临床表现的常见疾病病例，患者为青年女性，表现为甲状腺功能减退，巨大卵巢囊肿，垂体占位和高泌乳素血症，通过积极纠正甲减，所有症状均得到显著改善。整体诊治思路清晰、治疗流程规范。在临床工作中给我们至少两点启示：一是要把患者作为整体对待，一种疾病可能在其他系统表现出异常，尤其是内分泌疾患有可能累及其他多个系统，表现出复杂多变的临床症状，这考验医生心细如发、见微知著的能力。二是身为临床医生不仅要掌握常见疾病的规范诊疗，同时要关注少见或罕见病例，增长见识，开拓视野，成长永无止境。该病例为我们提供了很好的机会，值得分享。

（病例提供者：肖　扬　中南大学湘雅二医院）

（点评专家：张俊清　北京大学第一医院）

参考文献

[1]Xie ZJ，Li LS，Liu W，et al.Successful treatment of a giant ovarian cyst by levothyroxin in a young adult woman：A case report[J].J Obstet Gynaecol Res，2018，44（11）：2115-2118.

[2]Kendle FW.Case of precocious puberty in a female cretin[J].Br Med J，1905，1（2301）：246.

[3]Van Wyk JJ，Grumbach MM.Syndrome of precocious men- struation and galactorrhea in juvenile hypothyroidism：An example of hormonal overlap in pituitary feedback[J].J Pediatr，1960，57（3）：416-435.

[4]Taher BM，Ghariabeh RA，Jarrah NS，et al.Spontaneous ovarian hypersti- mulation syndrome caused by hypothyroidism in an adult[J].Eur J Obstet Gynecol Reprod Biol，2004，112（1）：107-109.

[5]Kubota K，Itho M，Kishi H，et al.Primary hypothyroidism presenting as multiple ovarian cysts in an adult woman：A case report[J].Gynecol Endocrinol，2008，24（10）：586-589.

病例39　非甲状腺疾病的甲状腺病态综合征

39

一、病历摘要

（一）病史简介

患者女性，64岁，因"乏力1个月余，加重伴意识改变3天"入院。

现病史：患者于2023年2月6日出现乏力，无明显食欲缺乏、腹胀，无恶心、呕吐。2023年2月20日出现双下肢水肿，无气促、胸闷，但未重视未诊疗。2023年3月17日出现乏力加重，伴步态不稳，并逐渐出现胡言乱语，无畏冷、发热，无头痛、呕吐，就诊当地医院。测血糖17.9mmol/L，肝功能：白蛋白26g/L，总胆红素44.5μmol/L，直接胆红素17.4μmol/L，谷丙转氨酶61.9U/L，谷草转氨酶41.9U/L。电解质：钾2.9mmol/L，钠150μmol/L，钙1.73mmol/L，磷1.34mmol/L。NT-proBNP 2855pg/ml，甲状腺功能：FT_3 2.76pmol/L，FT_4 6.6pmol/L，TSH 0.03mIU/L。胸部CT示双肺少许炎症，心影增大。颅脑MRI示双侧额顶叶少许缺血灶。腹部CT示肝硬化，腹腔、腹膜后及脾静脉粗大迂曲，考虑门静脉高压。予"降糖、补充白蛋白、利尿"等治疗，2023年3月18日患者出现呼之不应，无大小便失禁、肢体抽搐，查"血氨升高"（未见报告单），予"精氨酸"治疗后神志好转，可应答，但仍嗜睡。2023年3月19日再次出现呼之不应，患者家属为求进一步诊疗，遂转诊我院。2023年3月20日急诊拟"肝性脑病可能"收入我院重症监护病房（ICU）。自发病以来，患者精神欠佳，神志改变如上述，喜甜食，食量可，间断便秘，否认小便异常，体重具体变化不详。

既往史：2015年于外院诊断为"乙型肝炎病毒携带者"，未定期监测肝功能，未规范诊治。2019年8月因"多发甲状腺结节"于我院行"双侧甲状腺全切术"，病理为"结节性甲状腺肿伴纤维化"，术后规律服用"左甲状腺素片"100μg 1次/日替代治疗，间断复查甲状腺功能正常。否认高血压、糖尿病、脑卒中、冠状动脉粥样硬化性心脏病、心力衰竭、心律失常等病史。无产后出血史，产后哺乳正常，49岁绝经。否认家族肿瘤病史。

（二）体格检查

体温37.7℃，脉搏112次/分，呼吸27次/分，血压153/99mmHg。神志浅昏迷，GCS评分6分，查体无法配合。全身皮肤黏膜较干燥，呈轻度黄染，未见瘀点瘀斑。毛发未见明显脱落，无肝掌、蜘蛛痣。双侧眼睑无水肿，双侧巩膜轻度黄染，双侧瞳孔等大等圆，直径约0.25cm，对光反射灵敏。双侧鼻唇沟对称，伸舌无法配合，四肢肌力检查无法配合，肌张力正常对称。生理反射存在，病理反射未引出，脑膜刺激征阴性。颈部可见一长约4cm陈旧性手术瘢痕，愈合好。甲状腺未触及。颈静脉无怒张。双肺呼吸音粗，可闻及湿啰音，未闻及干啰音。心前区无隆起，心率130次/分，心律绝对不齐，第一心音强弱不等，各瓣膜区未闻及杂音。脉率112次/分，律不齐。腹膨隆，软，无压痛、反跳痛，移动性浊音阴性，肝区、双肾区无叩击痛。双下肢轻度凹陷性水肿，双侧对称。

（三）辅助检查

1. 外院检查

血常规：白细胞计数9.18×10^9/L，中性粒细胞% 84%，血红蛋白166g/L，血小板计数129×10^9/L。

凝血功能：凝血酶原时间13.7秒，纤维蛋白原1.61g/L，D-二聚体4.44mg/L。

肝功能：白蛋白26g/L，总胆红素44.5μmol/L，直接胆红素17.4μmol/L，谷丙转氨酶61.9U/L，谷草转氨酶41.9U/L。

电解质：钾2.9mmol/L，钠150μmol/L，钙1.73mmol/L，磷1.34mmol/L。

NT-proBNP：2855pg/ml。

甲状腺功能：FT_3 2.76pmol/L↓，FT_4 6.6pmol/L↓，TSH 0.03mIU/L↓。

胸部CT：双肺少许炎症，心影增大。

腹部CT：肝硬化，腹腔、腹膜后及脾静脉粗大迂曲，考虑门静脉高压。

颅脑MRI：双侧额顶叶少许缺血灶。

2. 入院后检查

入院后予病危通知，并完善以下各项检查评估。入院后2023年3月21日、3月23日、4月3日及4月6日甲状腺功能变化如病例39图1、病例39图2、病例39图3。另外患者血氨监测结果如病例39图4。余各项检查结果如下：

PCT：0.22ng/ml。

C-反应蛋白4.01mg/L。

糖化血红蛋白9.3%。

肌钙蛋白I 0.145ng/ml。

NT-proBNP 2760pg/ml。

血气（FiO$_2$ 21%）：酸碱度7.521，二氧化碳分压41.5mmHg，氧分压57mmHg，细胞外剩余碱11mmol/L，碳酸氢根33.9mmol/L，乳酸2.1mmol/L。

乙肝标志物定量：乙肝表面抗原275+，乙肝e抗体0+，乙肝核心抗体0.01+。

乙肝病毒DNA：2.77E5。

反T$_3$及抗体：反T$_3$ 1.05nmol/L↑，甲状腺过氧化物酶抗体12.29U/ml，甲状腺球蛋白抗体＜10U/ml。

甲状旁腺素4.01pg/ml↓。

性激素：促卵泡生成素0.77U/L↓，黄体生成素（LH）0.09U/L↓，泌乳素28.8ng/ml↑，雌二醇45.6pg/ml↑。

促肾上腺皮质激素73.4pg/ml↑。

皮质醇-8am：220.5nmol/L。

皮质醇-4pm：266nmol/L。

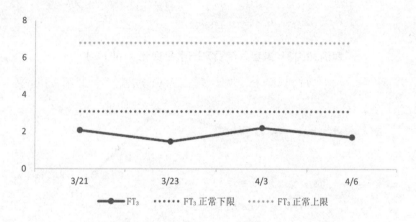

病例39图1　患者入院后FT$_3$水平变化（pmol/L）

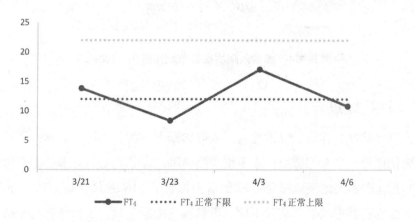

病例39图2　患者入院后FT$_4$水平变化（pmol/L）

24小时尿皮质醇111.9nmol/24h。

床边心电图：心房颤动。

床旁心脏彩超：主动脉瓣回声增强伴反流+，左房、左室扩大，二尖瓣反流++，右房扩大，三尖瓣反流+～++，心包少量积液，左室收缩和舒张功能减退，LVEF 48%。

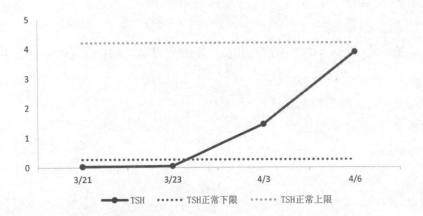

病例39图3　患者入院后TSH水平变化（mIU/L）

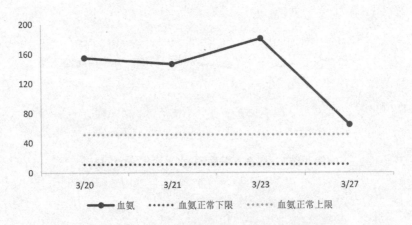

病例39图4　患者入院后血氨监测结果（μmol/L）

二、诊疗经过

结合患者症状、体征、辅助检查，入院诊断考虑为：①肝性脑病；②乙型肝炎肝硬化失代偿期；③双侧肺炎；④Ⅰ型呼吸衰竭；⑤急性心力衰竭；⑥心房颤动；⑦2型糖尿病；⑧代谢性碱中毒；⑨低蛋白血症；⑩电解质代谢紊乱：低钾、高钠、低钙血症；⑪甲状腺全切除术后，甲状腺功能减退症，甲状旁腺功能减退症；⑫非甲状腺疾病的甲状腺病态综合征。入院后予病危通知，经鼻高流量给氧，米醋灌肠、通便、门冬氨酸鸟氨酸促进氨代谢及保肝治疗，同时纠正低钾、低钙，适当鼻饲补液纠正高钠，容量管理基础上予强心、抗感染、降糖及营养支持，并继续补充左甲状腺素等治疗。

消化专科会诊后，结合患者乙肝肝硬化基础，伴肝功能异常、血氨水平升高，且排除颅内病变、其他代谢性脑病、脓毒症脑病、药物中毒等疾病，考虑肝性脑病诊断明确。患者神志昏迷，同时合并呼吸衰竭、急性心力衰竭、心房颤动等疾病，病情危重。另外患者因"甲状腺激素紊乱"请我们内分泌专科会诊。3年余前，患者因"多发甲状腺结节"于我院行"双侧甲状腺全切术"，术后服用"左甲状腺素"100μg 1次/日治疗甲状腺功能减退症，间断复查甲状腺功能正常。但此次发病后，于2023年3月17日（入院前3天）在当地医院查甲状腺功能提示FT_3、FT_4及TSH均低下。2023年3月21日（入院后第1天）于我院复查甲状腺功能示FT_3、TSH仍低下，FT_4处于正常范围低限。2023年3月23日（入院后第3天）患者神志仍昏迷，伴发热，且血氨进行性升高（病例39图4），血钠再次高至153mmol/L。同日甲状腺功能提示FT_3、FT_4水平呈进行性下降，均低于正常范围，TSH亦仍低下（病例39图1至病例39图3）。予加强鼻饲补液、补充精氨酸、灌肠等处理。结合患者促卵泡生成素、黄体生成素水平低下，但雌二醇水平不低，且促肾上腺皮质激素表现为升高，不支持中枢性甲状腺功能减退症。另外，患者FT_3、FT_4水平低下，但TSH水平也低下，亦不支持原发性甲状腺功能减退症激素替代不足引起。结合患者反T_3水平升高，考虑为非甲状腺疾病的甲状腺病态综合征。故建议积极治疗肝性脑病、心脏病、肺部感染、电解质紊乱、糖尿病等原发疾病，动态监测甲状腺功能。另外，根据2014年美国甲状腺协会《甲状腺功能减退症治疗指南》和2017年中华医学会内分泌学分会发布的《成人甲状腺功能减退症诊治指南》，甲减替代治疗药物的剂量应根据患者的年龄和病情等因素个体化，避免过度治疗。考虑患者年龄较大，多次查TSH水平均低，且合并快速型心房颤动，故2023年3月26日开始予左甲状腺激素片减量至75μg 1次/日替代治疗。

经过积极的保肝、降氨、纠正代谢性碱中毒、抗感染、改善心功能、控制心室率、补钾、营养支持等治疗，患者于2023年3月26日下午神志逐渐转清，对答切题，无发热、气促、水肿，2023年3月27日复查血氨明显下降（病例39图4），肝功能接近正常，高钠血症已纠正，NT-proBN降至正常，但存在凝血功能紊乱，表现为凝血酶原时间轻度延长，纤维蛋白原降至1.25g/L，纤维蛋白降解产物39.2μg/ml，D-二聚体26.6mg/L，血小板降至$42×10^9$/L，但无出血表现，予输注血浆及抗凝治疗。2023年4月1日我院复查颅脑MRI示右侧顶叶、左侧颞顶叶、左侧小脑半球小灶性脑梗死（急性-亚急性期），神经内科会诊考虑心源性栓塞可能，病灶范围不大，继续予抗凝治疗。2023年4月3日复查甲状腺功能可见FT_3水平较前升高，但仍低于正常范围，FT_4、TSH恢复正常水平。同日，血小板已回升至109×10^9/L，凝血功能明显好转。2023年4月6日患者FT_3水平仍较低，FT_4再次波动性降低，但TSH仍正常（病例39图1至病例39图3）。患者2023年4月9日病情好转出院。2023年4月28日于当地医院复查甲状腺功能结果提示FT_3仍稍低，FT_4和TSH均正常。

三、病例讨论

患者系老年女性，既往有"甲状腺全切除术后、甲状腺功能减退症"病史，平时规律服用左甲状腺素片100μg 1次/日替代治疗。此次因出现"神志昏迷"，收住ICU，诊断为肝性脑病、乙型肝炎肝硬化失代偿期、双侧肺炎、Ⅰ型呼吸衰竭、急性心力衰竭、心房颤动。患者此次病情危重后出现甲状腺激素紊乱，表现为起病初的FT_3水平持续低下，FT_4水平波动于正常范围低限和低下之间，TSH稍低于正常范围。首先需注意鉴别中枢性甲减，典型的中枢性甲减可表现为T_4减低，TSH减低，20%的患者血清TSH浓度可以正常或轻度升高。另外，中枢性甲减常伴有性腺、肾上腺功能受累。本病患者无产后无乳、闭经等病史，促卵泡刺激素和黄体生成素虽低，但雌二醇无低下，且促肾上腺皮质激素无低下，肾上腺轴、性腺轴均无受累，所以不支持中枢性甲减诊断。本患者有"甲状腺术后甲状腺功能减退症"病史，此次出现水肿、神志改变表现，需考虑是否存在左甲状腺素替代不足？患者虽然FT_3、FT_4较低，但TSH明显低下，不支持原发性甲状腺功能减退的甲状腺激素替代不足。非甲状腺疾病的甲状腺病态综合征常继发于急危重症、慢性疾病、脓毒症、严重创伤、外科手术、限制热卡摄入等情况下，通常表现为T_3水平低下，反T_3可升高，TSH水平多在正常范围，另外T_4水平也可表现为低下。结合患者此次病情危重，甲状腺激素符合上述改变，且排除中枢性甲减和原发性甲减激素替代不足等情况，考虑非甲状腺疾病的甲状腺病态综合征可诊断。有文献表明，非甲状腺疾病的甲状腺病态综合征下TSH可出现轻度降低，可能与下丘脑-垂体-甲状腺轴被抑制有关，更多见于长期的危重疾病。患者为老年女性，且同时合并快速型心房颤动，起病初多次TSH均低，除考虑符合非甲状腺疾病的甲状腺病态综合征外，还要首先考虑存在左甲状腺激素替代过量可能。2023年3月26日将左甲状腺素减量至75μg后，患者并没有出现神志恶化，下午患者神志反而转清，2023年3月27日NT-proBNP降至正常。出院后于2023年4月28日复查TSH恢复正常，并没有异常升高。从而进一步佐证患者存在左甲状腺激素替代过量。

文献指出，非甲状腺疾病的甲状腺病态综合征在入ICU的数个小时内反T_3即升高，T_3、T_4下降的程度和原发疾病的严重程度呈正比。本例患者在ICU的第3天，经我科会诊后检查反T_3结果仅轻度高于正常上限，可能与反T_3半衰期仅0.2天，代谢较快有关。但是，关于非甲状腺疾病的甲状腺病态综合征的研究进展表明，反T_3水平也可以是正常甚至降低的。本例患者T_3、T_4在ICU的第3天到达最低水平，与疾病进展较吻合。随着患者病情好转，T_4水平明显回升，但T_3仍始终偏低，考虑与患者肝硬化、糖尿病等慢性基础病存在有关，称为低T_3综合征，为非甲状腺疾病的甲状腺病态综合征最常见的一种形式。

非甲状腺疾病的甲状腺病态综合征发生的机制目前没有完全阐明，可能涉及甲状腺轴各个层面的复杂相互作用，包括甲状腺激素合成代谢改变、下丘脑-垂体-甲状腺轴调定点变化、甲状腺结合球蛋白和甲状腺激素结合受限等。在疾病状态下，促进T_4转化为T_3的2型脱碘酶活性下降，而调节T_4转化为反T_3以及T_3转化为T_2的3型脱碘酶活性升高，导致T_3降低，反T_3升高。另外炎症因子如白介素-6、白介素-1、肿瘤坏死因子α和干扰素可以降低血清甲状腺激素水平。非甲状腺疾病的甲状腺病态综合征期间下丘脑-垂体-甲状腺轴也发生下调，使下丘脑、垂体对T_3、T_4的反馈能力下降，危重疾病时，甚至会出现促甲状腺激素释放激素（TRH）合成受到抑制。其他机制还包括营养不良状态下甲状腺结合球蛋白合成减少，与血清甲状腺激素结合受限；急性应激下的皮质醇释放可以抑制TSH分泌和阻止T_4向T_3的脱碘转化等。

一些学者认为非甲状腺疾病的甲状腺病态综合征是机体对疾病状态下的一种适应性反应，可以降低能量消耗，防止蛋白分解。但对于ICU中的危重患者，这种"适应性反应"并不能很好地解释，因为这些患者接受了明确的治疗和器官支持，病情却仍在恶化。危重病患者的非甲状腺疾病的甲状腺病态综合征是有利还是有害目前尚不清楚，可能取决于疾病的阶段、病情严重程度、是否需要长期生命支持和环境因素（包括肠外营养）。对于危重病患者补充甲状腺激素的干预措施是否有益也没有定论，特别对心力衰竭患者使用T_3治疗尚有争议。文献表明，T_3替代治疗可轻微增加心衰患者心输出量，无明显不良反应，对住院时间和死亡率没有影响。鉴于目前没有循证共识或指南建议在危重症患者使用甲状腺激素治疗非甲状腺疾病的甲状腺病态综合征，本例患者未给予额外甲状腺激素干预治疗。通过积极治疗肝性脑病、乙肝肝硬化、急性心力衰竭等原发重症疾病，随着病情好转，患者甲状腺功能逐渐趋于恢复。对于长期危重症患者输注下丘脑释放因子（包括TRH）可能是有前景的，它可以重新激活下丘脑-垂体-甲状腺轴，使血清甲状腺激素浓度正常化，诱导合成代谢反应。但这需要未来具有足够效能的随机对照试验进一步证实。

四、病例点评

非甲状腺疾病的甲状腺病态综合征是临床中比较常见的甲状腺功能异常，其可以继发于各种急慢性或危重疾病、严重创伤、外科手术和长期营养不良等，目前发病机制尚不十分明确，但对其进行正确地识别，对指导治疗有重要的意义。

该患者存在"甲状腺全切除术后、原发性甲减"基础病，平时使用左甲状腺素替代治疗，此次因"乙肝肝硬化失代偿期、肝性脑病、心房颤动"后继发出现FT_3、FT_4和TSH低下，该病例在充分鉴别了中枢性甲减后，予诊断非甲状腺疾病的甲状腺病态综合征。并考虑到合并左甲状腺素替代过量可能，通过积极治疗原发疾病并减少左甲状腺素替代剂量，随着肝硬化病情好转，患者甲状腺功能也逐渐恢复。从该病例中，可以看出对临床中复杂、危重疾病的"非甲状腺疾病的甲状腺病态综合征"的识别和评估尤为重要。

（病例提供者：陈　林　陈　刚　福州大学附属省立医院）

（点评专家：温俊平　福州大学附属省立医院）

参考文献

[1]中华医学会内分泌学分会.成人甲状腺功能减退症诊治指南[J].中华内分泌代谢杂志，2017，33（2）：167.

[2]Fliers E，Bianco AC，Langouche L，et al.Thyroid function in critically ill patients[J]. The lancet Diabetes & endocrinology，2015，3（10）：816.

[3]Maiden MJ，Torpy DJ.Thyroid Hormones in Critical Illness[J].Critical care clinics，2019，35（2）：375.

[4]Fliers E，Boelen A.An update on non-thyroidal illness syndrome[J].Journal of endocrinological investigation，2021，44（8）：1597.

例1：

一、病历摘要

（一）病史简介

患者女性，48岁，因"心慌怕热，记忆力下降2年余"入院。

现病史：患者于2年前无明显诱因出现心慌，怕热，伴有易疲劳，记忆力下降，症状持续不缓解。1年前无明显诱因出现焦躁易怒。5个月前体检时发现甲状腺肿大，行甲状腺超声检查示：甲状腺右叶上极，右叶下极后缘及上极后缘低回声结节伴钙化（TI-RADS 4c级）于我院门诊就诊。甲状腺功能：FT_4 24.52pmol/L↑、FT_3 6.75pmol/L↑、TSH 2.85mIU/L，肝功能、血常规正常。给予甲巯咪唑等药物治疗，症状未见明显好转。2个月前自行停药后未服用其他药物治疗，今为进一步完善诊治收入病房。患者病来无心悸，无胸闷，无心前区疼痛不适，夜间可平卧。无头晕、头痛，无发热，无大汗，无呼吸困难，无多食、消瘦、易情绪激动等高代谢症状，无发作性乏力，无恶心、呕吐，无腹痛，无腹泻，精神、体力可，饮食睡眠可，近2年体重增加约5kg。

既往史：否认高血压、冠状动脉粥样硬化性心脏病及糖尿病病史。

家族史：母亲甲状腺肿、姐姐甲状腺乳头状癌。

（二）体格检查

身高157cm，体重64kg，BMI 26.01。神清语明，查体合作。皮肤温暖干燥，颜面未见潮红，双眼球无突出，结膜无苍白、巩膜无黄染。口唇无发绀，舌震颤阴性，手细震颤阴性。颈软，甲状腺Ⅱ度肿大，右叶甲状腺可触及直径3cm左右肿物，活动度良好，未闻及血管杂音。胸廓对称，双肺呼吸运动度一致，触觉语颤正常，叩诊清音，双肺呼吸音清，未闻及干湿啰音。心界大小正常，心率100次/分，心律齐，各瓣膜区未闻及病理性杂音。腹软，无压痛，肝脾肋下未触及，移动性浊音阴性。双下肢无水肿。

（三）辅助检查

甲状腺功能：FT_4 20.72pmol/L（9.01～19.05pmol/L）、FT_3 7.32pmol/L（2.43～6.01pmol/L）、TSH 2.38mIU/L（0.35～4.94mIU/L）、TPOAb 0.74U/ml（5.61～24.10U/ml）、TgAb 13.28U/ml（0～4.11U/ml）、TRAb 0.3U/L（0～1.75U/L）。

甲状腺及双颈部淋巴结超声：右叶：见数个结节，大者位于中下部，大小约2.56cm×2.34cm，囊实混合性，以等回声为主，边界清晰。上极见两处性质相似低回声结节，大小约0.59cm×0.74cm×0.53cm，0.43cm×0.54cm，垂直位生长，形态不规则，边界不清晰，内见点状及条形强回声，后方回声衰减。左叶：见数个结节，大者位于中下部，大小约1.20cm×0.79cm，等回声，融合样，边界清晰。下极另见两处性质相似低回声结节，大小约0.74cm×0.80cm，0.50cm×0.51cm，垂直位生长，形态不规则，边界不清晰，内见点状及条形强回声，后方回声衰减。超声提示：甲状腺回声欠均匀 甲状腺多发结节（TI-RADS 3级），右叶上极两处低回声结节、左叶下极两处低回声结节及左叶中上部后缘结节（TI-RADS 4c级），双颈部淋巴结回声（2级）。

甲状腺静态显像（锝）（ECT）：甲状腺双叶摄取功能增强，右叶体部外缘摄取功能较周围腺体降低区。

垂体MRI平扫＋增强：垂体中间部异常信号，考虑小Rathke囊肿可能性大。

全外显子测序结果：THRB基因第1357位碱基发生杂合突变（C1357A），致其编码蛋白的第453号氨基酸脯氨酸变为丝氨酸（P453T）（病例40图1）。

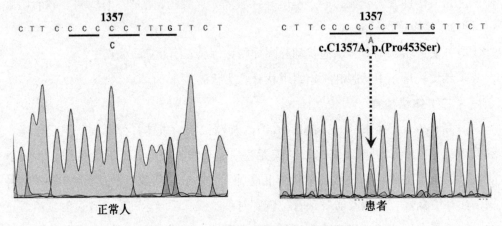

病例40图1　患者1外周血全外显子测序

二、诊疗经过

2021年3月，患者行甲状腺全切除术和颈部中央淋巴结清扫术。病理学显示双叶多灶性微小甲状腺癌（右叶肿物直径5mm，左叶肿物直径分别为6mm和7mm），14个中央淋巴结中有1个发生转移。免疫组织病理学染色显示BRAF V600E突变呈阳性。患者被诊断为PTC（$T_{1a}N_{1a}M_0$）（根据UICC/AJCC TNM系统第8版），根据2015年美国甲状腺协会（ATA）复发风险分层系统被评为低风险。由于没有甲状腺外扩散或远处转移的迹象，因此没有对患者进行放射性碘消融术。甲状腺切除术后，给予患者左甲状腺素（LT4）100μg/d（病例40表1）。3个月后，患者表现出乏力、嗜睡等甲状腺功能减退的症状，TSH水平升高（TSH 48.7mIU/L）。因此，LT4的剂量增加到125μg/d。3个月后，患者甲状腺功能减退症状消失，TSH水平下降到25.4mIU/L。LT4的剂量再次增加到150μg/d。此后，每两个月复查血清TSH水平，逐渐将LT4的剂量增加到250μg/d，并联合3.75mg/d的溴隐亭治疗。术后15个月甲状腺功能检查显示，患者的TSH、FT_4和FT_3水平略高于正常，但并没有表现出甲状腺毒症的高代谢综合征。甲状腺超声未显示疾病持续或复发的迹象，血清Tg水平<0.20ng/ml。

病例40表1　TSH抑制治疗前后甲状腺指标随访结果

日期	FT_3（pmol/L）	FT_4（pmol/L）	TSH（mIU/L）	TPOAb（U/ml）	TgAb（U/ml）	Tg（ng/ml）	LT4 剂量（μg/d）
2021年1月	7.32（2.43~6.01）	20.72（9.01~19.05）	2.38（0.35~4.94）	0.74（0~5.61）	13.28（0~4.11）	73.40（1.6~59.9）	术前
2021年4月	3.35（2.76~6.45）	16.75（12~22）	68.28（0.35~5.1）	24.10（≤34）	81.43（≤115）	<0.04（3.50~77.00）	100（1.56μg/kg）
2021年6月	4.32（2.43~6.01）	15.13（9.01~19.05）	48.70（0.35~4.94）	NR	NR	NR	125（1.95μg/kg）
2021年9月	4.42（2.43~6.01）	20.6（9.01~19.05）	25.40（0.35~4.94）	6.38（0~5.61）	2.49（0~4.11）	<0.2（1.6~59.9）	150（2.34μg/kg）
2021年11月	5.77（2.43~6.01）	25.32（9.01~19.05）	11.49（0.35~4.94）	NR	NR	<0.2（1.6~59.9）	200（3.13μg/kg）
2022年1月	7.71（2.43~6.01）	27.86（9.01~19.05）	3.48（0.35~4.94）	0.85（0~5.61）	2.31（0~4.11）	NR	200（3.13μg/kg）联合溴隐亭3.75mg/d
2022年5月	6.55（2.43~6.01）	29.13（9.01~19.05）	5.72（0.35~4.94）	NR	NR	<0.20（1.6~59.9）	250（3.9μg/kg）联合溴隐亭3.75mg/d

NR，not reported，未报道。

例2：

一、病历摘要

（一）病史简介

患者女性，31岁，因"心悸气短约1.5年，加重伴手抖2个月余"入院。

现病史：患者1.5年前无明显诱因出现心悸气短，未在意未用药。2个月前心悸气短加重，伴手抖、乏力、困倦、记忆力差，逐渐加重，无怕冷、便秘，于当地医院就诊测甲状腺功能显示，甲状腺激素水平升高，TSH水平正常（病例40表2）。甲状腺彩超示甲状腺结节（TI-RADS 4a级）。诊断为"甲亢"并予甲巯咪唑1片每日3次口服，倍他乐克25mg每日2次口服及保肝药（药名剂量不详）治疗，应用上述药物约半个月，自觉心悸及手抖症状较用药前加重，食欲缺乏，嗜睡，便成形、3次/天，夜尿频、2～3次/晚，未停药，住院进一步诊治。患病以来，患者无发热、寒战，无头晕、头痛，无咳嗽、咳痰，时有心悸、气短，无心前区痛，无腹痛、恶心、呕吐，无尿急及尿痛，饮食及睡眠差，精神及体力尚可，近期体重无明显改变。

（二）体格检查

身高158cm，体重74kg，BMI 29.6，腰围90cm，臀围100cm，腰臀比0.9。神清语明，查体合作。颜面无潮红，皮肤无潮湿，双眼球无突出，无上睑挛缩，结膜无苍白、巩膜无黄染。口唇无发绀，舌震颤阴性。手细震颤阴性。甲状腺Ⅱ度肿大，质韧、无压痛、未触及结节，双叶无细震颤、未闻及血管杂音。颈部及锁骨上未触及淋巴结。双肺呼吸音清。胸骨左缘第5肋间锁中线可见心尖冲动，心界大小正常，心率83次/分，心律齐，各瓣膜区未闻及病理性杂音。腹部查体未见异常。四肢无畸形，四肢肌力5级，双下肢无水肿。

（三）辅助检查

甲状腺及双颈部淋巴结超声描述：右叶上极中部可见网状结节，大小约4.7mm×2.8mm，较规则，边界清楚，无血流显示，下1/3偏前可见低回声结节，大小约3.0mm×2.4mm×2.3mm，欠规则，边界尚清晰，可见彗尾状强光条堆积，未见血流显示。左叶可见多个结节，上极者囊实样，大小约4.0mm×2.3mm，较规则，无血流显示，上1/3偏后者回声减低，大小约8.5mm×5.8mm×5.2mm，欠规则，边界欠清晰，可见多个强光条及彗尾状强回声，后缘贴近被膜，边缘可见条状血流显示。右颈部可见多发淋巴结回声，大者约10.1mm×2.5mm，位于Ⅲ区。左颈部可见多发淋巴结回声，大者约11.5mm×2.3mm，位于Ⅲ区。超声提示：甲状腺双叶结节液性变，右叶低回声结节伴彗尾状钙化，纵横比＞1，左叶低回声结节伴粗钙化彗尾状钙化，欠规整（TI-RADS 4a级）。

甲状腺静态显像（锝）（ECT）：甲状腺双叶外形增大，摄取功能增强。

甲状腺细针穿刺细胞学检查：提示甲状腺滤泡细胞似乳头样改变，BRAF（阳性）。

垂体MRI平扫＋增强：未见异常。

全外显子测序结果：THRB基因第959位碱基发生杂合突变（C1357A），致其编码蛋白的第320号氨基酸精氨酸变为组氨酸（R320H）（病例40图2）。

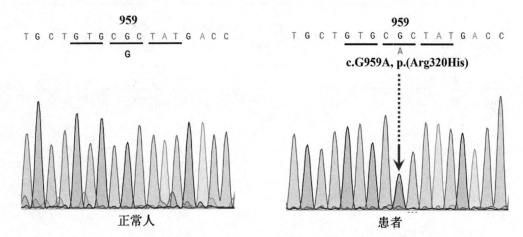

病例40图2　患者2外周血全外显子测序

二、诊疗经过

患者于2018年3月行甲状腺全切除术。组织学检查显示甲状腺微小癌（右叶直径7mm，左叶直径2mm），无甲状腺外浸润或淋巴结转移（$T_1N_0M_0$）。由于患者被评估为PTC复发风险低，因此未进行RAI残余消融治疗。术后患者拒绝服用左甲状腺素，手术后第1个月，患者TSH浓度显著升高（＞100mIU/L）。开始左甲状腺素（LT4）治疗以抑制TSH，初始剂量为100μg/d（病例40表2）。2个月后复查甲状腺功能及TSH，TSH被抑制到49.11mIU/L，LT4剂量增加到150μg/d。4个月后，TSH浓度为26.94mIU/L，FT_4浓度升高至26.94mmol/L。由于LT_3难以获得，予患者LT4 100μg/d联合甲状腺片（含有T_3和T_4）160mg/d治疗。患者自诉服用甲状腺片后出现明显的心动过速，甲状腺功能化验显示TSH浓度为0.13mIU/L，FT_4和FT_3浓度升高，因此甲状腺片的剂量降低至120～140mg/d。在接下来的4个月中，结果显示TSH浓度抑制为0.22mIU/L，FT$_4$和FT$_3$浓度正常。然而，即使使用β受体阻滞剂治疗，心动过速仍持续存在，患者偶尔会感到气促。由于甲状腺片的心脏不良反应，予停用甲状腺片，LT4的剂量增加到200～300μg/d，但是TSH也没有持续地控制在正常参考范围的上限以内（病例40表2）。遂加用溴隐亭协助降低TSH，TSH降至0.516mIU/L。即使超大剂量LT4治疗，患者并未出现甲状腺毒症的高代谢症状。心率约为60次/分，ECG提示为二度I型房室传导阻滞。2022年5月，考虑到患者TSH和Tg水平较高，进行了诊断性^{131}I全身扫描，结果显示颈部只有正常的甲状腺残留物，没有甲状腺癌复发或转移征象。

病例40表2　TSH抑制治疗前后甲状腺指标的随访结果

日期	FT$_3$（2.43～6.01pmol/L）	FT$_4$（9.01～19.05pmol/L）	TSH（0.35～4.94mIU/L）	TPOAb（0～5.61U/ml）	TgAb（0～4.11U/ml）	Tg（1.6～59.9ng/ml）	LT4治疗（μg/d）
2017年12月	6.11	23.58	1.25	0.22	11.21	NR	术前
2018年4月	2.19	7.79	100	0.35	9.75	NR	100（1.35μg/kg）
2018年6月	3.61	16.21	49.11	0.38	6.71	NR	150（2.03μg/kg）
2018年10月	4.09	26.94	26.94	3.00	4.67	3.0	100（1.35g/kg）甲状腺片160mg/d
2018年12月	8.79	20.74	0.13	NR	NR	NR	100（1.35μg/kg）甲状腺片140mg/d
2019年2月	6.31	19.29	0.343	1.36	NR	1.36	100（1.35μg/kg）甲状腺片120mg/d
2019年4月	5.86	18.8	0.217	NR	NR	1.29	200（2.70μg/kg）
2019年7月	6.25	24.99	0.0935	1.37	2.77	2.67	200（2.70μg/kg）
2019年9月	5.04	17.41	6.95	NR	NR	NR	237.5（3.21μg/kg）
2019年12月	6.43	24.09	1.65	NR	2.99	2.15	250（3.38μg/kg）

续表

日期	FT₃（2.43～6.01pmol/L）	FT₄（9.01～19.05pmol/L）	TSH（0.35～4.94mIU/L）	TPOAb（0～5.61U/ml）	TgAb（0～4.11U/ml）	Tg（1.6～59.9ng/ml）	LT4 治疗（μg/d）
2020 年 3 月	4.45	16.55	14.39	NR	NR	1.73	250（3.38μg/kg）
2020 年 7 月	3.72	11.8	69.44	NR	NR	NR	300（4.05μg/kg）
2020 年 8 月	5.99	21.94	2.43	NR	NR	1.71	250（3.38μg/kg）
2021 年 4 月	3.62	14.58	64.10	NR	NR	NR	250（3.38μg/kg）
2022 年 5 月	3.86	16.18	69.1	0.33	2.02	3.4	300（4.05μg/kg）
2022 年 8 月	4.71	19.52	18.01	1.15	2.77	NR	300（4.05μg/kg）
2023 年 2 月	5.84	27.97	9.29	3.58	2.04	2.88	300（4.05μg/kg）联合溴隐亭2.5mg/d
2023 年 3 月	7.06	28.85	0.516	3.62	2.03	NR	300（4.05μg/kg）联合溴隐亭2.5mg/d

NR，not reported，未报道。

三、病例讨论

甲状腺激素抵抗综合征（resistance to thyroid hormone，RTH）是由于甲状腺激素受体（thyroid hormone receptor，TR）基因突变，引起靶器官对甲状腺激素（thyroid hormone，TH）的敏感性降低，导致TH对全身组织器官作用障碍的一种罕见综合征。根据突变受体亚型的不同，可分为THRA基因突变致的RTHα和THRB基因突变致的RTHβ。

RTHβ属于常染色体显性遗传性疾病，由于其罕见性和多变的临床特征导致其诊断困难。RTHβ型主要特点是循环血中T₄、T₃水平升高、TSH水平正常或升高，临床表现可以是甲状腺功能亢进和减退并存，TRα为主的组织器官会出现甲状腺功能亢进，比如骨骼和心脏，容易导致骨质疏松和心律失常，老年人容易出现心房纤颤；而TRβ为主的组织器官则会出现甲状腺功能减退，例如肝脏和耳朵，容易导致血脂异常和听力下降。两项对80 884例和74 992例新生儿的筛查显示RTHβ人群的患病率分别为1/40 000和1/18 750。

近年来的研究显示，THRB突变与人类癌症相关。在人类癌症中发现高甲基化或TR基因缺失引起的TRs表达减少，表明TRs可以作为肿瘤抑制因子，但是THRB突变在癌症发生的作用机制尚不明确。TRs的体细胞突变与人类癌症密切关联，进一步支持了正常TR功能的丧失可能导致不受控制的生长和细胞分化丧失。

自2001年Taniyama等报道首例RTHβ合并PTC以来，目前国际上报告了17例这种罕见疾病，如病例40表3所示。作为一种特殊类型的PTC，本病患者的人群特征与经典PTC患者相似。例如，它发生在9～63岁的各个年龄段，其中88%是成年人，这与儿童PTC的发病率远低于成人是一致的。与PTC共存的RTHβ患者的男性与女性的比例为1：3.25，这与PTC的男性与女性的比例（约1：4.39）相似。

通常，儿童和青少年PTC具有多灶性和侵袭性倾向，容易侵犯甲状腺外组织，直接累及喉返神经、气管、血管和食管。淋巴结转移和远处转移的可能性更高，高达40%～80%。病例40表3显示：17例患者中2例为儿童，均为双侧和多灶性甲状腺癌，并且在诊断时均有中央淋巴结转移。

17例RTHβ合并PTC患者中，2例患者因甲状腺全切除术后TSH难治性升高被诊断，未描述甲状腺肿瘤的大小、数量和是否有淋巴结转移。排除这2例患者后，其余15例患者中，11例被诊断为甲状腺微小乳头状癌（PTMC），4例诊断时有淋巴结转移，1例患者术后4年出现淋巴结转移。因此，淋巴结转移的比例为33.3%。术后复发风险评估显示，13例为低风险，1例为中风险，1例未描述。无发生远处转移的报告。在15例病例中，未报告与严重不良结局相关的甲状腺癌病理学变异（例如PTC的高细胞型、柱状细胞型和鞋钉样变异特征），2例为PTC的滤泡变异。15例患者中仅5例进行BRAF基因突变检测，5例患者中有4例发现BRAF^{V600E}突变，占病例总数的80%。仅在1例患者中检测其他分子标志物（包括THRB、N-RAS、H-RAS和TERT），但没有发现突变。

对于RTHβ合并PTC患者来说，具有挑战性的问题是确定肿瘤的最佳手术治疗策略。病例40表3显示：15例患者中有7（47%）例患有双侧和多灶性PTC。17例患者中有16例接受了甲状腺全切除术，其中仅有1例患者发生中心淋巴结转移。ATA指南指出，甲状腺全切除术和中央淋巴结清扫术有助于预防甲状腺癌（DTC）患者的肿瘤持续存在和复发。10例诊断时无淋巴结转移的患者未行预防性中心淋巴结清扫术，其中9例成年患者无复发或转移，1例19岁少女全甲状腺切除术后发生中央淋巴结转移。因此，建议对患有这种罕见疾病的青少年进行预防性中心淋巴结清扫术。然而，对于成人，目前尚不清楚是否有必要进行预防性中央淋巴结清扫术。

全甲状腺切除术后是否实施放射性碘治疗（RAI）治疗是RTHβ合并PTC患者的一个棘手问题。ATA指南表明，^{131}I辅助治疗可有效提高复发风险高的DTC患者的总生存期（OS）和无病生存期（DFS），对于中危患者的总体获益仍存在争议，对低危患者OS或DFS未得到显著改善。在17例患者中，1例中等风险儿童接受RAI治疗，1例中等风险成人未接受RAI治疗，随访期间，2例患者均未发现复发或淋巴结转移。然而，由于中危病例数量较少，中危患者是否需要RAI治疗尚不清楚。13例低危患者无论是否接受放射性碘治疗，其随访期间均未发生肿瘤复发或淋巴结转移。

RTHβ合并PTC患者的另一个挑战性问题是TSH抑制治疗。通常，LT4在经典PTC的TSH抑制治疗中的剂量在$1.5 \sim 2.5 \mu g/(kg \cdot d)$，但RTHβ合并PTC患者即使使用了非常大剂量的LT4，也很难将TSH抑制在正常参考范围的上限以下（病例40表3）。病例40表3显示：4例RTHβ合并PTC患者接受了三碘甲状腺原氨酸或甲状腺片（T_4和T_3的混合物）治疗以协同抑制TSH，但均出现了T_3的心脏不良反应。研究表明，3，5，3'三碘甲状腺乙酸（TRIAC）对TRβ1的亲和力高于T_3，可以抑制TSH而不会导致T_3的外周组织效应。LT4联合TRIAC用于17例中的1例患者，其TSH被很好地抑制，而且没有出现心脏不良反应。虽然溴隐亭对血清TSH也有抑制作用，但这种抑制在本研究的病例1中似乎并不有效。RTHβ合并PTC患者的血清TSH水平应控制在什么样的范围，既可以防止PTC复发，又可以避免长期高TSH水平引起的TSH肿瘤的可能发生，需要进一步研究。

一个非常令人困惑的现象是，尽管给予了非常大剂量的LT4，但RTHβ合并PTC患者的血清T_3和T_4浓度并未显示出成比例地升高（病例40表1、病例40表2）。LT4与甲状腺分泌的甲状腺素相同，通常摄入大剂量的LT4会导致血清甲状腺素水平升高。这促使我们思考RTHβ合并PTC患者全甲状腺切除术后，其口服的LT4在机体内的代谢过程是否发生了改变，例如甲状腺素半衰期缩短或甲状腺素向其他甲状腺代谢物的异常转化？这需要进一步研究。

病例40表3 RTHβ合并甲状腺乳头状癌文献汇总

作者/年份	国籍	性别/年龄	生殖细胞突变	体细胞突变	PTC 位置/分期/复发风险	PTC治疗	TSH抑制治疗不良反应	最后一次甲状腺功能随访结果				PTC 随访 年/结局
								TSH (mIU/L)	FT4 (pmol/L)	FT3 (pmol/L)	Tg (ng/ml)	
Taniyama, et al.2001	日本	女/46	THRB R429Q	NR	左 $T_{1a}N_0M_0$ 低危	甲状腺次全切术	NR	NR	NR	NR	NR	NR
Siristatidis, et al.2004	希腊	女/26	NR	NR	NR NR NR	甲状腺全切除术 LT4 250μg	轻微甲亢症状	4.5 (0.4~4.0)	NR	NR	NR	8/缓解
Kim, et al.2010	韩国	女/38	THRB M310T	NR	双叶 $T_{1a}N_0M_0$ 低危	甲状腺全切除术 LT4 250μg (5.1μg/kg)	NR	15.5 (0.4~4.5)	NR	NR	NR	NR
Paragliola, et al.2011	意大利	男/48	未发现突变	NR	左 $T_2N_0M_0$ 低危	甲状腺全切除术 RAI LT4 175μg (2.18μg/kg)	心律不齐	82.1 (0.35~2.8)	NR	NR	5.4	10/缓解
Paragliola, et al.2011	意大利	男/63	THRB P453T	NR	单侧 $T_{1a}N_0M_0$ 低危	甲状腺全切除术 LT4 (3μg/kg)	心悸; 失眠; 焦虑	34.5 (0.35~2.8)	20.3 (10.9~19.9)	4.7 (3.5~6.5)	<0.1	6/缓解
Sugita, et al.2012	日本	女/26	THRB T334C	NR	NR NR NR	甲状腺全切除术 右侧根治性颈淋巴结清扫术 LT4 30μg T3 500μg	心悸; 出汗; 腹泻; 疲劳;	0.0089	30.1	8.6	NR	8/缓解

续表

作者/年份	国籍	性别/年龄	生殖细胞突变	体细胞突变	PTC 位置/分期/复发风险	PTC 治疗	TSH 抑制治疗不良反应	最后一次甲状腺功能随访结果				PTC 随访 年/结局
								TSH (mIU/L)	FT$_4$ (pmol/L)	FT$_3$ (pmol/L)	Tg (ng/ml)	
Ünlütürk, et al.2013	土耳其/美国	女/29	THRB T334C	NR	单侧 T$_{1a}$N$_0$M$_0$ 低危	甲状腺全切除术 RAI LT4 150μg 溴隐亭 2.5mg	心悸	4.1 (0.3~4.0)	NR	NR	NR	20/缓解
Ünlütürk, et al.2013	土耳其/美国	男/33	未发现突变	NR	单侧 T$_{1b}$N$_{1a}$M$_0$/NR	甲状腺全切除术联合中央淋巴结清扫术 LT4 250μg	NR	3.4 (0.3~4.0)	20.17 (7~16)	5.21 (3.8~6)	0.29 (2~38)	1/缓解
Ramos-Prol, et al.2013	西班牙	女/9	THRB R243W	NR	双侧 T$_2$N$_0$M$_0$ 低危	甲状腺全切除术 TRIAC 1.4mg LT4 200μg (4.3μg/kg)	无甲亢症状	0.42 (0.35~4.94)	16.9 (9~19)	NR	<0.20	10/缓解
Vinagre, et al.2014	葡萄牙	女/19	THRB R320C	BRAF V600E (+) N-RAS, H-RAS, TERT (-)	左/ T$_{1a}$N$_0$M$_0$ 低危	甲状腺全切除术联合中央淋巴结清扫术 RAI LT4 300μg (5.35μg/kg)	震颤；体重下降；烦躁；出汗；	5 (0.4~4.4)	45 (11.45~22.65)	NR	1.8	4/颈部淋巴结转移

续表

作者/年份	国籍	性别/年龄	生殖细胞突变	体细胞突变	PTC 位置/分期/复发风险	PTC 治疗	TSH 抑制治疗不良反应	最后一次甲状腺功能随访结果 TSH (mIU/L)	FT$_4$ (pmol/L)	FT$_3$ (pmol/L)	Tg (ng/ml)	PTC 随访 年/结局
Aoyama, et al.2015	日本	女/54	THRB P453S	NR	双侧 T$_{1a}$N$_0$M$_0$ 低危	甲状腺全切除术联合中央淋巴结清扫术 LT4 350μg	无甲亢症状	0.45 (0.5～4.3)	57.9 (9.0～21.9)	9.24 (3.5～6.3)	NR	2.25/缓解
Karakose, et al.2015	土耳其	女/56	THRB A234D	NR	右侧 T$_{1a}$N$_0$M$_0$ 低危	甲状腺全切除术 LT4 150μg 碘噻罗宁 50μg	甲亢症状	23.6 (0.55～4.78)	14.3 (9.5～19.6)	NR	NR	0.33/缓解
Karakose, et al.2015	土耳其	男/33	THRB A234D	BRAF V600E (−)	左侧和峡部 T$_{1a}$N$_0$M$_0$ 低危	甲状腺全切除术 RAI LT4 100μg	NR	150 (0.55～4.78)	16.2 (9.5～19.6)	NR	NR	0.17/缓解
Igata, et al.2016	日本	女/26	THRB P452L	NR	右侧 T$_{2b}$N$_{1b}$M$_0$ 中危	甲状腺全切除术联合颈淋巴结清扫术 甲状腺素 500μg	无甲亢症状	4 (9～19)	NR	NR	Basal6; TSH-stimulated 12～20	12/缓解
Xing, et al.2017	中国	女/11	THRB L454FS	BRAF V600E (+)	双侧 T$_{1a}$N$_{1b}$M$_0$ 低危	甲状腺全切除术联合左颈淋巴结清扫术 RAI LT4 150mg TH 片 50mg 溴隐亭 3.75mg	无甲亢症状	6.80 (0.34～5.6)	15.97 (7.86～14.1)	5.79 (3.8～6.0)	NR	0.5/缓解

续表

作者/年份	国籍	性别/年龄	生殖细胞突变	体细胞突变	PTC 位置/分期/复发风险	PTC治疗	TSH抑制治疗不良反应	最后一次甲状腺功能随访结果 TSH (mIU/L)	FT$_4$ (pmol/L)	FT$_3$ (pmol/L)	Tg (ng/ml)	PTC随访 年/结局
本例报道	中国	女/48	THRB P453T	BRAF V600E (+)	双侧 T$_{1a}$N$_{1a}$M$_0$/ 低危	甲状腺全切除术联合中央淋巴结清扫术 LT4 250mg (3.9mg/kg), 溴隐亭 3.75mg	无甲亢症状	5.72 (0.35~4.94)	29.13 (9.01~19.05)	6.55 (2.43~6.01)	<0.20 (1.6~59)	1.25/缓解
本例报道	中国	女/31	THRB R320H	BRAF V600E (+)	双侧 T$_{1a}$N$_0$M$_0$/ 低危	甲状腺全切除术 LT4 250mg (3.33mg/kg)	无甲亢症状	69.1 (0.35~4.94)	16.18 (9.01~19.05)	3.86 (2.43~6.01)	3.4 (1.6~59)	4.5/缓解

RTHβ是否会增加PTC的风险？RTHβ对甲状腺肿瘤发生的确切贡献尚不完全清楚，但有证据表明它可能起促进作用。首先，TSH是一种生长因子，RTHβ患者的TSH不受抑制，其持续刺激可能促进甲状腺的过度增生。其次，TRβ突变本身也可能促进肿瘤发生。正常甲状腺组织中TRβ mRNA的水平明显高于肿瘤性甲状腺组织。对16例甲状腺癌克隆的TRβ$_1$和TRα$_1$ cDNA进行测序，分别有93.75%和62.5%的病例出现了TR的氨基酸序列改变。相比之下，在健康的甲状腺对照中没有发现突变。此外，携带敲入突变TRβ基因（TRβ PV突变体）的小鼠，可以出现类似于人类滤泡性甲状腺癌的远处转移。再次，在29%～83%的PTC病例中发现有BRAF^{V600E}突变，被认为是PTC的早期或起始事件，RTHβ合并PTC患者高表达BRAF^{V600E}突变。BRAF^{V600E}突变和RTHβ是否共同参与PTC的发生值得进一步研究。

四、病例点评

本文通过对目前国际报道的17例RTHβ合并PTC病例的文献复习，详细分析了RTHβ合并PTC患者的临床特征和诊治现状，这种罕见疾病患者似乎预后良好。然而，由于患者数量有限且随访时间较短，这种罕见病的复发率可能会高于此处报道的复发率。RTHβ患者血清TSH水平不受抑制可能与其PTC复发和转移的风险增加有关。因此，RTHβ合并PTC患者手术宜选择甲状腺全切除术，儿童和青少年PTC具有侵袭性生长倾向，容易侵犯甲状腺外组织，宜加做预防性中央淋巴结清扫术。此外，RTHβ患者需要密切随访，评估其甲状腺结节的良恶性。

（病例提供者：方迎昕　天津医科大学总医院　滕晓春　中国医科大学附属第一医院）

（点评专家：单忠艳　中国医科大学附属第一医院）

参考文献

[1]Pappa T，Refetoff S.Resistance to Thyroid Hormone Beta：A Focused Review[J]. Frontiers in endocrinology，2021，12：656551.

[2]Lafranchi SH，Snyder DB，Sesser DE，et al.Follow-up of newborns with elevated screening T$_4$ concentrations[J].The Journal of pediatrics，2003，143（3）：296-301.

[3]Vela A，Pérez-Nanclares G，Ríos I，et al.Thyroid hormone resistance from newborns to adults：a Spanish experience[J].Journal of endocrinological investigation，2019，42（8）：941-949.

[4]Gonzá lez-Sancho JM，Garc í a V，Bonilla F，et al.Thyroid hormone receptors/THR genes in human cancer[J].Cancer letters，2003，192（2）：121-132.

[5]Kim WG，Cheng SY.Thyroid hormone receptors and cancer[J].Biochimica et biophysica acta，2013，1830（7）：3928-3936.

彩色插图

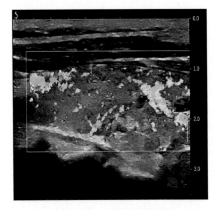

病例1图1　甲状腺超声

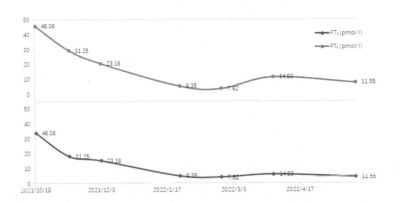

病例3图1　患者游离三碘甲状腺原氨酸FT₃、游离甲状腺激素FT₄监测结果

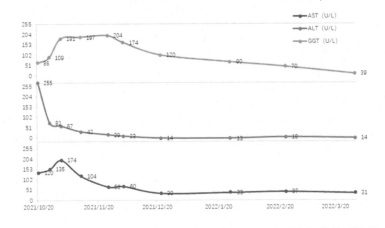

病例3图3　患者谷草转氨酶、谷丙转氨酶、谷氨酰转肽酶监测结果

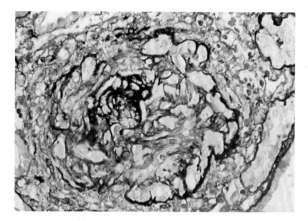

病例6图4 局灶坏死性新月体性肾炎

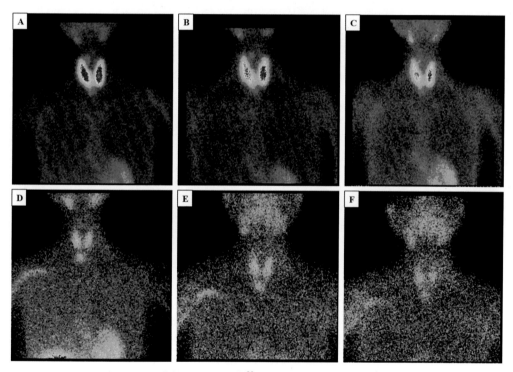

病例7图1 患者^{99m}Tc-MIBI扫描显像

A～C：2020年8月患者第一次入院时行MIBI扫描，从左至右分别为首日注射^{99m}Tc-MIBI 7mCi 15分钟、1小时及2小时后采集图像。D～F：2021年1月患者第二次入院时行MIBI扫描，从左至右分别为首日注射^{99m}Tc-MIBI 7mCi 15分钟、1小时及2小时后甲状旁腺显像。

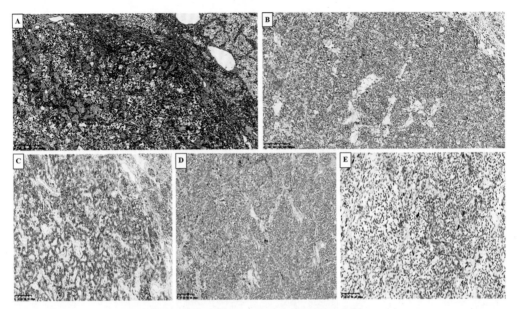

病例7图2　切除甲状旁腺组织化学染色

A：苏木精－伊红染色（放大 100 倍）；B：免疫组织化学染色示 PTH 表达强阳性（放大 100 倍）；C：免疫组织化学染色示 Syn 表达阳性（放大 100 倍）；D：免疫组织化学染色示 CgA 表达强阳性（放大 100 倍）；E：免疫组织化学染色示 Ki-67 表达弱阳性，细胞区域染色比例 1% ~ 2%（放大 100 倍）。

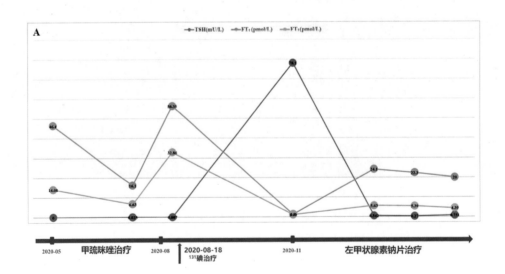

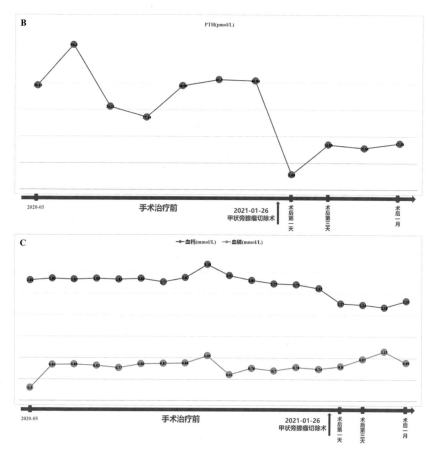

病例7图3　患者甲状腺及甲状旁腺功能变化

　　A：不同治疗阶段甲状腺功能相关指标浓度变化；B：甲状旁腺瘤手术前后血清甲状旁腺激素浓度变化；C：甲状旁腺瘤手术前后血钙及血磷浓度变化。

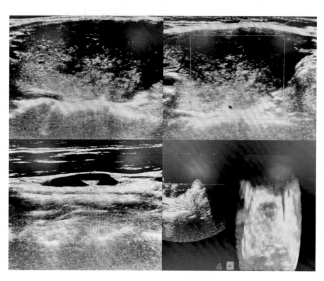

病例10图3　甲状腺超声

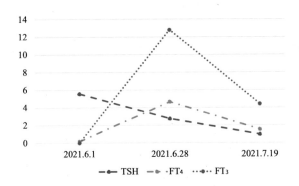

病例11图1　甲状腺功能变化趋势图

各项指标正常范围：TSH 0.380 ~ 4.340 μ IU/ml；FT$_3$ 1.80 ~ 4.10pg/ml；FT$_4$ 0.81 ~ 1.89ng/dl。

序号	基因名	转录本	染色体位置	核苷酸改变	氨基酸改变	受检者
1	*ALB*	NM_000477	Exon7/15 chr4:74277724	c.725G>A	p.Arg242His	杂合

G C A G T A G C T C G C C T G A G C C A G

患者*ALB*基因检测结果

G C A G T A G C T C G C C T G A G C C A G

患者儿子*ALB*基因检测结果

病例13图3　患者及其儿子白蛋白基因测序结果

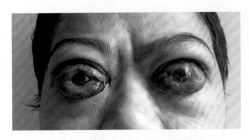

病例18图1　入院时眼部外观

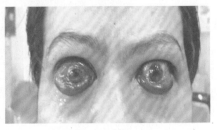

病例18图3　连续两周（3.0g）

甲强龙治疗后眼部外观

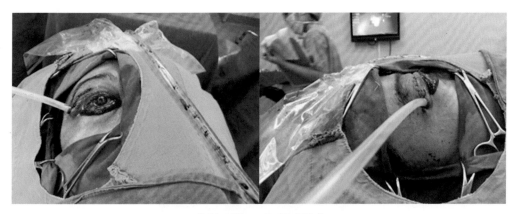

病例18图4　开眶减压术

右眼：2017年5月15日；左眼：2017年5月22日。

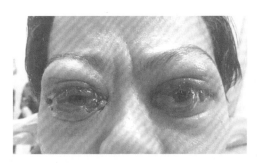

病例18图5　开眶减压术后眼部外观（2017年5月31日）

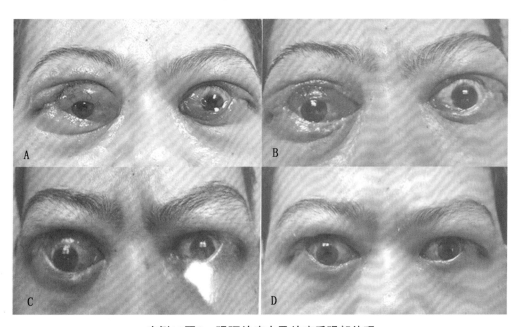

病例18图6　眼眶放疗中及放疗后眼部外观

A：2017年6月8日；B：2017年6月28日；C：2017年7月7日；D：2017年8月1日。

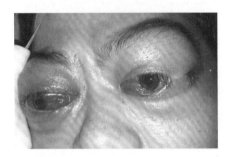

病例18图7　眼眶放疗结束1个月后复发时眼部外观（2017年8月17日）

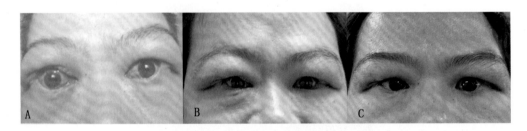

病例18图9　利妥昔单抗治疗后眼部外观

A：2017年9月27日；B：2018年1月31日；C：2018年7月31日。

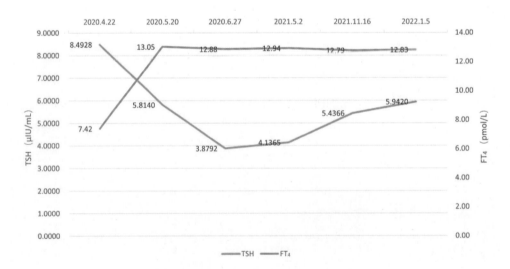

病例19图1　TSH、FT₄变化趋势所见

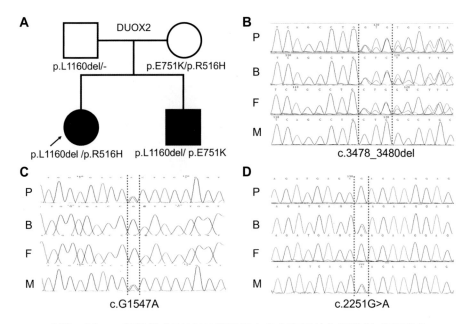

病例22图1　1例携带有DUOX2基因复合杂合变异的先天性甲减家系图

A：患儿 DUOX2 基因变异家系图，黑色实心圆圈为先证者，黑色实心正方形为先证者弟弟；B～D：患儿及其家系携带的 DUOX2 变异位点的一代验证，其中 P 代表先证者，B 代表先证者弟弟，F 代表先证者父亲，M 代表先证者母亲。

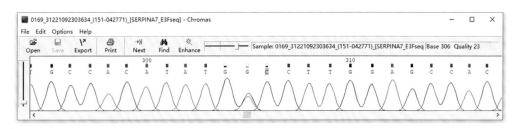

病例24图1　SERPINA7基因c.944A＞G（p.D315G）杂合变异

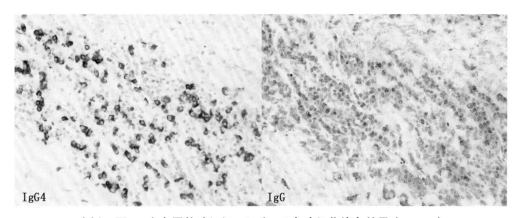

病例27图1　患者甲状腺组织IgG4和IgG免疫组化染色结果（400×）

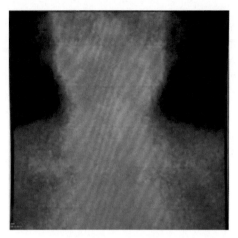

病例28图2　甲状腺ECT

甲状腺摄锝功能明显减低。

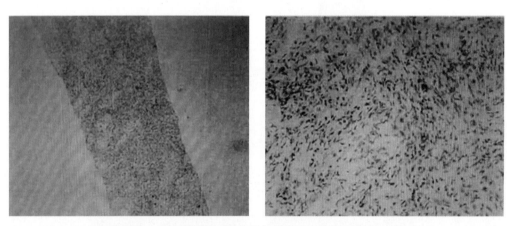

病例28图4　甲状腺超声引导下穿刺活检　病理结果（100倍）

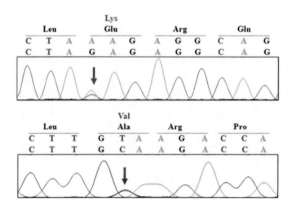

病例29图3　TPO基因

上图：TPO基因 c.1009G ＞ A（p.Glu337Lys）位点突变；下图：TPO基因 c.1631C ＞ T（p.Ala544Val）位点突变。

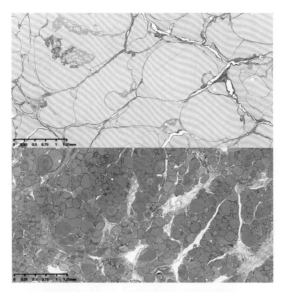

病例29图6　甲状腺组织HE染色

上图：患者组织；下图：人正常甲状腺组织。

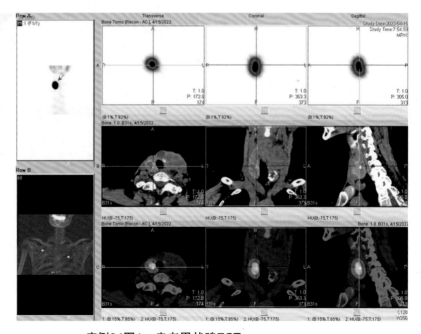

病例34图1　患者甲状腺ECT

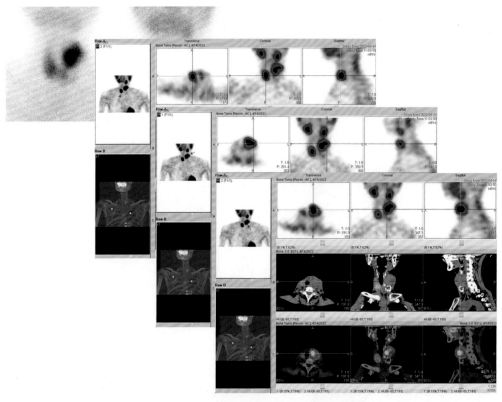

病例34图2　患者甲状旁腺显像及融合显像

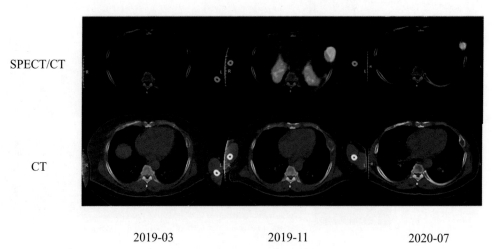

| 2019-03 | 2019-11 | 2020-07 |

病例35图4　左侧第6肋骨历次SPECT/CT

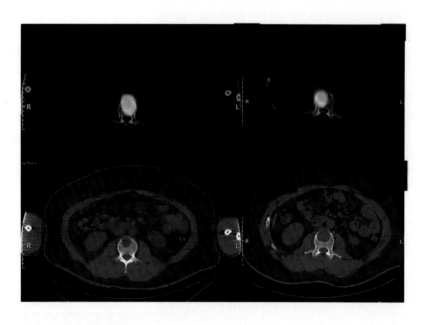

SPECT/CT

CT

2019-11 2020-07

病例35图5　第2腰椎历次SPECT/CT

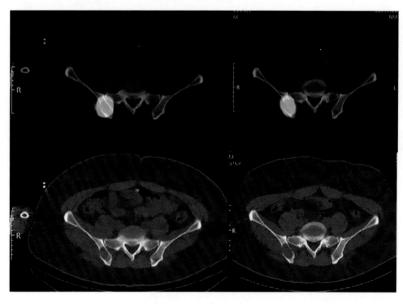

SPECT/CT

CT

2019-11 2020-07

病例35图6　右侧骶骨历次SPECT/CT

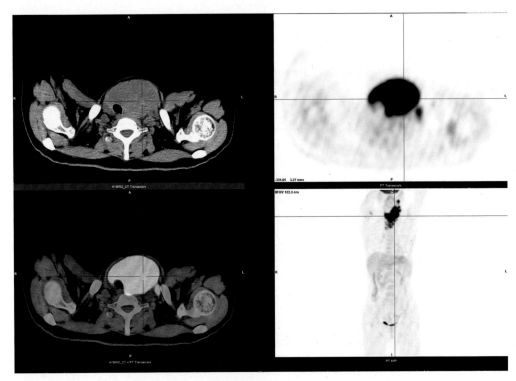

病例36图1　2021年11月2日完善全身PET/CT检查

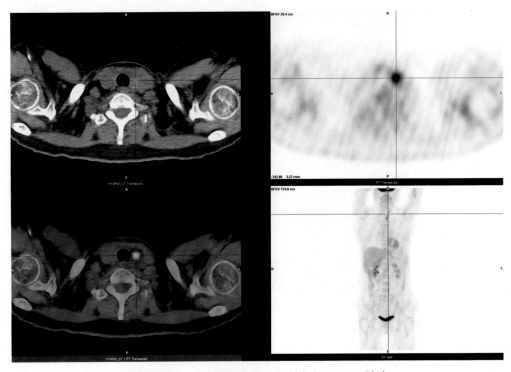

病例36图2　4个周期治疗后复查全身PET/CT检查

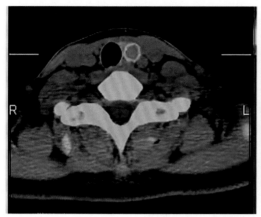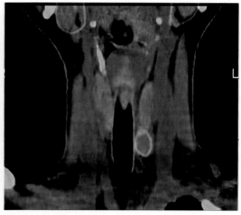

病例37图3　甲状旁腺MIBI（2014年6月）

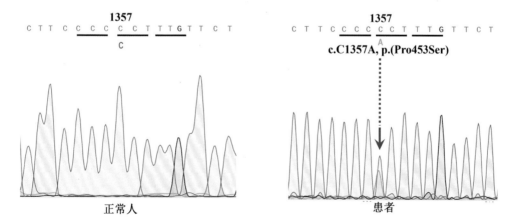

病例37图4　RET基因第10号外显子C634R位点PCR-Sanger测序峰图

正常人

患者

病例40图1　患者1外周血全外显子测序

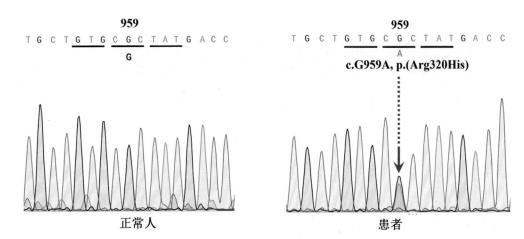

病例40图2　患者2外周血全外显子测序